みる見るわかる

脳・神経科学入門講座 前編

改訂版

渡辺雅彦［著］

はじめて学ぶ、脳の構成細胞と情報伝達の基盤

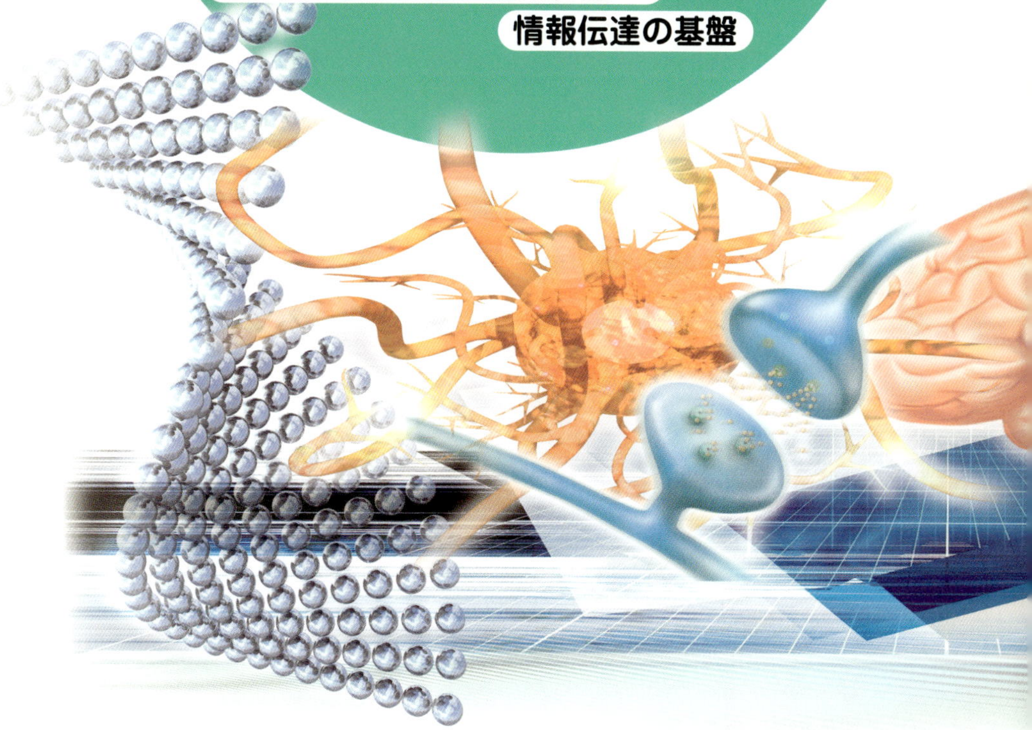

羊土社
YODOSHA

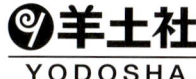

【注意事項】本書の情報について

　本書に記載されている内容は，発行時点における最新の情報に基づき，正確を期するよう，執筆者，監修・編者ならびに出版社はそれぞれ最善の努力を払っております．しかし科学・医学・医療の進歩により，定義や概念，技術の操作方法や診療の方針が変更となり，本書をご使用になる時点においては記載された内容が正確かつ完全ではなくなる場合がございます．また，本書に記載されている企業名や商品名，URL等の情報が予告なく変更される場合もございますのでご了承ください．

序

　脳の重さは，ヒトで約1,400ｇと体重の2％を占めるにすぎない．しかし，この小さな臓器が，見る，聞く，感じる，話す，考える，覚える，思い出す，喜ぶ，怒る，動く……個人－集団－社会－文化－文明を形づくる基盤となる．脳の損傷や短時間の血液供給停止により，これらの脳機能は永続的に失われる．ヒト以外の動物種，例えばその脳重量がヒトの1,000分の1のラットでも，その種と個体が生存するのに必要で十分な脳機能を備えている．種の進化や特殊化に伴って脳の外形や大きさは著明な変化を遂げるが，その構造と機能の基本は驚くほど保存されている．

　われわれの脳には約2,000億個のニューロンが存在し，シナプスという接点を介して神経回路を形成し，神経情報の伝達と処理を行っている．からだを構成するさまざまな細胞の中で，ニューロンは情報の伝達と統合のため，その構造と機能を極限にまで特殊化させた細胞であるといってよい．ニューロンの分化，機能，生存を支えるため，ニューロンの数の10倍ものグリアが存在している．

　脳は，さまざまな神経伝達物質や受容体などのシグナル分子を使って，情報の伝達と統合を行っている．ミクロ的には伝達物質ごとに見事な整合性をもつ分子配置によってそれぞれの化学的伝達システムを構成し，マクロ的には複数の伝達システムが巧妙に組み合さることで不思議で見事な脳機能を実現している．例えば，覚醒中なら大脳皮質に届いてその意味するところを認知できる刺激なのに，それが睡眠中だと大脳皮質に刺激は届かなくなり，揺り動かしてもなかなか覚醒しないこともある．反対に，恐怖や興味が高まる状況では，普通なら聞き逃してしまうくらいの軽微な音や雰囲気も敏感に察知し，不安で眠ることもできなくなる．おとといの食べたものすら思い出せないのに，感情を揺さぶる出来事があった日のことは何十年前のことでもありありと覚えている．このような脳機能を理解するには，ニューロンの基本構造と機能特性，神経情報の伝導とシナプス伝達，それを可能にしている分

子の仕組み，脳各部の構成と機能などの統合的把握が基盤になる．

　脳科学に関する著書のほとんどは，分厚い教科書か，最新の研究トピックを紹介する特集号のどちらかである．本書はそのどちらもない，脳研究に興味があるがまだ勉強も研究も始めていない大学生や，脳研究を始めて間もない大学院生や若手研究者を念頭において，脳の構造と機能の基本的理解を助けるための手引書のようなつもりで初版を2002年に発行した．それから6年，予想をはるかに越える反響に励まされ，またその間北海道大学で行ってきた全学教養科目，医学専門科目，大学院共通授業科目の内容も追加し，初版の中で基本的で重要な部分（上巻）を膨らませる形で，今回大幅な改訂を行った．

　今回の改訂は，実際に研究を推進している若手研究者まで対象を広げ，例えば電気生理を勉強している人には形態や分子の役割が理解でき，分子や細胞を扱う人には形態や機能が参考となるような脳科学のサブテキストを念頭において行った．その意味において，導入的入門書としての初版の目的と役割は今でも生きており，この改訂版はその先のアドバンスト入門書にもなるようにしたつもりである．

2008年11月

渡辺雅彦

目次概略

【前編】

第1章 脳の構成細胞：ニューロンと支持細胞
1. ニューロンの基本構造
2. ニューロンの機能特性
3. 神経情報の伝導と伝達
4. ニューロンを支える脳の支持細胞

第2章 シナプスの構造・機能・分子
1. 化学シナプス
2. 電気シナプスによる情報伝達

第3章 脳のシグナル伝達①：興奮と抑制の伝達
1. グルタミン酸による興奮伝達
2. GABA（γアミノ酪酸）による抑制伝達
3. グリシンによる抑制伝達

【後編】

第4章 脳のシグナル伝達②：全体的な神経機能調節
1. アセチルコリン—認知機能の調節
2. セロトニン—多彩な神経機能の調節
3. ドーパミン—運動と精神の調節
4. アドレナリン・ノルアドレナリン—脳内の警戒システム
5. ヒスタミン—覚醒・食欲・嘔吐の制御

第5章 脳のシグナル伝達③：局所的な伝達調節
1. 内在性カンナビノイド—脳内マリファナによる逆行性伝達
2. 一酸化窒素（NO）—末梢での血管拡張作用

第6章 脳の構造と機能
1. 神経系の構成
2. 感覚系
3. 運動系
4. 神経系各部の構造と機能
5. 脳の発生

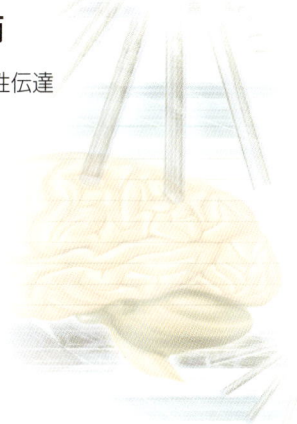

みる見るわかる
脳・神経科学入門講座 前編
改訂版

序

巻頭カラー

第1章　脳の構成細胞：ニューロンと支持細胞　　21

1 ニューロンの基本構造　　22
　Ⅰ．樹状突起　　22
　　❶樹状突起：その形態と働き　22 ／ ❷棘突起（スパイン）の役割　25
　Ⅱ．細胞体　　26
　　❶（細胞）核　27 ／ ❷核周囲部　28
　Ⅲ．軸索　　29
　　❶チュブリンの動的平衡：軸索の長さを決める　29 ／ ❷軸索輸送：タンパク供給の手段　30 ／ ❸軸索伝導：軸索の構造と伝導速度　31 ／ ❹軸索におけるオートノァジー（自食作用）　31
　Ⅳ．終末部　　32
　Ⅴ．ニューロンの分類　　32
　　❶軸索の長さによる分類　32 ／ ❷突起の形状による分類　33 ／ ❸スパインの発達度による分類　34 ／ ❹機能による分類　34

2 ニューロンの機能特性　　35
　Ⅰ．イオン輸送体による膜電位の制御　　35
　　❶イオンポンプ　35 ／ ❷イオンチャネル　37 ／ ❸トランスポーター　40
　Ⅱ．興奮と抑制　　40
　　❶脱分極と過分極　40 ／ ❷脱分極と興奮，過分極と抑制　41

3 神経情報の伝導と伝達　　42
　Ⅰ．シナプス後電位の発生　　42
　　❶EPSPとIPSP：2種類ある膜電位変化　42 ／ ❷加重による振幅の変化　43 ／ ❸促通・抑圧による振幅の増減　43 ／ ❹興奮性シナプスと抑制性シナプス　43

Contents 目次

Ⅱ．活動電位の発生 ────────────────────────── 45
❶軸索初節と活動電位 45 ／ ❷全か無かの法則 46 ／ ❸活動電位の各相 46 ／ ❹イオンチャネルの活性化ゲートと不活性化ゲート 48 ／ ❺ランビエ絞輪と跳躍伝導 49

Ⅲ．伝達物質の放出 ────────────────────────── 51
❶シナプス小胞への伝達物質の充填 53 ／ ❷プレシナプス膜へのドッキングとプライミング 53 ／ ❸Ca^{2+}流入と膜融合による開口放出 53 ／ ❹小胞膜と伝達物質の再取り込み 54

コラム ボツリヌストキシンとSNAREタンパク 54

4 ニューロンを支える脳の支持細胞 ─────────────── 55

Ⅰ．グリア細胞による支持 ───────────────────────── 55
❶グリア細胞の種類 55 ／ ❷グリア細胞の働き 55

Ⅱ．アストロサイト（星状膠細胞）─────────────────── 56
❶アストロサイトの構造特性 57 ／ ❷アストロサイトの機能特性 59 ／ ❸アストロサイトの分類 65

Ⅲ．オリゴデンドロサイト（希突起膠細胞）──────────────── 66
❶オリゴデンドロサイトによる髄鞘の構造 67 ／ ❷オリゴデンドロサイトの種類 67

Ⅳ．ミクログリア（小膠細胞）────────────────────── 68
❶ミクログリアの分類 68 ／ ❷神経損傷後のミクログリアの反応 68

Ⅴ．その他のグリア細胞 ─────────────────────────── 69
❶上衣細胞 69 ／ ❷神経堤由来の末梢性グリア細胞 69 ／ ❸嗅神経被覆グリア 71 ／ ❹NG2陽性グリア 71

Ⅵ．脳の血管による支持 ─────────────────────────── 73
❶脳の動脈 73 ／ ❷脳の毛細血管：血液脳関門 75 ／ ❸脳の静脈 77

Ⅶ．髄膜 ───────────────────────────────── 77
❶硬膜 77 ／ ❷クモ膜 78 ／ ❸軟膜 78

Ⅷ．脳室と脈絡叢 ──────────────────────────── 78
❶側脳室 79 ／ ❷第3脳室 79 ／ ❸中脳水道 79 ／ ❹第4脳室 80 ／ ❺中心管 80

第2章　シナプスの構造・機能・分子　81

1 化学シナプス ─────────────────────────── 82

Ⅰ．化学シナプスの基本構造 ───────────────────────── 82
❶プレシナプス（シナプス前部） 82 ／ ❷ポストシナプス（シナプス後部） 84 ／ ❸シナプス間隙 85 ／ ❹アストロサイト 86

Ⅱ．神経伝達物質の種類と機能 ─────────────────────── 86
❶増え続ける情報伝達分子の仲間 87 ／ ❷古典的な神経伝達物質の条件 88 ／ ❸神経伝達物質の分類 88

Ⅲ．小胞膜トランスポーターの機能 ────────────────────── 95

Ⅳ. 受容体の種類 95
Ⅴ. イオンチャネル型受容体 97
❶サブユニット構造　97　／　❷速いシナプス伝達とシナプス可塑性の誘発　97　／　❸イオンチャネル型受容体の機能的多様性　98　／　❹イオンチャネルの厳しい品質管理機構　99

Ⅵ. 代謝型（Gタンパク共役型）受容体 101
❶代謝型受容体の分子構造　101　／　❷三量体GTP結合タンパク：リガンド結合を伝えるスイッチ分子　101　／　❸効果器とセカンドメッセンジャー　103　／　❹代謝型受容体の違いにより生じる細胞内応答　103

Ⅶ. シナプスの足場タンパクと接着因子 106
❶興奮性シナプスのPSD足場タンパク　106　／　❷抑制性シナプスのPSD足場タンパク　108　／　❸ニューロリジン　108　／　❹ニューレキシン　108　／　❺PSD分子検出の困難性　109

Ⅷ. 神経伝達物質の除去機構 109
❶細胞膜トランスポーターによる取り込み　109　／　❷酵素的分解　110

Ⅸ. 化学シナプスの分類 111
❶シナプスの機能的分類　111　／　❷シナプスの形態学的分類　112

Ⅹ. 化学シナプスによる微小回路 113
❶拡散型　113　／　❷集約型　114　／　❸プレシナプス抑制型　115

Ⅺ. シナプス伝達とボリューム伝達 115
❶シナプス伝達　116　／　❷ボリューム伝達　116　／　❸中間的な伝達様式　117

コラム　細菌毒素はαサブユニットを攻撃する　102

2　電気シナプスによる情報伝達 ────────── 118

Ⅰ. 形態学的な実体はギャップ結合 118
Ⅱ. 脳のギャップ結合 118

第3章　脳のシグナル伝達①：興奮と抑制の伝達　121

1　グルタミン酸による興奮伝達 ─────────── 122

Ⅰ. グルタミン酸シグナル伝達システム 122
❶グルタミン酸の合成と代謝　122　／　❷グルタミン酸の小胞充填を担うトランスポーター　123　／　❸イオンチャネル型グルタミン酸受容体の種類と働き　124　／　❹代謝型グルタミン酸受容体の種類と働き　127　／　❺グルタミン酸の除去　128　／　❻グルタミン酸-グルタミンサイクル：迅速な供給/除去機構　128

Ⅱ. グルタミン酸受容体は活動じかけのCa^{2+}流入装置 129
❶non-NMDA型受容体とNMDA型受容体の異なる性質　129　／　❷刺激頻度による2つの伝達モード　129

Ⅲ. グルタミン酸とシナプス可塑性 131
❶シナプス可塑性の発見　131　／　❷シナプス可塑性の誘導と発現　133　／　❸LTPの発現メカニズム　133　／　❹LTDの発現メカニズム　134　／　❺シナプス可塑性とスパインの形態変化　137

Ⅳ．グルタミン酸と海馬と記憶・学習 138
❶記憶の3要素 138 ／ ❷記憶に関するDonald Hebbの仮説 138 ／ ❸記憶とシナプス可塑性の関係 139 ／ ❹記憶の研究 140

Ⅴ．グルタミン酸とシナプス回路発達 142
❶シナプス回路のリファインメント 142 ／ ❷視覚野における優位眼球柱の形成 144 ／ ❸大脳体性感覚野のシナプス回路発達 146 ／ ❹小脳プルキンエ細胞におけるシナプス回路発達 150 ／ ❺臨界期と臨界期可塑性：幼少期ほど脳力が向上する 153

Ⅵ．グルタミン酸と神経細胞死 155
❶興奮性神経毒性とアポトーシス 155 ／ ❷グルタミン酸トランスポーターによる細胞死の防御 156

2 GABA（γアミノ酪酸）による抑制伝達 ——— 157

Ⅰ．GABAシグナル伝達システム 157
❶GABAの合成と代謝 157 ／ ❷GABAの小胞充填を担うトランスポーター 158 ／ ❸GABA受容体の種類と活性化 159 ／ ❹GABAの除去 161

Ⅱ．GABAを放出する抑制性介在ニューロン 161
❶抑制性介在ニューロンの多様性 161 ／ ❷2つのタイプのバスケット細胞 161 ／ ❸脳波の変化を調節する 162

Ⅲ．GABAとてんかん 164
❶てんかん発生防止の生理的機序 164 ／ ❷成人で起きやすい側頭葉てんかん 164

Ⅳ．GABAと感覚性ゲート 165
❶視床の感覚性ゲート 165 ／ ❷嗅覚の感覚性ゲート 166

Ⅴ．GABAと視覚野の臨界期 166
❶GABAによる眼優位性可塑性の時間的制御 166 ／ ❷抑制機構の本体はα1サブユニット含有$GABA_A$受容体 167 ／ ❸ニューロトロフィンが抑制性ニューロンの分化を促進 167

3 グリシンによる抑制伝達 ——— 168

Ⅰ．グリシンシグナル伝達システム 168
❶グリシンの合成と代謝 168 ／ ❷グリシンの小胞充填を担うトランスポーター 168 ／ ❸グリシン受容体の種類と活性化 168 ／ ❹グリシンの除去 170

Ⅱ．びっくり病とグリシン伝達機構 170

参考図書・参考文献 ——— 171
索引 ——— 179

巻頭カラー 前編

❖ 巻頭カラー図1-①

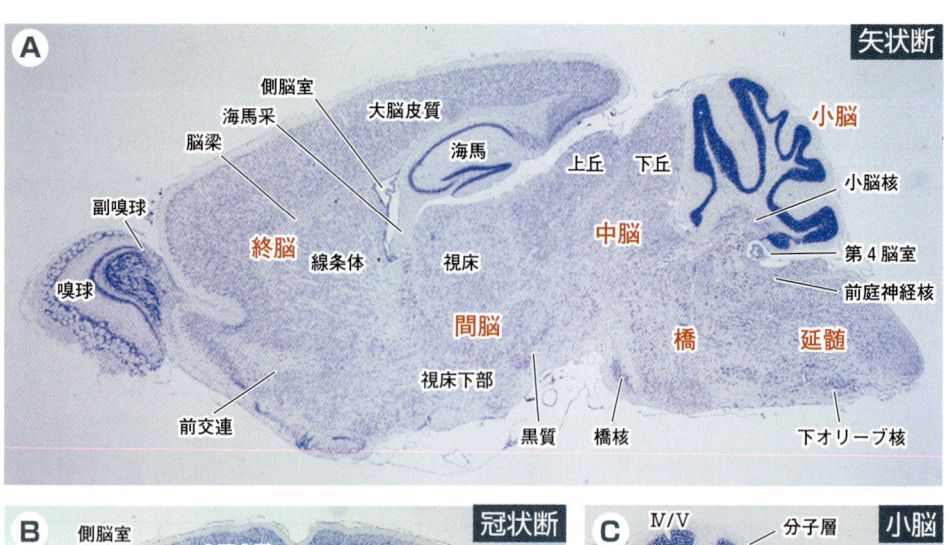
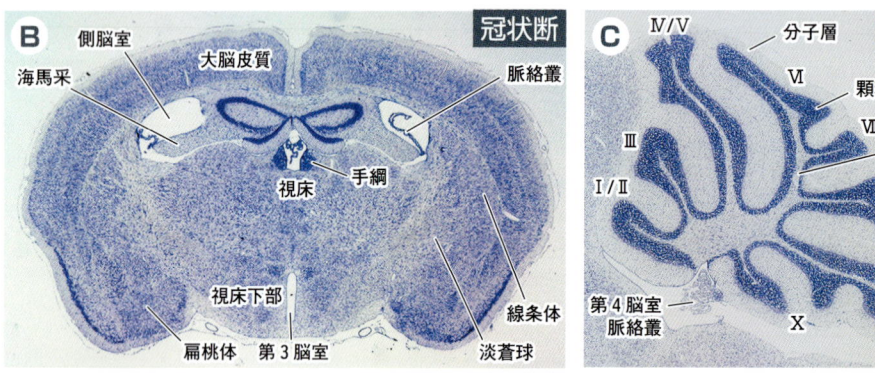
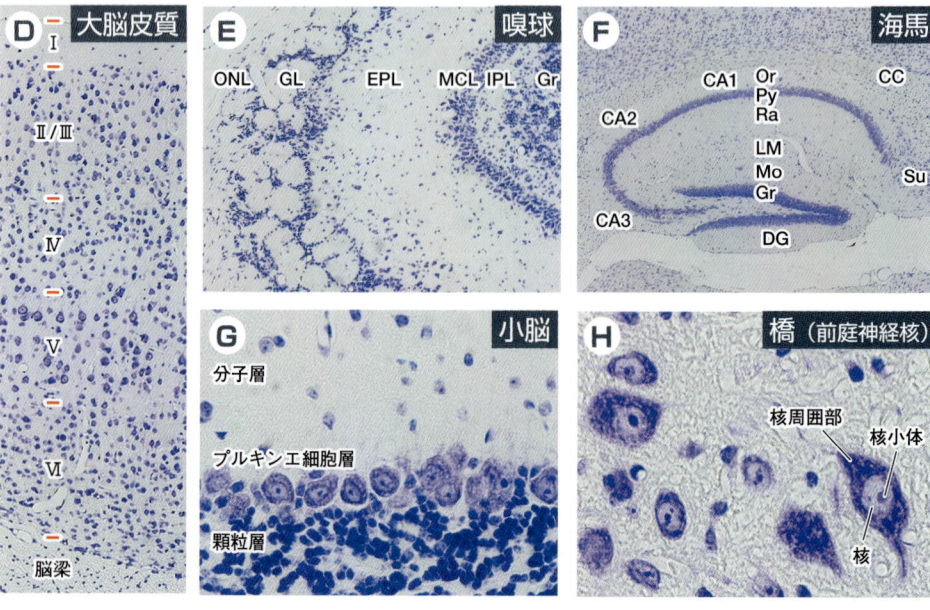

Color Graphics

※後編には**巻頭カラー図8～図12**を収録しています

❖ 巻頭カラー図1-②

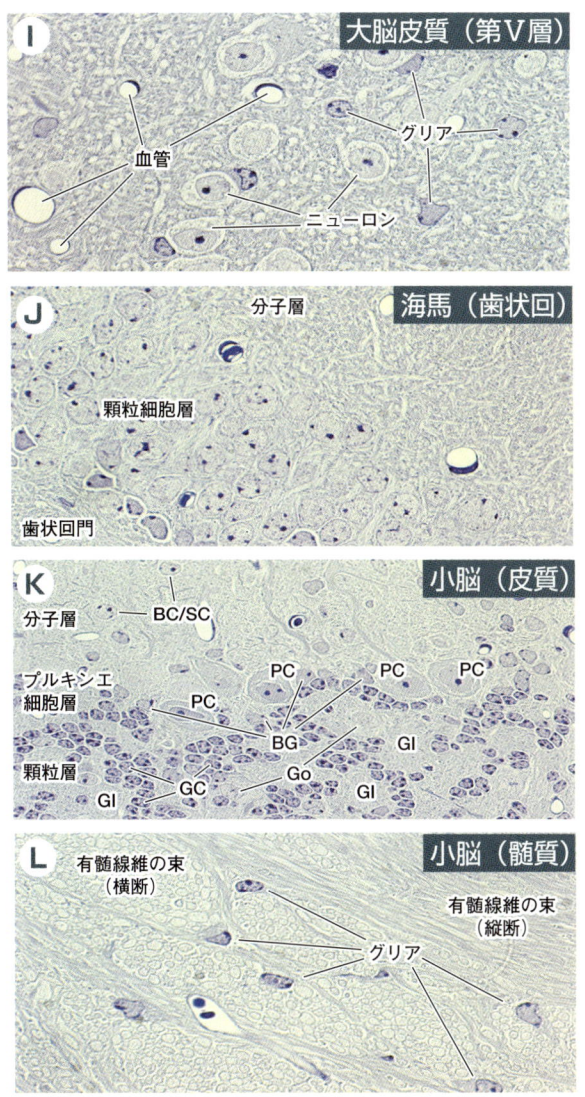

ニッスル染色法によるマウス成脳の組織像

脳のパラフィン切片（5μm厚，A～H）とエポン切片（1μm厚，I～L）をクレシル紫でニッスル染色すると，脳の組織像を観察することができる（⇒第1章-1-Ⅱ-❷）．A) B) 矢状断および冠状断切片．脳各部の位置や組織構築，細胞構築が観察できる．C) 小脳の矢状断像．10個の小葉（Ⅰ～Ⅹ）と，分子層・顆粒層・髄質からなる層構造が明瞭である．D)～H) 脳各部の組織構築．大脳皮質では6層からなる層構造（Ⅰ～Ⅵ）が識別できる．拡大を上げたGとHでは，大型ニューロンの核内の核小体が濃染し，核周囲部の粗面小胞体も不均一に濃染してニッスル小体として認識できる．I)～L) 電子顕微鏡に用いるエポン包埋組織から準超薄切片を作製しニッスル染色を施すと，細胞の形態学的特徴がより詳細に見えてくる．BC/SC：バスケット細胞/星状細胞，BG：バーグマングリア，CA1～3：アンモン角1～3領域，CC：脳梁，DG：歯状回，EPL：外網状層，GC：顆粒細胞，Gl：小脳糸球体，GL：糸球体層，Go：ゴルジ細胞，Gr：顆粒細胞層，IPL：内網状層，LM：網状分子層，MCL：僧房細胞層，Mo：分子層，ONL：嗅神経線維層，Or：上昇層，PC：プルキンエ細胞，Py：錐体細胞層，Ra：放射状層，Su：海馬台．この図は，北海道大学大学院医学研究科 清水秀美氏の提供による

❖ 巻頭カラー図2

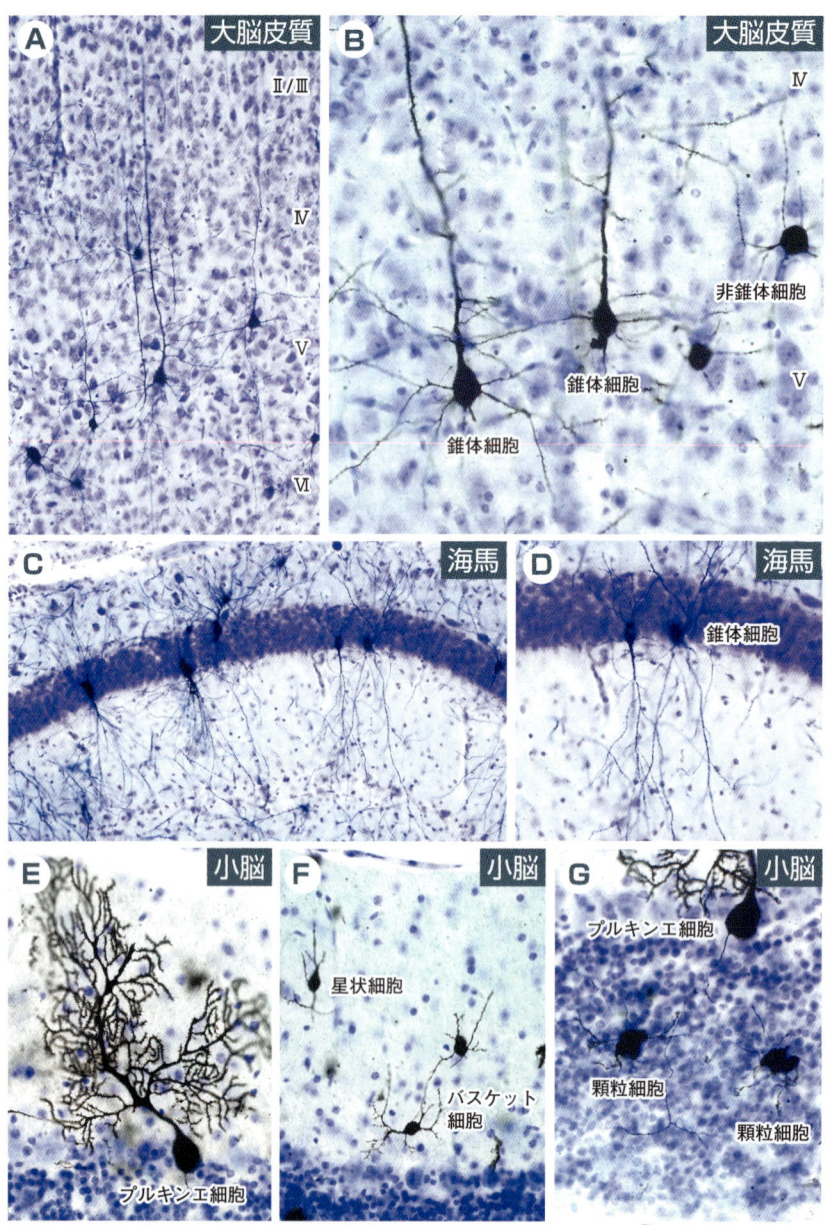

ゴルジ染色法によるニューロン形態の観察

　マウス成脳をゴルジ・コックス法で染色すると一部のニューロンがすみずみまで染め出され，ニューロン形態を明瞭に観察することができる．A）B）大脳皮質の錐体細胞と非錐体細胞．大型の錐体細胞は第V層に位置し，長い頂上樹状突起と基底樹状突起を広げる．錐体細胞の樹状突起は棘突起（スパイン）を備える．C）D）海馬の錐体細胞．E）〜G）小脳のニューロン．投射ニューロンであるプルキンエ細胞はスパインを多数有する発達した樹状突起をもつが，介在ニューロンである星状細胞，バスケット細胞，顆粒細胞は細胞体が小さく樹状突起も短い．この図は，北海道大学大学院医学研究科 山崎美和子博士の提供による

Color Graphics

※後編には**巻頭カラー図8〜図12**を収録しています

❖ 巻頭カラー図3

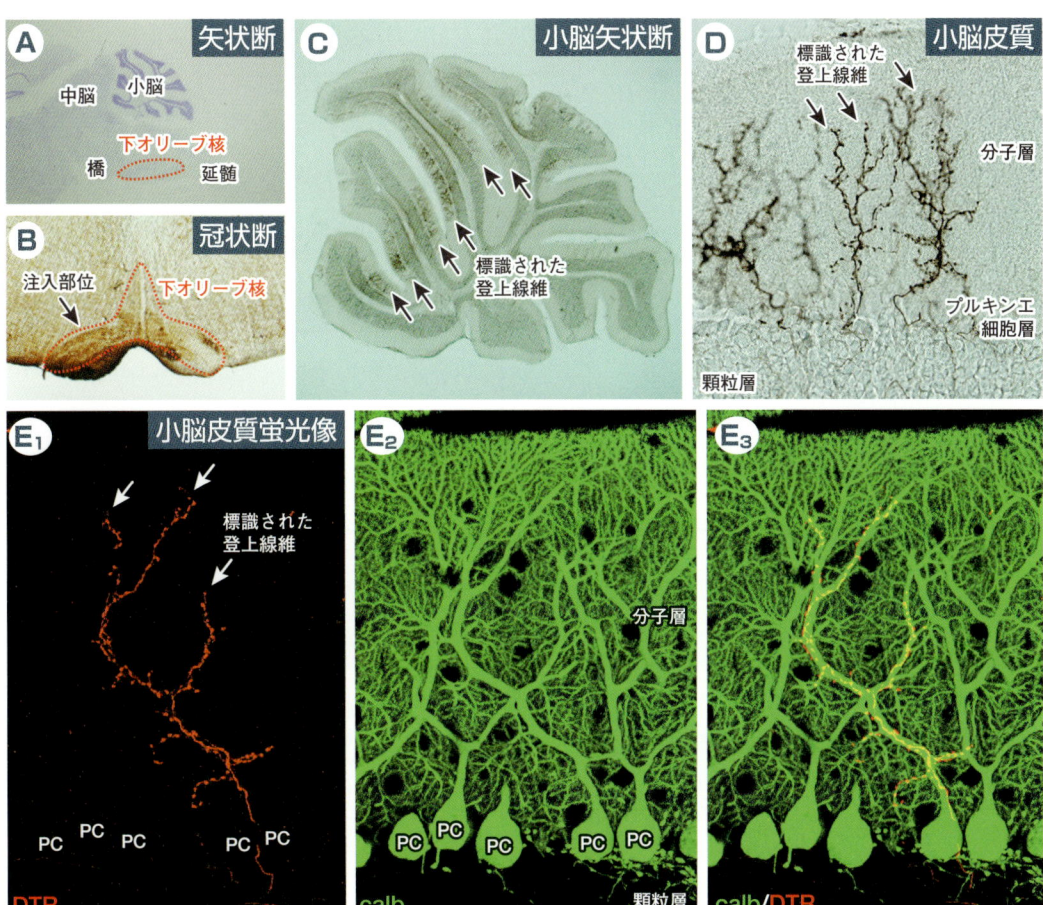

トレーサー標識法による投射軸索の観察

　トレーサーを脳の特定の部位に微量注入することにより，ニューロンの投射軸索や領域間の投射関係を観察することができる．延髄腹側基底部の下オリーブ核（A）が下小脳脚を通って小脳皮質に登上線維を投射している様子をB〜Eに示す．B）背側から下オリーブ核にデキストランビオチンを微量注入する．点線により囲んだ，茶色になった部分が注入部位である．C）数日後，標識物質は軸索に沿って順行性に運ばれ，小脳皮質に投射軸索（登上線維）を可視化できる．D）トレーサー検出をアビジン/HRP法で行うと標識された登上線維は明視野顕微鏡で観察でき，電子顕微鏡への応用も可能となる．E）一方，アビジン/蛍光法で検出すると，蛍光抗体法との多重染色が可能となる．その結果，カルビンジン陽性（緑）のプルキンエ細胞（PC）樹状突起の分枝と一致して，標識された登上線維が分子層を上行していく様子が観察される（黄色）．この図は，北海道大学大学院医学研究科　宮崎太輔博士の提供による

❖ 巻頭カラー図4-①

A グルタミン酸作動性（VGluT1 mRNA）

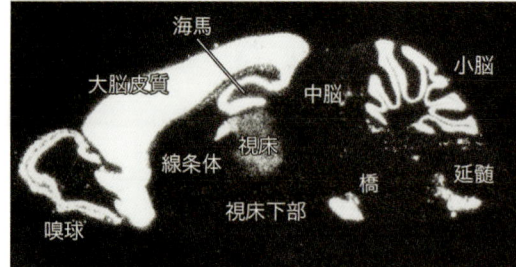

B グルタミン酸作動性（VGluT2 mRNA）

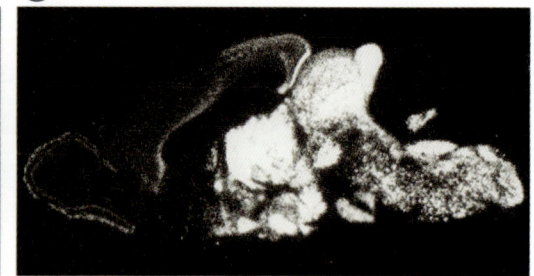

C GABA/グリシン作動性（VGAT mRNA）

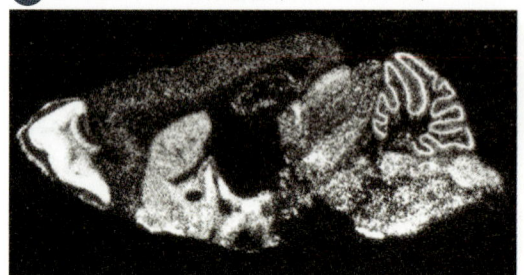

D アセチルコリン作動性（VAChT mRNA）

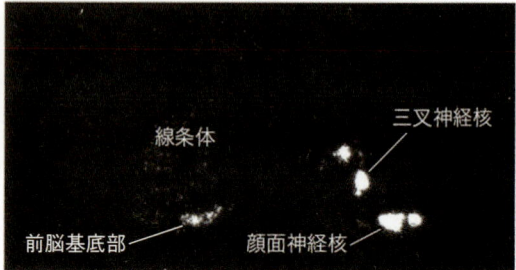

E セロトニン作動性（HTT mRNA）

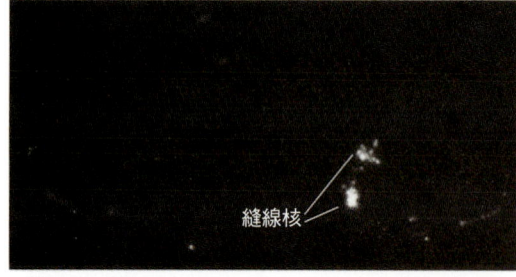

F ドーパミン作動性（DAT mRNA）

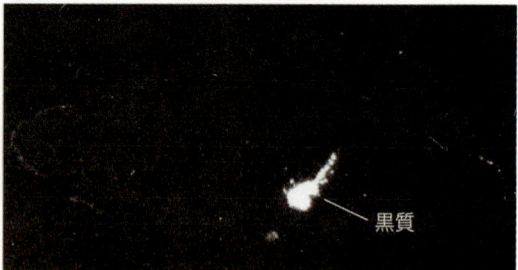

G ノルアドレナリン作動性（NET mRNA）

Color Graphics

※後編には**巻頭カラー図8〜図12**を収録しています

❖ 巻頭カラー図4-②

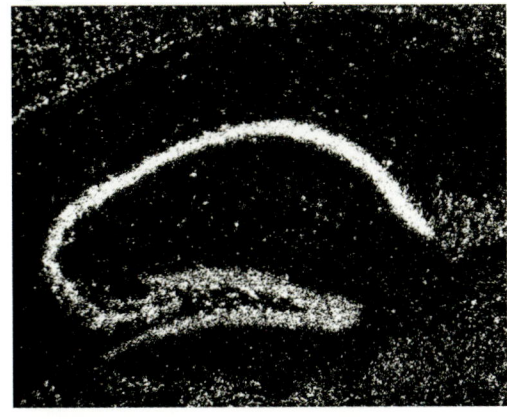

H TrkB mRNA（RI）海馬

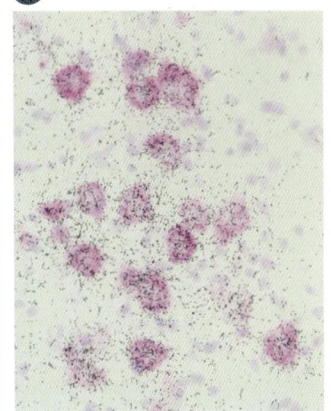

I ChAT mRNA（RI）顔面神経核

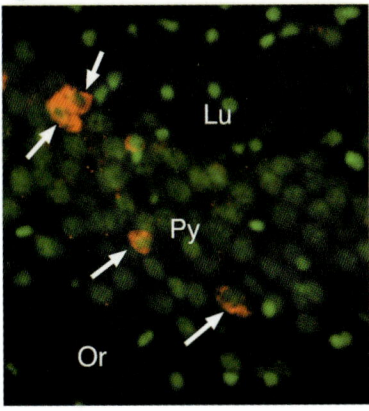

J GAD65 mRNA（non-RI）海馬

in situハイブリダイゼーション（ISH）法による発現mRNAの検出

　核酸の相補的結合（ハイブリダイゼーション）を利用して，脳組織切片上に発現する遺伝子をmRNAレベルで検出することができる．検出子（プローブ）にどのようなレポーター分子を付加するかなどにより，異なる検出方法が可能である．A)〜G)ニューロンの化学特性マーカー分子のmRNAを，[33]Pアイソトープ標識オリゴヌクレオチドプローブを用いてハイブリダイゼーションを行い，X線フィルムでプローブの検出を行った．この方法は，脳全体や脳領域による発現パターンをマクロ的に捉えるのに適し，マクロオートラジオグラフィーとよばれる．興奮と抑制のシナプス伝達（第3章を参照）を行うグルタミン酸作動性ニューロン（A，B）とGABA/グリシン作動性ニューロン（C）は，脳の広範な領域に分布していることがわかる．一方，全体的な神経機能調節にかかわるアセチルコリン作動性ニューロン（D）やモノアミンニューロン（E〜G）は限局した部位に集まり，そこから広範な領域へ軸索投射を行っている．H) I) [33]P標識のオリゴヌクレオチドプローブで反応し，感光乳剤を用いて検出したもの．暗視野顕微鏡法により詳細な発現観察ができ，ここでは神経栄養因子受容体TrkBのmRNAが海馬の錐体細胞と介在ニューロンの両方に発現していることがわかる（H）．さらに，ピロニンで対比染色を施して明視野顕微鏡法で観察すると，細胞レベルの発現も調べることができる．ここではアセチルコリン作動性ニューロンのマーカー分子であるコリンアセチルトランスフェラーゼ（ChAT）mRNAが，顔面神経核の運動ニューロンに発現していることがわかる．感光乳剤を用いた検出法はミクロオートラジオグラフィーとよばれる．J）ジゴキシゲニン標識リボプローブとHNPP蛍光基質を用いた非アイソトープ検出．ここでは，GABA作動性ニューロンのマーカー分子であるGAD65 mRNAが海馬の非錐体細胞に発現していることを示している．緑の蛍光はNeurotrace Greenによる蛍光性ニッスル染色．Lu：透明層，Or：上昇層，Py：錐体細胞層．この図は，北海道大学大学院医学研究科 深谷昌弘博士の提供による

❖ 巻頭カラー図5

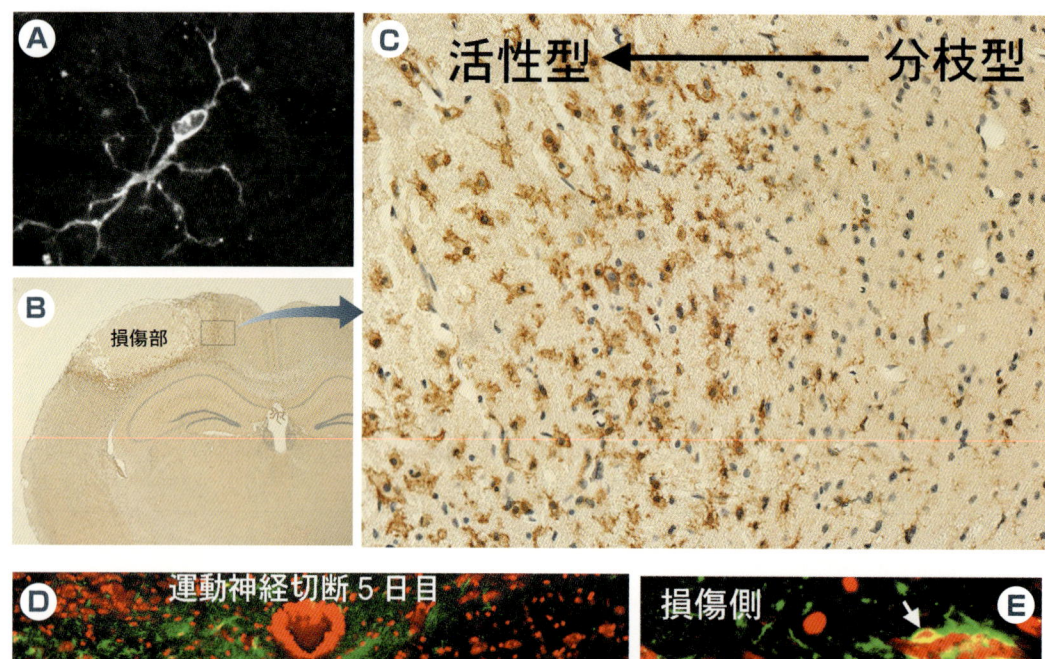

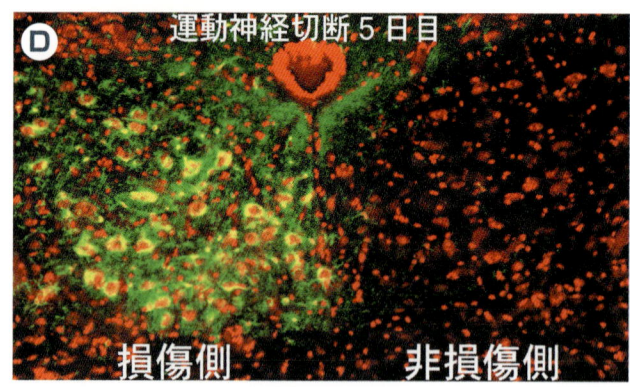

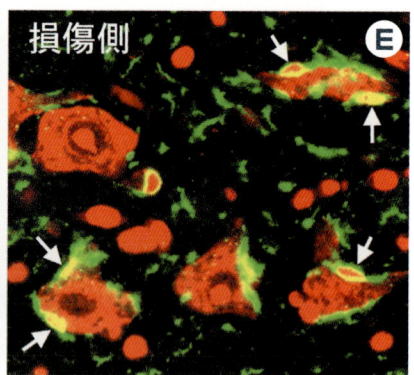

ニューロンの損傷によるミクログリアの活性化

A）ミクログリアは正常脳組織の中では細い突起を周囲に伸ばし，分枝状もしくは休止ミクログリアとよばれる．B）C）大脳皮質に凍結損傷を与えると，損傷部近傍のミクログリアが活性化し，分枝型から活性型ミクログリアへと変化する．D）E）末梢で舌下神経を切断すると，損傷側の舌下神経核でミクログリアの遺伝子発現増強（緑）が起こる．活性化したミクログリアは障害された運動ニューロンの細胞体を取り囲んでいることがわかる（矢印）．赤色蛍光はpropidium iodideによる対比蛍光染色

Color Graphics

※後編には**巻頭カラー図8～図12**を収録しています

❖ 巻頭カラー図6

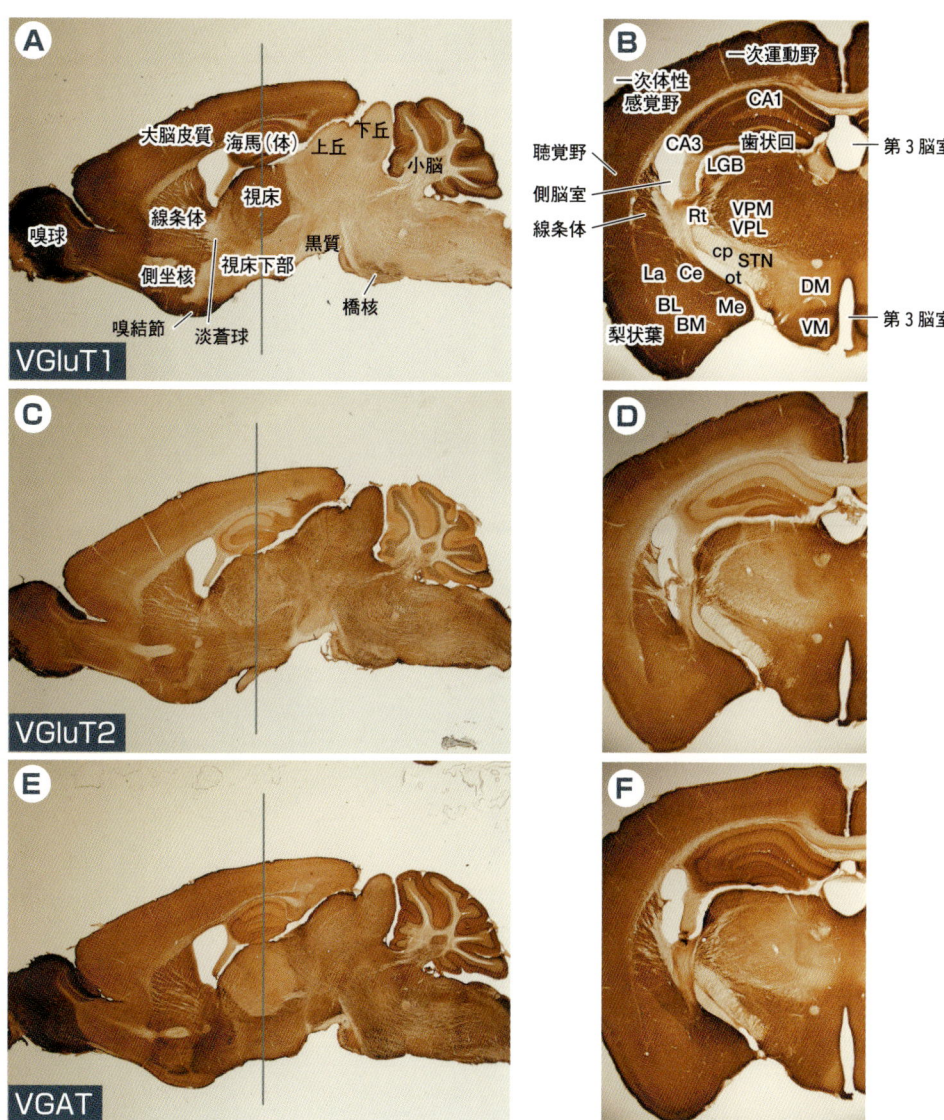

グルタミン酸作動性興奮性シナプスとGABA/グリシン作動性抑制性シナプスの脳内分布

シナプス小胞にグルタミン酸やGABAやグリシンを充填する小胞膜トランスポーターのマウス脳における免疫組織化学的分布を，矢状断切片（A, C, E）と海馬を通る冠状断切片（B, D, F）で示す．A)～D) VGluT1（A, B）は終脳や小脳の興奮性シナプスに多く，VGluT2（C, D）は脳幹の興奮性シナプスに豊富に分布している．しかし，巻頭カラー図4に示すVGluT1 mRNAやVGluR2 mRNAの領域特異的な発現分布に比べると，タンパク分子の分布は領域特異性が不鮮明となる．その理由は，これらのトランスポーター分子が，それを発現するニューロンから遠く離れた投射軸索の終末部にあるためである．E) F) VGATは，GABA作動性ニューロンとグリシン作動性ニューロンが用いる唯一の小胞膜トランスポーターであり，脳に広く分布している．CA1/3：アンモン角1/3領域，BL：扁桃体基底外側核，BM：扁桃体基底内側核，Ce：扁桃体中心核，cp：大脳脚，DM：視床下部背内側核，La：扁桃体外側核，LGB：外側膝状体，Me：扁桃体内側核，ot：視索，Rt：視床網様核，STN：視床下核，VM：視床下部腹内側核，VPL：視床の後外側腹側核，VPM：視床の後内側腹側核

Color Graphics

※後編には**巻頭カラー図8～図12**を収録しています

❖ 巻頭カラー図7

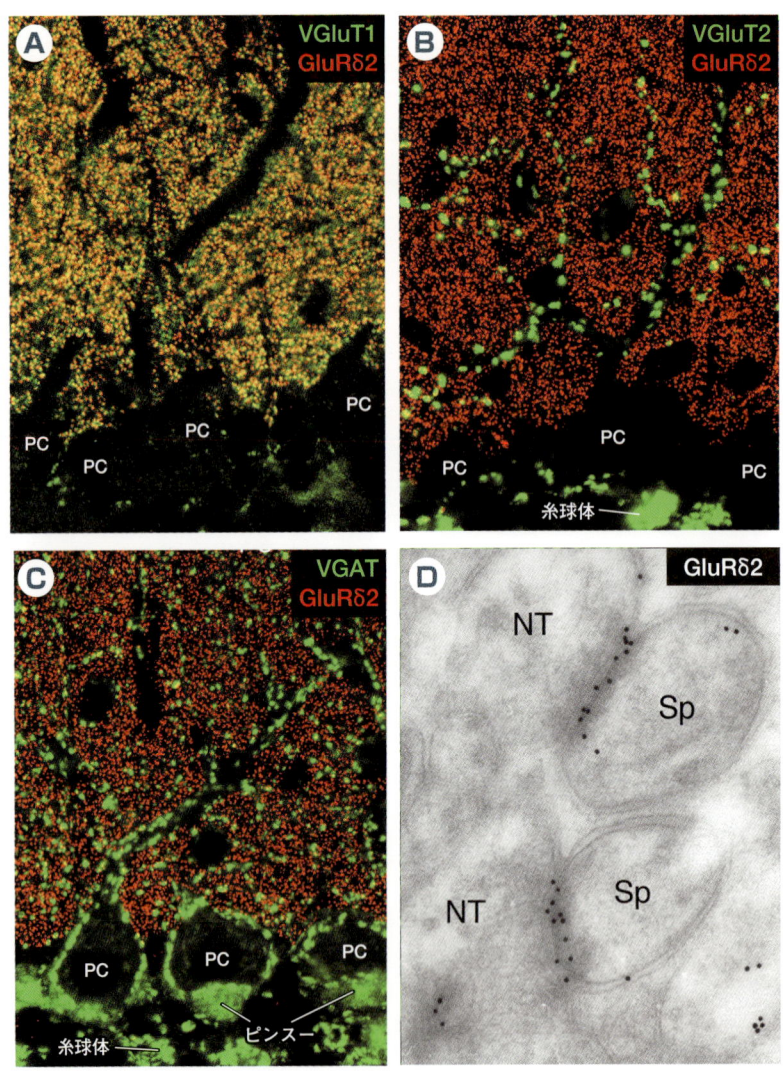

グルタミン酸やGABA/グリシンによる興奮と抑制のシナプス伝達

　第3章で取り上げるように，グルタミン酸やGABA/グリシンは強力な興奮性および抑制性シナプス伝達にかかわっている．これらの伝達システムでは，伝達物質を貯蔵放出する終末部と受容体を発現するプレシナプスとが「点対点」として近接し，互いに向かい合っている．文字どおり，シナプス伝達を忠実に実行する．A）～C）共焦点レーザー顕微鏡によるシナプス分子の可視化．この図は，小脳プルキンエ細胞（PC）に入力する興奮性の平行線維終末をVGluT1抗体（A，緑）で，興奮性の登上線維終末をVGluT2抗体（B，緑）で，抑制性終末をVGAT抗体（C，緑）で蛍光標識している．一方，プルキンエ細胞に発現し平行線維シナプスに特異的なグルタミン酸受容体GluRδ2を赤色で蛍光標識している．平行線維終末とGluRδ2はシナプス間隙を挟んで向かい合うため，両者の蛍光は融合して黄色となる（A）．対照的に，登上線維シナプスと抑制性シナプスにはGluRδ2が存在しないため，緑色と赤色の蛍光は融合せず離れている．また，抑制性終末は，プルキンエ細胞から出る軸索初節を取り囲んでピンスーとよばれる終末複合体を形成している．D）包埋後免疫電顕法により，GluRδ2が平行線維終末（NT）と向かい合うポストシナプス膜（Sp）に局在していることがわかる．これらの図から，ニューロンの樹状突起は多数の興奮性入力と抑制性入力を加算（加重）する構造であり，またニューロンの細胞体は主に抑制性入力を受けていることがわかる

略語一覧

2-AG：2-arachidonoyl glycerol（2-アラキドノイルグリセロール）
5-HT：5-hyroxytryptamine（serotonin）（セロトニン）
ABC：ATP binding cassette
ACh：acetylcholine（アセチルコリン）
ALS：amyotrophic lateral sclerosis（筋萎縮性側索硬化症）
BBB：blood-brain barrier（血液脳関門）
BDNF：brain-derived neurotrophic factor（脳由来神経栄養因子）
CAD：caspase-activated DNase
CaMKⅡ：Ca^{2+}/calmodulin-dependent kinase Ⅱ（Ca^{2+}/カルモジュリン依存性キナーゼⅡ）
cAMP：cyclic AMP（サイクリックAMP）
CCK：cholecystokinin（コレシストキニン）
cGMP-PDE：cGMP-dependent phosphodiesterase（cGMPホスホジエステラーゼ）
CICR：Ca^{2+}-induced Ca^{2+} release
CREB：cAMP-response element-binding protein
CRF：corticotropin releasing factor（コルチコトロピン放出因子）
CSF：cerebrospinal fluid（脳脊髄液）
DAG：diacylglycerol（ジアシルグリセロール）
DGL：DAG lipase（DAGリパーゼ）
DSE：depolarization-induced suppression of excitation（脱分極誘導性のEPSP抑制）
DSI：depolarization-induced suppression of inhibition（脱分極誘導性のIPSP抑制）
EPSP：excitatory postsynaptic potential（興奮性シナプス後電位）
FAAH：fatty acid amide hydrolase（脂肪酸アミド加水分解酵素）
GABA：γ-aminobutylic acid（γアミノ酪酸）
GFAP：glial fibrillary acidic protein（グリア線維性酸性タンパク）
GIRK：G protein-activated inward rectifying K^+（Gタンパク活性型内向き整流K^+）
GPCR：G protein-coupled receptor（Gタンパク共役型受容体）
HPA axis：hypothalamus-pituitary-adrenal axis（視床下部・下垂体・副腎系）
IICR：IP_3-induced Ca^{2+} release
IP₃：inositol 1,4,5-trisphosphate（イノシトール3リン酸）
IPSP：inhibitory postsynaptic potential（抑制性シナプス後電位）
KIF：kinesin superfamily（キネシンスーパーファミリー）
LGN：lateral geniculate nucleus（外側膝状体）
LSO：lateral superior olive（上オリーブ複合体外側核）
LTD：long-term depression（長期抑圧）
LTP：long-term potentiation（長期増強）
mAChR：muscarinic ACh receptor（ムスカリン性アセチルコリン受容体）
MGL：monoacylglycerol lipase（モノアシルグリセロールリパーゼ）
MLF：medial longitudinal fasciculus（内側縦束）
MSO核：medial superior olive（上オリーブ複合体内側核）
nAChR：nicotinic ACh receptor（ニコチン性アセチルコリン受容体）
NO：nitric oxide（一酸化窒素）
NOS：nitric oxide synthase（NO合成酵素）
NSF：N-ethylmaleimide-sensitive fusion protein（N-エチルマレイミド感受性融合タンパク）
PAG：periaqueductal gray（中心灰白質）
PGO波：ponto-geniculo-occipital wave
PKA：A-kinase（Aキナーゼ）
PKC：protein kinase C（Cキナーゼ）
PLCβ：phospholipase Cβ（ホスホリパーゼCβ）
PSD：postsynaptic density（シナプス後膜肥厚部）
PV：parvalbumin（パルブアルブミン）
REM：rapid eye movement（急速眼球運動）
SLC：solute carrier
SNAP：soluble NSF attachment protein（可溶性NSF結合タンパク）
SNARE：SNAP receptor（SNAP受容体）
TARP：transmembrane AMPA receptor regulatory protein
VA核：ventral anterior nucleus（前腹側核）
VIAAT：vesicular inhibitory amino acid transporter
VL核：ventral lateral nucleus（外側腹側核）

第1章

脳の構成細胞：
ニューロンと支持細胞

　ヒトの脳には1,000億〜2,000億個のニューロンが存在し，それぞれのニューロンが数千から数十万個のシナプスを介して相互に連結している．このニューラルネットが，細胞単位の連結からできていることを最初に提唱したのがスペインのRamon y Cajal（ラモニ・カハール）であり，これに賛同したドイツのWaldeyer（ワルダイエル）は「ノイロン（Neuron）」という名称を与えた．
　現在，シナプスは単に情報伝達の接点として理解するだけでなく，さまざまな高次脳機能発現の基盤となるシナプス可塑性の研究対象として，また樹状突起から突出する棘突起（スパイン）は可塑性発現の構造単位として，学習・記憶に代表される脳高次機能の観点から活発な研究が展開されている．しかし，高度に分化したニューロンは，それだけでは機能や生存すらできない細胞になってしまった．このため，脳には，ニューロンの数の10倍ものグリア細胞が存在し，構造的・機能的・代謝的なニューロン・グリアの相互関係を構築している．また，ニューロンに栄養を供給し続ける脳血管の内皮細胞などの支持細胞も，特殊な機能分化を遂げている．

第1章

1 ニューロンの基本構造

リガンドと受容体を介して活発な情報伝達を行うという点では，ニューロンは免疫系細胞や内分泌系細胞と多くの点で共通している．しかし，免疫系細胞や内分泌系細胞の伝達戦略は，液性因子を血液循環や体液に放出して周囲や体全体に送り込み，それと結合する受容体をもった標的細胞だけに情報を伝えるというものである．これに対してニューロンは，伝えたい特定の標的細胞に長い突起を伸ばしてシナプスを介して連結し，高い特異性と統合性を備えた伝達戦略をとる．これを可能にしている重要な仕組みが，ニューロンに固有な細胞形態である．ニューロンの形態は，脳の部位や機能の違いを反映して多様である．しかし，情報伝達という視点からみると，ニューロンは樹状突起・細胞体・軸索・終末部という4つの基本的構造要素から成り立っている．

Ⅰ．樹状突起

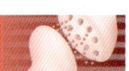

樹状突起（dendrite）は情報を受け取るためのニューロンの入力部で，ここに神経伝達物質の受容体を始めとする情報伝達分子が集約的に配置している．シナプスという観点からみれば，樹状突起は**シナプス後部要素**（ポストシナプス：postsynapse）の主要な部位となり，そこに**シナプス後電位**（postsynaptic potential）が発生する．

❶ 樹状突起：その形態と働き

◆ ニューロンに固有な樹状突起の形態

樹状突起は太く短い円柱状突起で，細胞体から複数本出て枝分かれすることが一般的である．その分枝パターンや分布範囲や方向性は，ニューロンごとの形態学的特徴をつくる重要な要素である．例えば，大脳皮質や海馬の**錐体細胞**（pyramidal cell）は，図1-1のような**頂上樹状突起**（apical dendrite）を脳表に向かってまっすぐ伸ばし，表層近くでY字型やT字型に分枝する（巻頭カラー図2A, B）．また，細胞体から複数の**基底樹状突起**（basal dendrite）も出て，脳表と平行な面に広げる．小脳の**プルキンエ細胞**（Purkinje cell）も，脳表に向かって樹状突起が次々と分枝する（図1-2，巻頭カラー図2E，図3E）．錐体細胞の樹状突起は南国のヤシの木のように三次元

1 ニューロンの基本構造

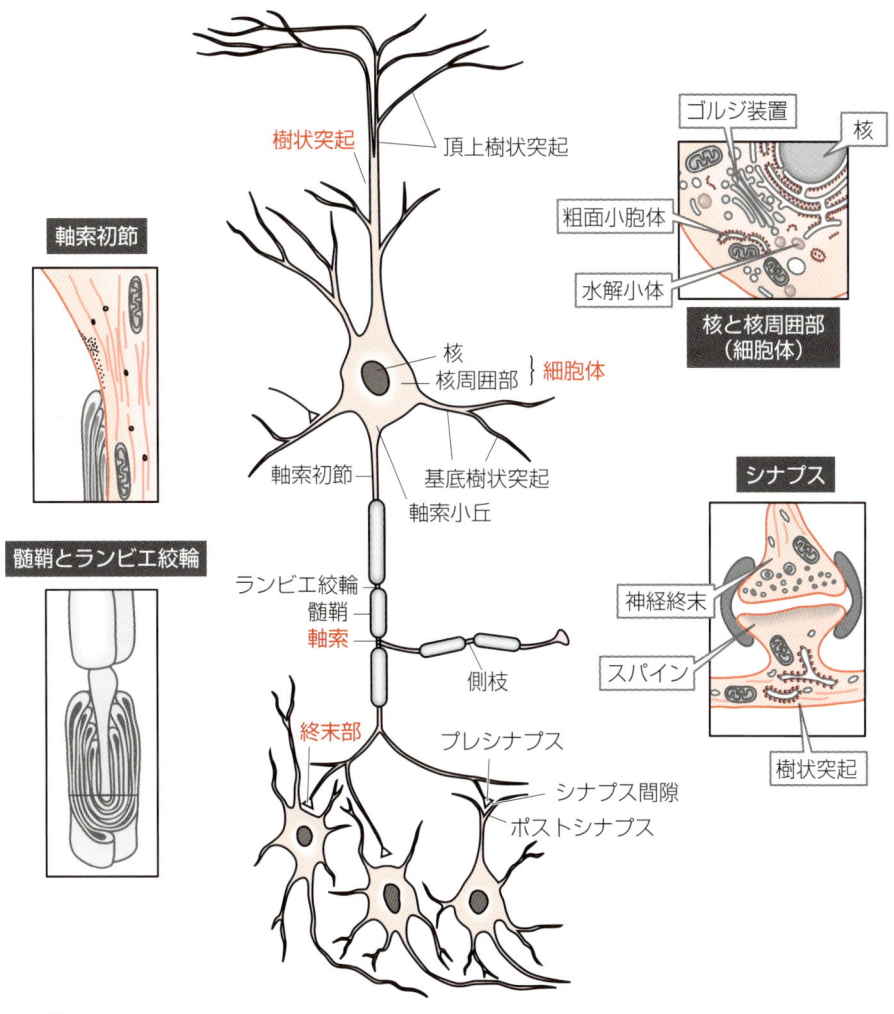

図1-1 ニューロンの4つの構造要素

ニューロンは，樹状突起，細胞体，軸索，終末部から構成され，その機能的役割に応じて特殊で特徴的な形態をとる．参考図書1より

空間の中で枝を伸ばすが，プルキンエ細胞のそれは二次元平面上で分枝してうちわのような樹状突起を分子層内に広げる．

◆ 支柱となる微小管と微小管関連タンパクMAP2

樹状突起や軸索のように，ある特定の形態を保持するためには内部に支柱となる構造体が必要であり，それを**細胞骨格**（cytoskeleton）とよぶ．その中で，もっとも太くて丈夫な骨格が**微小管**（microtubule）である．樹状突

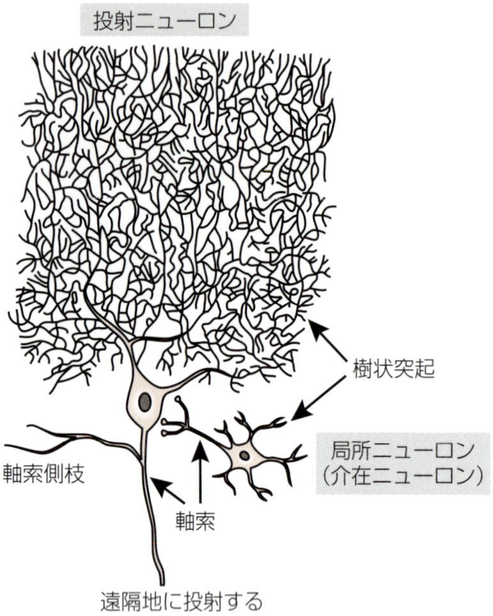

図1-2 投射ニューロンと局所ニューロン

投射ニューロンと局所ニューロンは，軸索投射の遠近により分類されるが，細胞体の大きさ，樹状突起の発達度や形態，神経伝達物質などの細胞化学的特性などにおいても異なっている

起や軸索には，この微小管がコンパクトにギッシリとつまっている．**微小管関連タンパク**（microtubule-associated protein：MAP）はこの微小管を束ねる分子で，なかでもMAP2はニューロンの樹状突起と核周囲部に選択的に分布するため，しばしば樹状突起を可視化するためのマーカーとして利用される．

◆ 樹状突起とシナプス形成の関係

樹状突起の形態や発達に対して，シナプス形成は著明な促進的効果を発揮する．そのよい例が，遺伝子の突然変異によって生じた小脳性運動失調と小脳の構築異常を特徴とする**小脳奇形マウス**（cerebellar mutant mice）である．突然変異により自然発症したリーラー（reeler），ウイーバー（weaver），スタゲラー（staggerer）の小脳奇形マウスの原因遺伝子は，それぞれニューロンの細胞移動を制御する細胞外マトリックスタンパクのreelin，ニューロンの興奮性を抑えるGタンパク活性型内向き整流性K^+チャネルのGIRK2，胚の分節化や細胞運命を制御する核ホルモン受容体のROR α である[1〜4]．原因となる遺伝子や機能が違っていても，結果的に顆粒細胞とプルキンエ細胞の間のシナプスが低形成となり，プルキンエ細胞の樹状突起はしおれたように萎縮し，その方向性や配列まで狂ってしまう．

1 ニューロンの基本構造

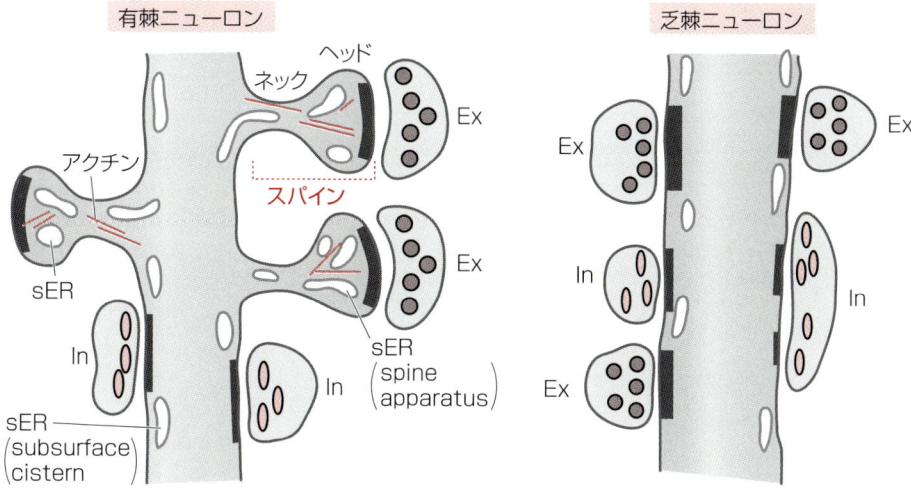

図1-3 スパインの多寡によるニューロンの分類
有棘ニューロンでは，興奮性シナプス（Ex）はスパインに，抑制性シナプス（In）は樹状突起幹や細胞体に形成する．乏棘ニューロンでは，どちらも樹状突起幹や細胞体に形成する．前者は多数の興奮性および抑制性入力を統合する投射ニューロンに一般的で，後者は局所ニューロンに多い．この違いは，神経情報処理のコンパートメント化やシナプスの構造的および機能的な可塑性誘発の違いを反映していると考えられている

❷ 棘突起（スパイン）の役割

◆ ヘッドとネック

　ニューロンの中には，樹状突起の幹から**棘突起**〔**スパイン**（spine）〕という突出構造（とげ）を多数有するタイプがある．スパインは，ゴルフクラブの先端のように膨らんだ直径1〜2 μmのヘッド（head）が，細いネック（neck）で樹状突起のシャフトの部分（樹状突起幹）に結合している（**図1-3左**）．

◆ シナプス可塑性の発現単位

　スパインの内部には，**滑面小胞体**（smooth endoplasmic reticulum：sER），**ポリゾーム**（polysome），**アクチン細線維**（actin filament）などが含まれている（**図1-3左**）．滑面小胞体は細胞内Ca^{2+}ストアとして機能する．ポリゾームの存在は，シナプス局所におけるタンパク合成がスパインの内部で起こることを示唆し，アクチンはダイナミックなスパインの形態変化や受容体局在制御系の存在を示唆する．さらにスパインヘッドの細胞膜には，**グルタミン酸受容体**（glutamate receptor）やその**足場タンパク**（scaffolding protein），**リン酸化酵素**（kinase）などが密集している．これらの要素

が集まるスパインは，**シナプス可塑性**（synaptic plasticity）の発現単位となる構造である（第3章-1-Ⅲを参照）[5]．

◆ 有棘ニューロンと乏棘ニューロン

スパインの発達度合いは，ニューロンの種類によって大きく異なる（図1-3）．スパインの多いニューロンは**有棘ニューロン**（spiny neuron）とよばれ，小脳プルキンエ細胞や，海馬や大脳皮質の錐体細胞など大型の投射ニューロンがその典型である（巻頭カラー図7A～Cの赤や黄色の点1つ1つがスパインと考えてよい）．スパインは，プルキンエ細胞1個あたり約10万個，大脳皮質運動野の大型錐体細胞（ベッツ細胞）では1万個もある．これに対して，スパインが乏しいニューロンは**乏棘ニューロン**（aspiny neuron）とよばれ，介在ニューロン（interneuron）の多くはこのタイプである．

例えば，線条体の主要なGABA作動性（投射）ニューロンである中型有棘細胞（medium spiny neuron）は，その名のとおり有棘ニューロンである．一方，線条体のアセチルコリン作動性介在ニューロン（cholinergic interneuron）は大型ニューロンではあるが，典型的な乏棘ニューロンである．

◆ 樹状突起やスパイン内部のCa^{2+}ストア

樹状突起やスパインの内部には，管状や扁平な**滑面小胞体**のネットワークが広がっている．一部は細胞膜直下でこれと平行に並び，**subsurface cistern**とよばれ，スパインの内部にまで侵入したものは**spine apparatus**とよばれる（図1-3）[5]．滑面小胞体はニューロンや筋細胞で特に発達しており，細胞内Ca^{2+}ストアとして細胞外からの刺激に応じて**Ca^{2+}放出**（calcium release）に関与する．ここからのCa^{2+}放出は，活動依存的なニューロンやシナプスの機能調節にきわめて重要な意味をもつ[6]～[8]．

Ⅱ．細胞体

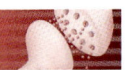

細胞体（soma, cell body）は，**核**（nucleus）と**核周囲部**（perikaryon）からなる（図1-1，巻頭カラー図1H）．二重膜構造の**核膜**（nuclear envelop）により，**核質**（nucleoplasm）と**細胞質**（cytoplasm）とが区画される．日本語でも英語でも，細胞の核もニューロンが集まる核も同じ核（nucleus）である．これを呼び分ける必要がある場合は，前者を**細胞核**，後者を**神経核**といえばよい．

❶（細胞）核

核質には，遺伝情報をコードしている**デオキシリボ核酸**（DNA）がヒストン（histone）などの核タンパクと一緒に格納されている．核内で転写された**メッセンジャーRNA**（mRNA）や細胞質で合成された分子は，核膜にできた**核孔**（nuclear pore）を通って出入りする．**インポーチン**（importin）はαとβサブユニットからなる輸送分子で，α鎖がタンパク質の核局在シグナル（nuclear lozalization signal：NSL）とよばれるアミノ酸配列を認識して結合し，β鎖が核孔と結合し，NLSをもつ分子を選択的に核内に輸送する．

◆ ユークロマチンとヘテロクロマチン

核質は，淡明な部分の**ユークロマチン**（euchromatin）と濃染される**ヘテロクロマチン**（heterochromatin）とに分けられる．一般的に，ニューロンの核は大きく球形で，ユークロマチンが豊富である．反対に，グリアの核は小さくヘテロクロマチンが豊富で，しばしば楕円形や多角形をとる．なかには，顆粒細胞のように，ヘテロクロマチンが豊富なニューロンもある（後述）．脳組織切片の染色像を検鏡する際，この特性を覚えておくとよい．

ヘテロクロマチンでは，染色体の構造単位である**ヌクレオソーム**（nucleosome）が規則的かつ高度に凝縮している．このため，この領域の遺伝子では，転写因子などがDNAにアクセスできずRNAへの転写が強く抑制されている．一方，ユークロマチンは転写の活発なクロマチン領域である．

◆ ヘテロクロマチンを染め出すヘマトキシリン染色

樹状突起に加え，細胞体や核の大きさ・形・配列は，そのニューロンの形態学的特徴を形づくる．例えば，**ヘマトキシリン**（hematoxylin）で細胞核が濃染される小型球形のニューロンは**顆粒細胞**（granule cell）とよばれ，同じ名前をもつニューロンは嗅球，大脳皮質，歯状回，小脳，蝸牛神経核など，さまざまな脳領域に分布する．

◆ セントロメアとテロメア

細胞分裂期に入ると，DNAは凝集してX字形の**染色体**（chromosome）を形成する．X字の交点，すなわち染色体の長腕と短腕が交叉する部位を**セントロメア**（centromere）といい，ここに**動原体**（kinetochore）が付着し細胞分裂時の染色体の配置や分配を制御する．一方，染色体の末端部を**テロメア**（telomere）とよぶ．テロメアはDNA鎖の末端部でもあり，細胞分裂のたびに短くなる．ちょうど1枚ずつちぎって使う回数券のように，ある一

定回数分裂するとその細胞は分裂できなくなり，細胞の寿命や老化を計時していると考えられている．ヘテロクロマチンはこのセントロメアとテロメアの周辺に形成されており，複製された染色体分体をつなぎ止めている．

◆ 核小体

ニューロンの淡明な核の内部に，大きく明瞭な**核小体**（nucleolus）が，通常1個観察される（巻頭カラー図1H）．核小体は，リボゾームRNAをコードする遺伝子が集まる部位で，ここでリボゾームRNAが転写される．

❷ 核周囲部

◆ 活発なタンパクの合成と分解の場

核周囲部には，タンパクの合成や折りたたみにかかわる**粗面小胞体**（rough endoplasmic reticulum：rER）と**ポリゾーム**（polysome），切断（プロセッシング）や糖鎖修飾などを介してタンパクの成熟にかかわる**ゴルジ装置**（Golgi apparatus），タンパクや細胞内小器官の分解にかかわる**水解小体**（lysosome）などの細胞内小器官が集中している．mRNAからタンパクへの翻訳は，**リボゾーム**（ribosome）で行われる．粗面小胞体は多数のリボゾームが小胞体と結合したもので，翻訳したタンパクを内腔に取り込んで分泌性タンパクや膜タンパクの合成を行う．一方，複数のリボゾームが会合するポリゾームは，細胞質タンパクを合成する．

◆ リボゾームを染め出すニッスル染色

ニッスル染色（Nissl staining）は粗面小胞体やポリゾームに親和性が高い組織染色法の総称である．例えば，**クレシル紫**（cresyl violet）はもっとも頻用されるニッスル染色の染色剤で，最近は蛍光性のニッスル染色剤も登場している．特に，タンパク合成量が莫大な大型投射ニューロンの核周囲部を濃染する（巻頭カラー図1）．そのよい例が，大脳皮質や海馬の錐体細胞，小脳プルキンエ細胞，脊髄や脳幹の大型ニューロンである．

ニッスル染色を施すと，核周囲部にはまだら模様の染色が生じる．以前はこれをニッスル小体あるいは虎斑物質とよんでいた．電子顕微鏡が登場して，ニッスル小体の構造的実体がリボゾームや，これが集まる粗面小胞体やポリゾームであることが判明した．

◆ ニューロンのタンパク合成量は莫大

他の体細胞とは異なり，ニューロンは樹状突起や軸索などの長い突起を有

している．このため，細胞体の占める体積はニューロン全体の体積のごく一部にすぎない．例えば，直径50 μmの球形細胞体をもつ脊髄運動ニューロンが，直径10 μm長さ0.5 mの軸索を骨格筋に投射していると仮定すれば，軸索の総体積は細胞体体積の約600倍にもなる．つまり，単純に考えると，同じ細胞体の大きさを有する体細胞に比べると，ニューロンは数百倍ものタンパクを合成していることになる．タンパクの翻訳にはmRNAが必要で，ニューロンでは核におけるmRNAの転写量も多い．in situハイブリダイゼーションによるmRNA検出が，脳研究において重用される理由である．mRNAのシグナルは，おおむねリボゾームや粗面小胞体の分布と一致し，ニューロンの核周囲部に集中する（巻頭カラー図4）．

◆ 小胞体ストレスにさらされるニューロン

このように，ニューロンの細胞体は遺伝子発現とタンパク合成の場であり，まさにニューロンの心臓部といえる．当然，このような莫大のタンパク合成はエネルギーの大量消費を伴い，さらに立体構造や折りたたみの難しい膜タンパクや巨大なタンパクの合成は小胞体へ多大な負荷をかける（第2章-1-V-❹も参照）．これを，**小胞体ストレス**（ER stress）という．小胞体ストレスは，虚血やパーキンソン病などの病態におけるニューロン死の原因となる[10]．

Ⅲ．軸索

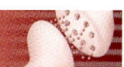

軸索（axon）は，細胞体や樹状突起の途中から始まる，通常は1本の細く長い，平滑な突起である（図1-1）．軸索は，**活動電位**（action potential）を発生し，これを終末部まで伝導するニューロンの出力部である．

❶ チュブリンの動的平衡：軸索の長さを決める

微小管はα/βチュブリン（tubulin）のヘテロ二量体が重合したもので，付加されて伸長するプラス端と，脱重合して短縮するマイナス端がある．一見休止しているようにみえる軸索であっても，内部ではつねに微小管の重合と脱重合による動的平衡状態となっており，その平衡が偏ると軸索の伸展や退縮が起こる．

CRMP-2というチュブリン結合タンパクは，伸展する軸索の先端部に濃縮して微小管の重合を促進する．この分子を過剰に発現させると，樹状突起となるべき突起まで軸索に変化して軸索の本数が増える．限られた量のCRMP-2

をどれかの突起に濃縮することが，1つのニューロンが1本の軸索を伸ばすメカニズムになっている[11]．

❷ 軸索輸送：タンパク供給の手段

軸索にはリボゾームがない．これは，軸索ではタンパク合成ができず，どんなに長い軸索であってもそこで必要なタンパクの合成と供給を細胞体からの**軸索輸送**（axonal transport）に頼らざるを得ないことを意味する．この軸索輸送機構を利用して，標的細胞に由来する神経栄養因子が終末部で取り込まれて細胞体まで運ばれたり，神経標識物質によるラベリング実験が可能となる（巻頭カラー図3）．

◆ 順行性軸索輸送と逆行性軸索輸送

細胞体から終末部への軸索輸送は，活動電位の伝導と同じ方向になるので**順行性軸索輸送**（anterograde axonal transport）とよぶ．逆に，終末部から細胞体へ輸送することを**逆行性軸索輸送**（retrograde axonal transport）という．また，輸送スピードの速いものと遅いものとがある．

- 速い順行性軸索輸送

  200〜400 mm/日の速さで，ミトコンドリア，シナプス小胞，神経伝達物質，酵素などを輸送する．この輸送には微小管上を動く**キネシンスーパーファミリー**（kinesin superfamily：**KIF**）タンパクなどのモータータンパク群が関与している．

- 遅い順行性軸索輸送

  遅い輸送のなかにもニューロフィラメントなどを運ぶ遅いもの（0.1〜2.5 mm/日）と，アクチンやカルモジュリンなどを運ぶ速いもの（2〜6 mm/日）がある．

- 速い逆行性軸索輸送

  50〜100 mm/日の速さで，再利用するタンパクやシナプス小胞，成長因子や毒素などを運ぶ．この輸送には微小管上を動く**ダイニン**（dynein）というモータータンパクが関与している．

◆ 軸索輸送のモータータンパク

微小管のマイナス端（細胞体側）からプラス端（終末側）へ輸送する順行性モータータンパクとして，45種類の**KIF遺伝子**が同定されている．すべてATPと微小管との結合部位を含むモーター部分を有する．この部分で，微小管のレール上を'2本足でテクテクと'または'1本足でピョンピョン

と'，ATPのエネルギーを使って動く．

それぞれのKIFには，輸送する対象物（cargo）と結合する配列があり，この違いによりKIF1はシナプス小胞を，KIF5はAMPA型グルタミン酸受容体を含む小胞を，KIF17はNMDA型グルタミン酸受容体を含む小胞を輸送する．KIF3は初期胚のヘンゼン結節の線毛の形成とその回転運動によるFGF8濃度勾配形成を通して，体の左右軸を決定する．一方，**細胞質ダイニン**は，膜性小器官をプラス端からマイナス端へと輸送する[12]．

❸ 軸索伝導：軸索の構造と伝導速度

◆ 軸索初節とランビエ絞輪

軸索は細胞体の**軸索小丘**（axon hillock）に始まり，ここと最初の髄鞘が現れる間の領域を**軸索初節**（initial segment）とよぶ（図1-1）．一方，髄鞘と髄鞘の間が**ランビエ絞輪**（node of Ranvier）である．この2つの部位は，**活動電位**（action potential）の発生にかかわる重要な部位である．つまり，初節で最初の活動電位が発生し，ランビエ絞輪でとびとびに再生される（第1章-3-Ⅱを参照）．これらの部位には，電位依存性Na$^+$チャネルや電位依存性K$^+$チャネルが密集している．途中，ランビエ絞輪から軸索の**側枝**（collateral）が出ることもある（図1-1）．

◆ 有髄線維と無髄線維

軸索の多くは，**髄鞘**（myelin）というオリゴデンドロサイト（希突起膠細胞）やシュワン細胞などのグリア細胞がつくる重層化した緻密な絶縁体により囲まれている（図1-23参照）．このような軸索を**有髄線維**（myelinated fiber）とよぶ．有髄線維でも，標的となる領域や細胞の近傍に至ると髄鞘を失い，それまでの太く直線的な走行から，標的を探すような細くしなやかな走行へと変わる．一方，数本の軸索がまとめてグリアに包まれ髄鞘をもたない軸索を**無髄線維**（unmyelinated fiber）という．

軸索の伝導速度を比較すると，有髄線維の方が無髄線維よりも速く，同じ種類の線維なら直径の大きな軸索の方が伝導速度は速くなる．その結果，軸索の伝導速度には，1 m/秒〜120 m/秒と大きな差が生じる．

❹ 軸索におけるオートファジー（自食作用）

オートファジー（autophagy）は細胞内の大規模なタンパク分解機構で，栄養が不足した際に細胞が自身の一部を分解することで栄養素を自給自足するシステムと考えられている．この機構は，細胞質の一部を**隔離膜**（isolation membrane）とよばれる二重膜が取り囲んで**オートファゴゾーム**（autophagosome）を形成し，これに水解小体が融合してタンパク分解を行うというものである．

オートファジーを制御するAtg5やAtg7の遺伝子を全身で欠失させると，生まれた日にマウスは死亡する．神経系でのみ欠失させると生存するが，軸索の途中が巨大に膨らみ内部に大量の膜系構造が貯留し，やがてニューロンは変性し神経症状が生じる[13)～15)]．この実験結果は，タンパクの合成だけでなくそれをきちんと分解することが，ニューロンの機能や生存にとって重要で，その破綻はニューロンにとって致命的な結果を招くことを示している．特に，長い軸索を有するニューロンでは，供給される莫大なタンパクや膜系構造の分だけ，軸索局所での分解系の役割もより一段と増しているのであろう．しかし，水解小体のない軸索で，細胞質や膜構造を一体どのようにして分解処理しているのか，未だ解明されていない．

IV．終末部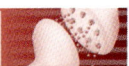

標的となる部位や細胞に到達すると，軸索は**終末部**（terminal）という膨隆を形成する．これが，次のニューロンや標的細胞に神経情報を伝えるための出力の先端部となる（図1-1）．シナプスとして考えると，終末部は**シナプス前部要素**（プレシナプス：presynapse）となる．内部に**神経伝達物質**（neurotransmitter）を貯蔵した**シナプス小胞**（synaptic vesicle）が多数集積し，活動電位の到来に際して開口放出を行う．

通常，軸索は多数の**通過型終末**（bouton en passant）を形成し，標的となる特定のニューロンに数個から数百個のシナプスをつくったり（巻頭カラー図3の登上線維），数個から数百個のニューロンに情報を伝達したりする．**終末ブトン**（terminal bouton）という用語は，この終末部の膨らみを表現する際にしばしば用いられる．

V．ニューロンの分類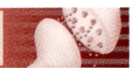

実際の脳組織では，ニューロンは多彩な形態と機能特性を有している．その形態や機能の違いにより，以下のように分類する（表1-1）．

❶ 軸索の長さによる分類

長い軸索を遠隔地まで伸ばすニューロンを**投射ニューロン**（projection

1 ニューロンの基本構造

表1-1 ニューロンの分類

分類	種類	特徴	代表的なニューロン
軸索の長さ	投射ニューロン（ゴルジⅠ型ニューロン）	長い軸索，発達した樹状突起．大量の情報を処理・統合し，長い軸索を介して遠隔地へ出力する	大脳皮質の錐体細胞 小脳プルキンエ細胞
	局所ニューロン（ゴルジⅡ型ニューロン）	小さな樹状突起と細胞体．短い軸索	抑制性介在ニューロン
突起の形状	単極性ニューロン	細胞体から出る突起が1本のみ	哺乳類ではまれ
	偽単極性ニューロン	細胞体から出た1本の突起が末梢枝と中枢枝に分かれる	一次体性感覚ニューロン
	双極性ニューロン	1本の樹状突起と1本の軸索	特殊感覚性の一次ニューロン
	多極性ニューロン	複数の樹状突起と1本の軸索．もっとも一般的	大脳皮質の錐体細胞 小脳プルキンエ細胞
スパインの発達度	有棘ニューロン	樹状突起に多数のスパイン	投射ニューロン
	乏棘ニューロン	樹状突起にわずかなスパイン	介在ニューロン
機能	感覚ニューロン	情報を中枢へ（求心性）	
	運動ニューロン	情報を末梢へ（遠心性）	
	介在ニューロン	感覚ニューロンと運動ニューロンを連絡	

neuron）あるいは**ゴルジⅠ型ニューロン**（Golgi type I neuron）とよぶ．一方，軸索が短く，そのニューロンが存在する領域内にとどまるニューロンを**局所ニューロン**（local neuron）または**ゴルジⅡ型ニューロン**（Golgi type Ⅱ neuron）とよぶ（図1-2）．

　投射ニューロンは樹状突起が発達し，そこで莫大な数のシナプス入力を受け，大量の情報を処理・統合し，長い軸索を介して遠隔地へ出力する．このため，投射ニューロンの神経回路は，情報伝達の主要な経路となる．投射ニューロンはその活発な情報処理機能・タンパク合成・代謝活動などを反映して，樹状突起と細胞体が大型となる．そのよい例が，皮質脊髄路（錐体路）を構成する大脳皮質第Ⅴ層の錐体細胞である．一方，顆粒細胞や抑制性介在ニューロンのような局所ニューロンでは，その樹状突起や細胞体は小さい．

❷ 突起の形状による分類

　細胞体から出る神経突起が1本のみのニューロンを，**単極性ニューロン**（unpolar neuron）とよぶ．なかには，この1本の突起が末梢枝と中枢枝に分かれる**偽単極性ニューロン**（pseudounipolar neuron）もあり，後根神経節・三叉神経節・三叉神経中脳路核に存在する一次体性感覚ニューロンがこれに相当する（図6-7B参照）．この場合，活動電位は末梢枝から中枢枝の方向へ，細胞体を通らずに伝導する．

1本の樹状突起と1本の軸索をもつニューロンを**双極性ニューロン**（bipolar neuron）とよび，網膜，嗅上皮，前庭神経節，蝸牛神経節など特殊感覚性の一次ニューロンがこの形態をとる．**多極性ニューロン**（multipolar neuron）はもっとも一般的なニューロンで，複数の樹状突起と1本の軸索を有し（図1-1，図1-2），大脳皮質の錐体細胞や小脳プルキンエ細胞がその代表例である．

❸ スパインの発達度による分類

一般的に，投射ニューロンの多くは，樹状突起に多数のスパインをもつ**有棘ニューロン**（spiny neuron）である．このタイプでは，興奮性シナプスはスパインのヘッドに形成され，抑制性シナプスは樹状突起幹やスパインのネック部に形成される（図1-3左）．このスパインは，興奮性情報処理の個別化と可塑性発現の構造単位になるため（第3章-1-Ⅲ-❺を参照），大量の情報処理と統合を行う投射ニューロンに適している．

これに対し，介在ニューロン（後述）の多くは**乏棘ニューロン**（aspiny neuron）で，樹状突起幹で興奮性と抑制性のシナプス入力を受ける（図1-3右）．

❹ 機能による分類

神経系の根本的役割は，「感覚情報を中枢に伝達し，中枢は情報処理を行ってその個体にとってより適切な行動（運動）を企画し，その運動指令を末梢に向かって発信すること」である．ゆえに神経系は，**感覚ニューロン**（sensory neuron）と**運動ニューロン**（motor neuron）を必ず備えている．さらに，**介在ニューロン**（interneuron）が両者の間を連結し情報処理を行い，神経系の統合的役割を果たしている．介在ニューロンは脳の高次化や進化に従って増加・分化し，高度な認知機能や思考・判断などを可能にした．

2 ニューロンの機能特性

標的細胞と長い突起で連結して情報を伝達するというニューロンの戦略を支えている機能的基盤は，膜電位が変化しやすい細胞膜の性質である．膜電位の興奮と抑制は，ニューロンやシナプスが行う情報伝達の基盤であり，イオンポンプやイオンチャネルなどのイオン輸送体がそれに深くかかわっている．

I. イオン輸送体による膜電位の制御

膜電位の興奮と抑制は，細胞膜を挟んだイオンの流入と流出を伴う．しかし，イオンのように水溶性で荷電を有する分子は，脂質二重層からなる細胞膜を自由に通過することはできない．その通過には，イオンチャネルやイオンポンプやトランスポーターのような細胞膜を貫通する**イオン輸送体**の助けが必要である．イオン輸送体の種類により輸送の仕組みは違っているが，単一のイオンを移動させたり，複数のイオンを異なる比率で交換することで，膜電位が変化する機構は共通である．

❶ イオンポンプ

ニューロンは，**イオンポンプ**（ion pump）を駆動することにより，細胞膜内外の間に**イオン濃度勾配**（ionic gradient）と**電気的勾配**（electrical gradient）からなる**電気化学勾配**（electrochemical gradient）を形成している．

◆ ATP消費を伴うイオンの能動輸送

イオンポンプは，ATPのエネルギーを消費することにより，電気化学勾配に逆らってでも能動的にイオンを輸送することができる．イオンポンプは**イオン輸送性ATPase**ともよばれる．Na^+/K^+ポンプの分子的実体は**Na^+/K^+-ATPase**であり，脳で消費される基礎代謝エネルギーの50％以上がこのポンプの駆動に使われているといわれる．

◆ イオンポンプの種類

- Na^+/K^+ポンプ

1分子のATPを分解して3個のNa^+を細胞外に汲み出し，2個のK^+を細

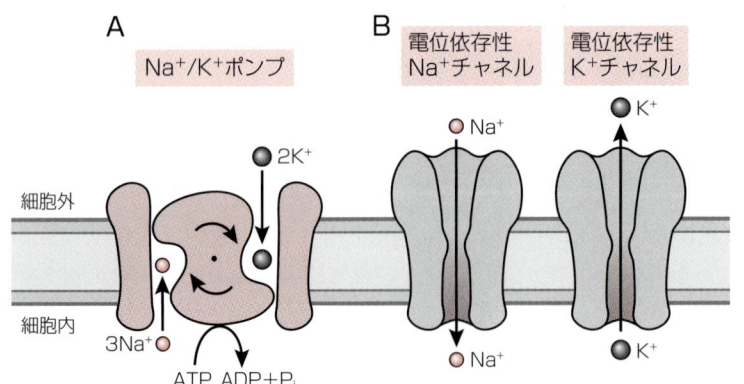

図1-4 イオンポンプ（A）とイオンチャネル（B）

イオンポンプはATPのエネルギーを使って能動的にイオンを輸送する．電位依存性イオンチャネルは，脱分極に際して特定のイオンを濃度勾配に従って通過させる

胞内に取り込む（図1-4A）．

● Ca^{2+}ポンプ

　1分子のATPを分解して1個のCa^{2+}を細胞外に汲み出し，さらにNa^+の濃度勾配を駆動力として，3個のNa^+の流入で1個のCa^{2+}を細胞外に汲み出す．つまりATP 1分子の分解で，2個のCa^{2+}の流出と3個のNa^+の流入が起こる．

◆ イオン濃度勾配の形成

　これらのイオンポンプの働きにより，静止時のニューロンでは大きなイオン濃度勾配が形成される（表1-2，図1-5左）．細胞内のCa^{2+}濃度は細胞外のそれより1万分の1以下の低い濃度に抑えられていることは驚異的であり，この濃度差は細胞の生存と機能調節の生命線とも言える[16]．

◆ 静止膜電位の形成

　このようにしてイオン濃度勾配が形成され，同時に細胞外に対して細胞内が－65 mVの**静止膜電位**（resting potential）が形成される（図1-5左）．どうして－65 mVなのか？

　これを決めている大きな要因はK^+の**リークチャネル**（leak channel）である．静止時においてもリークチャネルは開いているため，K^+の膜透過性はNa^+よりも75倍大きく，静止膜電位はK^+の移動が止まる平衡電位（－85 mV）に近い値となる．イオン濃度勾配と膜電位は独立したパラメーターではなく，一方の変化は他方の変化を招く．

2 ニューロンの機能特性

表1-2 ニューロンのイオン濃度勾配と平衡電位

	細胞外液		細胞内液	平衡電位
Na^+	150mM	>>	18mM	+55mV
K^+	3mM	<<	135mM	−85mV
Ca^+	1.2mM	>>>	0.0001mM	+125mV
Cl^-	120mM	>>	7mM	−85mV

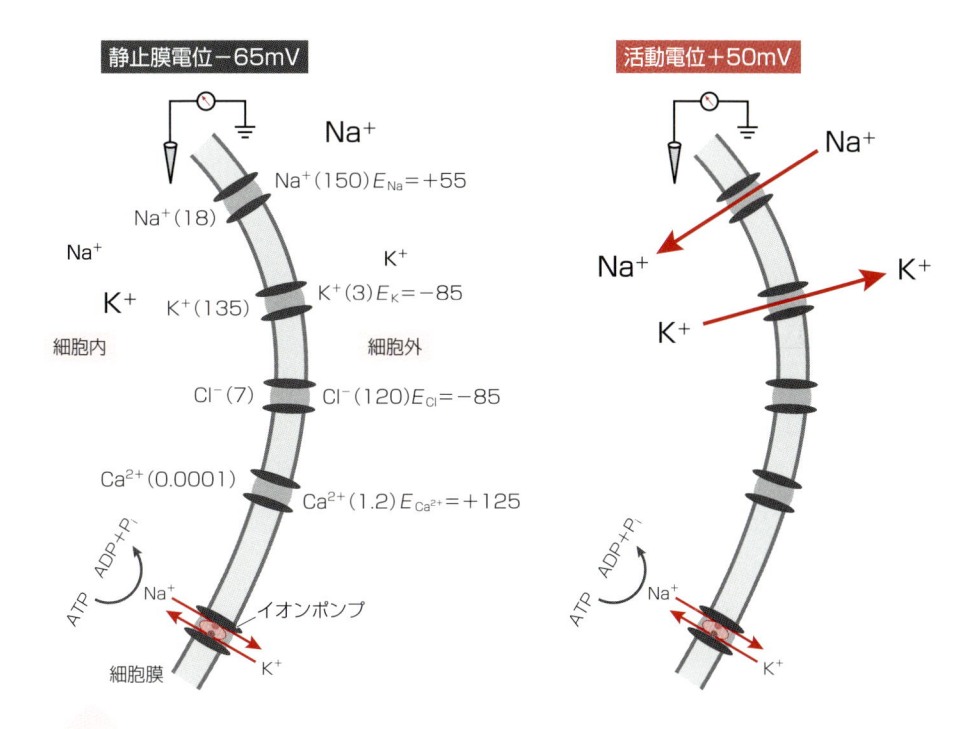

図1-5 静止膜電位の形成（左）と活動電位の発生（右）

ATPを消費してイオンポンプが駆動することで，細胞内外にイオン濃度勾配と細胞内が−65mVの静止膜電位が形成されている．活動電位の発生時には，Na^+チャネルが開いてNa^+が流入しその平衡電位に向かって膜電位が急激に上昇し，まもなくK^+が流出して急激に低下する．（ ）はmM濃度を，Eは平衡電位を示す

❷ イオンチャネル

◆ ATP消費を伴わない，電気化学勾配に従うイオンの受動輸送

　一方イオンチャネルは，電気化学勾配の高い方から低い方へと，エネルギー消費を伴わない受動的なイオンの流入や流出を媒介する（図1-4B）．急激なイオンの出入りは電位勾配を変化させるため，**活動電位やシナプス後電位**（postsynaptic potential）の発生や制御にかかわり，終末部でのCa^{2+}流入は神経伝達物質の放出に関与する．膜電位のもっとも大きな変化はニュー

ロンが発生する**活動電位**で，ここで多くイオンチャネルが一勢に活性化する（図1-5右）.

◆ イオンチャネルの種類

イオンチャネルは内部にイオン通過性のポア（チャネル孔）をもち，ある状況が起きたときだけ短時間ゲートが開きイオンを通過させる．イオンチャネルの分類には，ゲートを開く仕組みと，通過させるイオンの種類が使われる．

ゲートが開く仕組みによる分類としては，膜電位の変化によりゲートが開く**電位依存性イオンチャネル**（voltage-gated ion channel）（図1-4B）や，神経伝達物質のようなリガンドが結合してゲートが開く**リガンド依存性イオンチャネル**（ligand-gated ion channel），変位や張力によりゲートが開く**機械刺激依存性チャネル**（mechanically-gated ion channel）がある．これ以外にも温度，pH，Ca^{2+}，cAMPやGTP結合タンパクとの結合により開くイオンチャネルなど，そのしかけは実に多様で巧妙である．

一方，通過させるイオンが陽イオンの場合を**カチオンチャネル**，陰イオンの場合を**アニオンチャネル**と大きく分類し，さらにある特定のイオンに選択的（もしくは優先的）なものはNa^+チャネルやK^+チャネルのように具体的なイオン名を冠した名称となる．したがって，「電位依存性Na^+チャネル」とは，ゲーティングの仕組みと透過イオンの選択性の両方を表す名称である．一方，「イオンチャネル型グルタミン酸受容体」とは，グルタミン酸というリガンドで開くイオンチャネルという意味を表しているが，それがどのようなイオンが通過するかは名称だけではわからない．

◆ 平衡電位とイオン流の方向

イオンチャネルを通過するイオン流の量と方向性は，細胞内外の**電気化学勾配**によって受動的に決まる．例えば，静止時は細胞内の方がNa^+濃度はずっと低く（大きな化学的勾配），膜電位も－65 mVと低いため（大きな電気的勾配），プラス荷電の細胞外Na^+を強く引きつける．このため，静止時に電位依存性Na^+チャネルが開くと，Na^+は細胞外から勢いよく流入する．

その流入量が増えるに従い，化学的勾配と電気的勾配は小さくなり，流入の勢いは減少する．やがて，内外の電気化学勾配がゼロに達するとNa^+の流入は止まり，このときの膜電位を**平衡電位**（equilibrium potential）とよぶ．Na^+の場合は＋55 mVであり，この平衡電位を越えて細胞内の膜電位をさらに上昇させると，今度はNa^+は細胞内から細胞外へ流出するようになり，方

2 ニューロンの機能特性

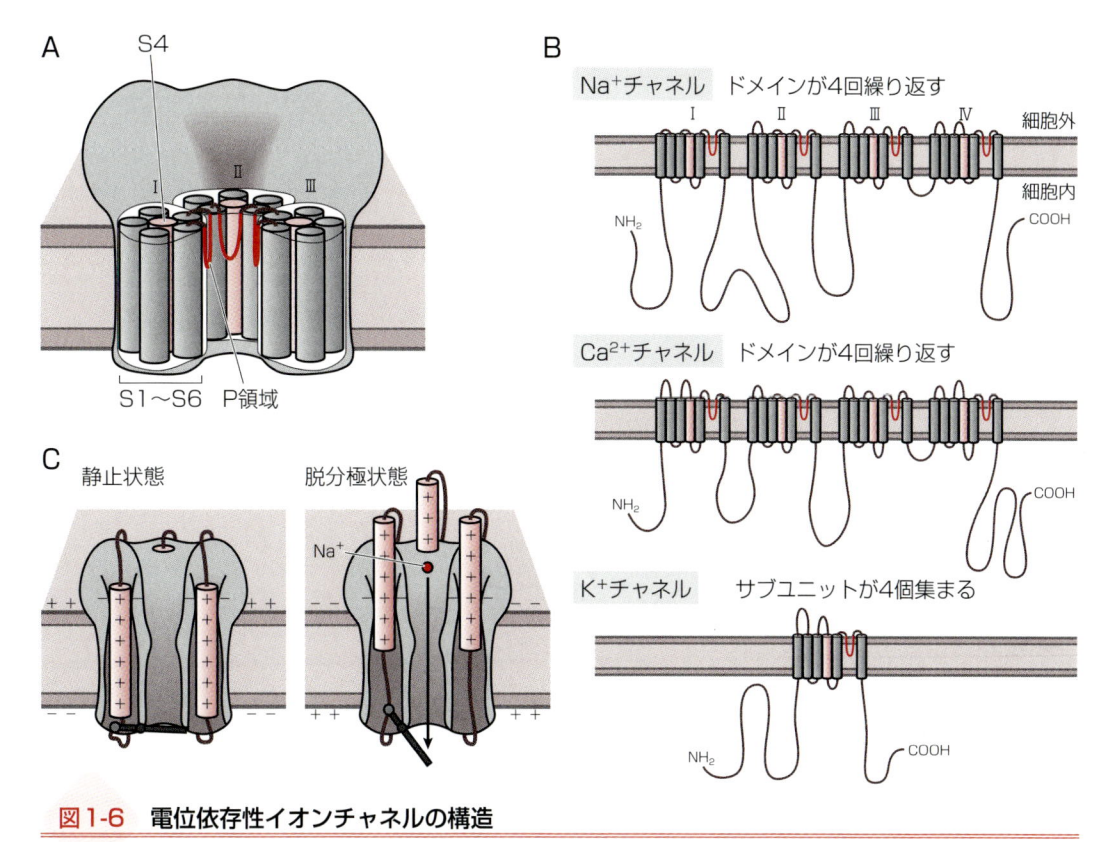

図1-6 電位依存性イオンチャネルの構造
A）6個の膜貫通領域とチャネルポアを囲むP領域．4つのドメインのうち，手前の1つのドメインを除いてある．B）各イオンチャネルの構造．C）電位センサーの模式図．参考図書1より

向が逆転する．他のイオンについても，それぞれ固有の平衡電位を有する（表1-2）．

◆ 電位依存性イオンチャネルの構造

電位依存性イオンチャネルは，**6個の膜貫通領域（S1～S6）** とヘアピン状の**P領域**が1つのドメインを形成し，これを4回繰り返すという共通構造をもっている（図1-6A）．4つのドメイン全体が1つの巨大なタンパク分子であるのがNa^+チャネルとCa^{2+}チャネルで，1つのドメインが1つのタンパク分子であるのがK^+チャネルである（図1-6B）．したがって，K^+チャネルは4つのサブユニットが会合して1つのイオンチャネルを形成する．

◆ イオンチャネルのイオン選択性フィルターと電位センサー

チャネルポアを取り囲むP領域のアミノ酸の荷電や囲まれてできるポアの大きさが，通過する**イオン選択性フィルター**を形成する．また，S4領域に

は，3つのアミノ酸が繰り返す領域があり，3つのうち1つは陽性に荷電したアミノ酸（リジンとアルギニン）となっている．この陽性荷電領域が**電位センサー**となり，脱分極状態で細胞外がマイナス側にシフトすると，電位センサーはこれに引きつけられて変位し，チャネルのゲートが開く（図1-6C）．

❸ トランスポーター
◆ イオン以外のさまざまな物質の膜輸送

トランスポーターは，イオンチャネルのようにポアの開閉により輸送するのではなく，輸送のたびに基質結合部位の向きを細胞内から外へ，外から内へとトランスロケートさせて物質を輸送する．このためトランスポーターの輸送速度はかなり遅い．

トランスポーターの本来の目的は，イオンの輸送や電気化学勾配の形成や膜電位の変化ではなく，イオン以外のさまざまな内在性物質や，薬物や環境化学物質などの外来性物質の輸送であるといってよい．トランスポーターの働きにより，アミノ酸，乳酸，神経伝達物質，脂質，薬物などが細胞膜を越えて輸送され，その機能は細胞の栄養代謝，生存分化，神経伝達物質の回収や小胞充填など多岐に渡る．

◆ ABCファミリーとSLCファミリー

輸送する基質の多様性を反映して，トランスポーターの分子種も数百にのぼる．ATPの加水分解エネルギーを利用して輸送を行う**ABC**（ATP binding cassette）ファミリー，ATPのエネルギーを用いないで輸送を行う**SLC**（solute carrier）ファミリーの2つに分けられる．

後者の輸送では，形成されたイオンの電気化学勾配を輸送駆動力として上手に利用している．例えば，細胞膜にあるグルタミン酸トランスポーターは，電気化学勾配に従った3個のNa^+の内向き輸送と1個のK^+の外向き輸送とカップルして，1分子のグルタミン酸を細胞内へ取り込む．したがって，その輸送には両イオンによる電気化学勾配の状況が強く影響する．同時に，このようなイオンの交換比率が異なるトランスポーターが駆動すると，結果的に膜電位が変化し，これを**起電的**（electrogenic）という．

II．興奮と抑制
❶ 脱分極と過分極

イオンチャネルを通してイオンが大量に出入りすれば，静止膜電位は急激

2 ニューロンの機能特性

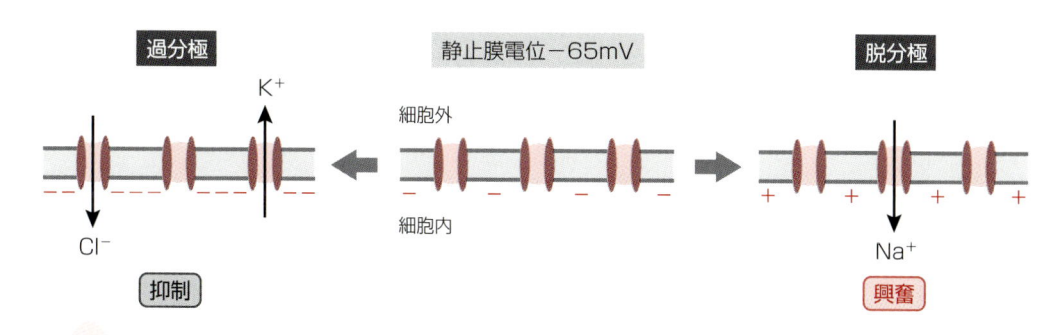

図1-7 脱分極と過分極
静止時には，細胞膜を挟んで細胞内電位が−65 mVに分極している．これよりマイナス方向に低下することを過分極といい，プラス方向へ増加することを脱分極という．いずれも，陽イオンと陰イオンの流出入の結果として起こる

にシフトする．Na^+のように陽イオンが細胞内に流入すれば細胞内の陽性荷電が増加して膜電位はプラス側に向かって上昇し，これを**脱分極**（depolarization）という．一方，K^+のように陽イオンが細胞外に流出したり，Cl^-のように陰イオンが細胞内に流入すると，相対的に細胞内の陽性荷電が減少して膜電位はマイナス側に向かってさらに低下し，これを**過分極**（hyperpolarization）という（図1-7）．つまり，イオンポンプなどの働きで細胞内が−65 mVに分極している静止状態から，より分極が浅くなる方向へシフトするのが脱分極であり，より深くなる方向へシフトするのが過分極である．

❷ 脱分極と興奮，過分極と抑制

電位依存性Na^+チャネルは脱分極によりゲートが開き，結果的にニューロンの興奮性が高まる．つまり，最初は小さな確率ではあってもこのイオンチャネルが開くような脱分極性変化が起こると，それにより流入するNa^+がさらなる脱分極を招き，イオンチャネルのゲートが開く確率はさらに増加する．このような自己再生的なスパイラル（正のフィードバック）が始まると，第1章-3で説明する巨大な活動電位が発生する．活動電位の発生確率に対して，膜電位の上昇度と電位依存性Na^+チャネルの集積密度が大きく影響する．反対に，過分極になると活動電位の発生は抑制される．このため，膜電位の脱分極はニューロンを**興奮**（excitation）させ，過分極は**抑制**（inhibition）させる（図1-7）．麻酔薬，抗不安薬，睡眠薬などの多くは，ニューロンの抑制で中心的役割を担っているGABA受容体機能を増強する薬剤である．

第1章

3 神経情報の伝導と伝達

1個のニューロン細胞内でその細胞膜に沿って電気的信号が伝わることを伝導（conduction），ニューロン間やニューロンと標的細胞の間の細胞間で情報を伝えることを伝達（transmission）とよぶ．伝導にはイオンチャネルが深くかかわり，シナプス電位や活動電位を生み出す．一方，細胞間の伝達は，その多くをシナプスにおける化学的信号の伝達，つまり神経伝達物質の放出と受容体の活性化からなる化学的伝達が担っている．この電気的伝導と化学的伝達の連鎖的繰り返しが，神経系が行っている情報伝達の基本である．ここでは樹状突起や細胞体に伝えられたシナプス入力がどのようにして軸索を伝導し，終末部からの神経伝達物質放出に至るかという仕組みについて，シナプス電位・活動電位・伝達物質放出の観点からみてみよう．

I．シナプス後電位の発生

終末部から放出された神経伝達物質がポストシナプスの受容体に結合すると，**シナプス後電位**（postsynaptic potential）の発生による膜電位変化や，**セカンドメッセンジャー**の産生や増減による生化学的変化が起こる．

❶ EPSPとIPSP：2種類ある膜電位変化

シナプス後電位の発生にかかわる主要な分子は，**リガンド依存性イオンチャネル**，すなわち**イオンチャネル型受容体**（ionotropic receptor）である．これがカチオン透過性であれば，Na^+などの流入により脱分極性の膜電位変化 — **興奮性シナプス後電位**（excitatory postsynaptic potential：**EPSP**）— が発生する．まもなく細胞内からK^+の流出も始まるので，EPSPは速やかにもとに戻される．受容体がアニオンチャネルでれば，Cl^-が流入し過分極性の膜電位変化 — **抑制性シナプス後電位**（inhibitory postsynaptic potential：**IPSP**）— が起こる．イオンチャネル型受容体だけでなく，電位依存性チャネルなどの他のイオンチャネルも膜電位変化にかかわる．

このようなポストシナプスに発生する興奮と抑制は微弱な電位変化で，活動電位のような「**全か無かの法則**」（後述）には従わない．つまり，シナプス後電位は，ポストシナプスが受け取る伝達物質の量に応じた振幅をもつ，

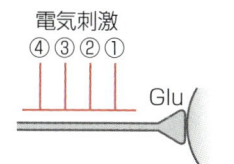

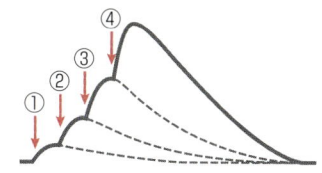

図1-8　シナプス後電位の加重
短時間に複数の活動電位が到来すると，シナプス後電位は段階的な加重を示す．この場合は，促通も起きている

緩やかで段階的な電位変化である．シナプス後電位の緩やかさや段階反応には，加重や促通・抑圧などの現象も関与している．これにより，シナプス後電位は直線的および非直線的に変化する．

❷ 加重による振幅の変化

単一シナプスにおける短時間内での繰り返し活動による**時間的加重**（temporal summation）や複数シナプスの同期的活動による**空間的加重**（spatial summation）により，EPSPやIPSPの振幅は段階的に変化する（図1-8）．これらの変化は，刺激の大きさなどの情報強度の検出や，情報の空間的統合や処理に重要な役割を果たす．

❸ 促通・抑圧による振幅の増減

プレシナプスに短い時間間隔で活動電位が到来すると，しばしばEPSPやIPSPは単純な時間的加重を示さない場合が多い．最初よりも次の振幅が増大する場合を**促通**（facilitation）といい，逆に減弱する場合を**抑圧**（depression）という．

伝達物質の放出には，電位依存性Ca^{2+}チャネルからのCa^{2+}流入が必須である．もともと伝達物質の放出確率の低いシナプスでは，繰り返し刺激により残留Ca^{2+}に新たなCa^{2+}流入が加わって放出確率が上昇し，促通が起こる．反対に，もともと放出確率の高いシナプスでは終末部に含まれる伝達物質が枯渇しやすく，抑圧が起こると考えられている．

❹ 興奮性シナプスと抑制性シナプス
◆ グルタミン酸とGABAとグリシンが決定する

個々のニューロンの樹状突起と細胞体には，数千から数万個のシナプスが形成されている．そのシナプスがEPSPを発生するか，IPSPを発生するのかは，第一義的にはそのシナプスで使われている伝達物質により決まる．EPSPを発生する**興奮性シナプス**（excitatory synapse）のほとんどは，**グルタミン酸**（glutamate）を伝達物質とし，ポストシナプスにはイオンチャネル型グルタミン酸受容体を発現している．一方，IPSPを発生する**抑制性シナプス**

(inhibitory synapse）は，γアミノ酪酸（GABA）やグリシン（glycine）を伝達物質とし，ポストシナプスにはイオンチャネル型のGABA受容体（GABA$_A$受容体とよぶ）やグリシン受容体を発現している．巻頭カラー図6，図7は，興奮性シナプスと抑制性シナプスの分布を反映している．

◆ 細胞内Cl⁻濃度が与える影響

同じ伝達物質を使うシナプスでも，EPSPを発生するのかIPSPを発生するのかは，電気化学勾配により変化する．第1章-2-Ⅰ-❷で述べたように，イオンチャネルを流れるイオン流の方向は平衡電位を境に逆転する．特に，Cl⁻の平衡電位は静止膜電位に近く，また幼弱なニューロンでは細胞内Cl⁻濃度が高い（第2章-1-Ⅺ-❶も参照）．このため，Cl⁻を透過させるイオンチャネル型受容体をもっている場合，大人でIPSPを発生するGABA作動性シナプスやグリシン作動性シナプスは，幼若期ではEPSPを発する．

◆ 樹状突起はシナプス後電位の加算によって活動電位の発生を決める多数決の場

活動電位は，多数の興奮性シナプスが短時間の間に活動した際，EPSPが加重して膜電位がある閾値を超えた場合に発生する．1つの興奮性シナプスの単発的なEPSPでは，活動電位を発生させることはできない．また多数のEPSPが時間的もしくは空間的に加重しても，それを打ち消すような抑制性シナプスによるIPSPが同時に発生すれば膜電位は引き下げられ，活動電位は発生しない（図1-9）．したがって，樹状突起と細胞体，特に発達した樹状突起は，興奮性シナプスと抑制性シナプスによる多数決を行う場であり，その評決すべき議題とは「**活動電位を発生させるか否か**」のただ1点である．

◆ 活動電位の発生は状況依存的に可塑的に変化する

しかし，その評決はステレオタイプで固定的なものではない．1つひとつの挙手の重み（EPSPやIPSPの振幅）は，それぞれのシナプス活動履歴に応じて長期的または短期的なシナプス可塑性により変化する（第3章-1-Ⅲも参照）．また，そのときのアセチルコリンやモノアミンなどの神経調節物質の環境濃度変化で議場の雰囲気も一変する（第4章を参照）．さらに，シナプス後電位自身が加重や促通・抑圧により緩やかで段階的な変化を起こす．そのように考えると，樹状突起とは実にナイーブで周囲の状況に敏感なニューロンの構造要素であり，シナプス後電位から活動電位を発生させるか否かに対して，状況依存的で可塑的な調節ポイントとなっている．

3 神経情報の伝導と伝達

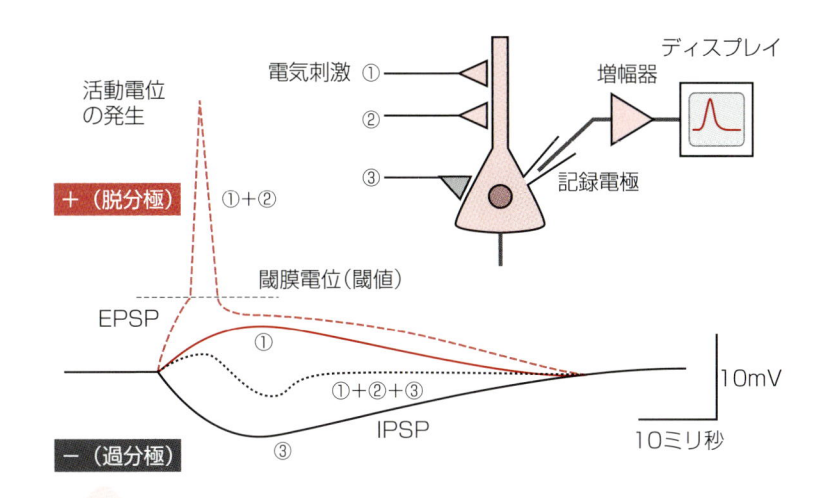

図1-9　シナプス後電位の加算による活動電位の発生

興奮性入力（①，②）と抑制性入力（③）によるシナプス後電位．閾値に達する組合せ（①+②）で活動電位が発生する．参考図書2より

II．活動電位の発生

❶ 軸索初節と活動電位

◆ 軸索初節で最初の活動電位が発生する不思議

　EPSPを発生する興奮性シナプスの多くは樹状突起やスパインなどに形成され，細胞体から比較的遠い場所に位置するものが多い．前述のようにK⁺のリークチャネルがつねに開いており，またイオンポンプも機能するため，樹状突起に発生したEPSPはそこから離れるにつれ静止膜電位に向かって戻される．さらに，IPSPを発生する抑制性シナプスは樹状突起や細胞体など，ニューロンの近位部に形成され，これも樹状突起に発生したEPSPを減衰させる大きな要因となる．しかし，最初に活動電位を発生するのは軸索，しかも**軸索初節**である．どうして活動電位はEPSPの発生する樹状突起ではなく軸索初節で発生するのだろうか？

◆ 活動電位の発生は膜電位の上昇度とNa⁺チャネルの分布密度で決まる

　それは，電位依存性Na⁺チャネルが軸索初節に密集し，その密度に逆相関して活動電位の発生閾値が低下することによる．電位依存性Na⁺チャネルは，膜電位の上昇に従ってイオンチャネルの開口確率が上昇するという重要な特性を有しているが，個々のチャネル自体に'ある特定の電位に達するとゲートが開く'という絶対的な閾値があるわけではない．活動電位の発生閾

値に達しない状況でも，電位依存性Na⁺チャネルのいくつかはときおり開口している．しかし，樹状突起のNa⁺チャネル密度が低ければ，例えその一部が開口してNa⁺が流入しても，リークチャネルによるK⁺の流出を上回ることができず，活動電位の発生には至らない．つまり，活動電位の発生閾値とは，K⁺流出を上回るNa⁺流入が起こることであり，それにはある一定以上の数のNa⁺チャネルが開くことを意味する．つまり，活動電位発生の有無は，**膜電位の上昇度**と**Na⁺チャネルの分布密度**の2つのファクターに大きく左右される．さらに，このあと述べる不応期というチャネル固有の機能特性も，これに反映する．

樹状突起は，膜電位の上昇度というファクターでは有利でも，Na⁺チャネルの分布密度の点においてはずっと不利な状況にある．反対に，軸索初節のNa⁺チャネル密度は非常に高いため，活動電位の閾値曲線がここで大きく低下する．そのため，シナプス後電位の減衰曲線と最初に交叉するのが軸索初節になる（図1-10A）．この原理は，もっと強い脱分極刺激を与えれば両曲線の交叉点は樹状突起側にシフトし，細胞体や樹状突起でも活動電位が発生しうることも意味する．活動電位の発生機序は，ちょうど，「ラッシュ時の山手線でちょっとしたハプニングが起こると人から人へと連鎖反応を引き起こして重大な事態に発展しうるが，同じハプニングが田舎の空いた電車で起きてもただシラーッとするだけ」という状況に似ている．

❷ 全か無かの法則

シナプス後電位が活動電位の発生閾値を超すと，次の反応過程がミリ秒オーダーの中で進行して活動電位が発生し，終焉する．シナプス後電位とは異なり，刺激の大小にかかわらず閾値さえ超えれば一定の大きさの活動電位が発生し，閾値に達しない場合には活動電位は全く発生しない．これを「**全か無かの法則**（all or none law）」とよぶ．つまり，樹状突起や細胞体に発生する段階的なシナプス後電位（アナログ信号）は，軸索において活動電位発生の有無というデジタル信号に変換される．

❸ 活動電位の各相
◆ 脱分極（上昇相）

軸索初節に密集する電位依存性Na⁺チャネルが次々と開口してNa⁺流入が始まり，それによる脱分極がさらに多くのNa⁺チャネルを開口させる．この**自己再生的活性化**により，膜電位は**Na⁺の平衡電位**（＋55 mV）に向かって一気に脱分極する．膜電位が0 mVを越えて正になる部分を**オーバーシ**

3 神経情報の伝導と伝達

A

活動電位の発生
シナプス後電位

樹状突起　細胞体　軸索初節　髄鞘

閾値
シナプス後電位
静止膜電位
活動電位の発生

膜電位（mV）
距離

B

静止膜電位　活動電位

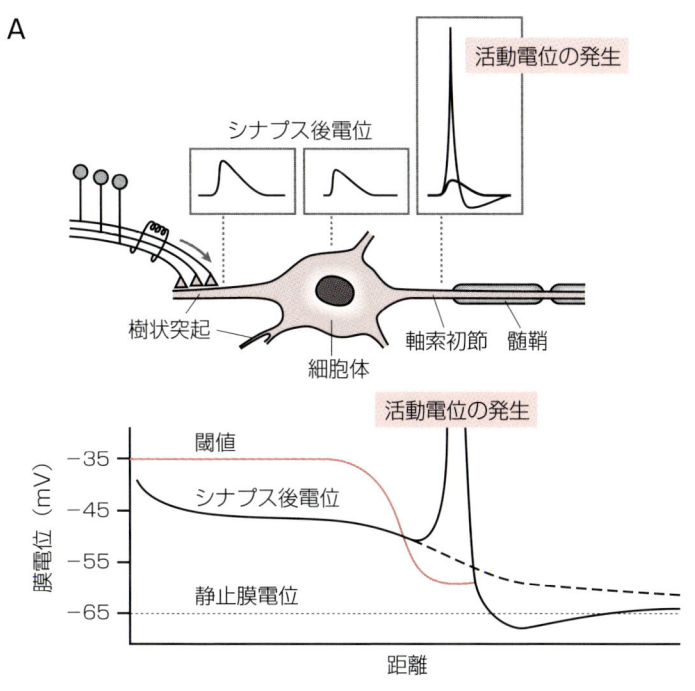

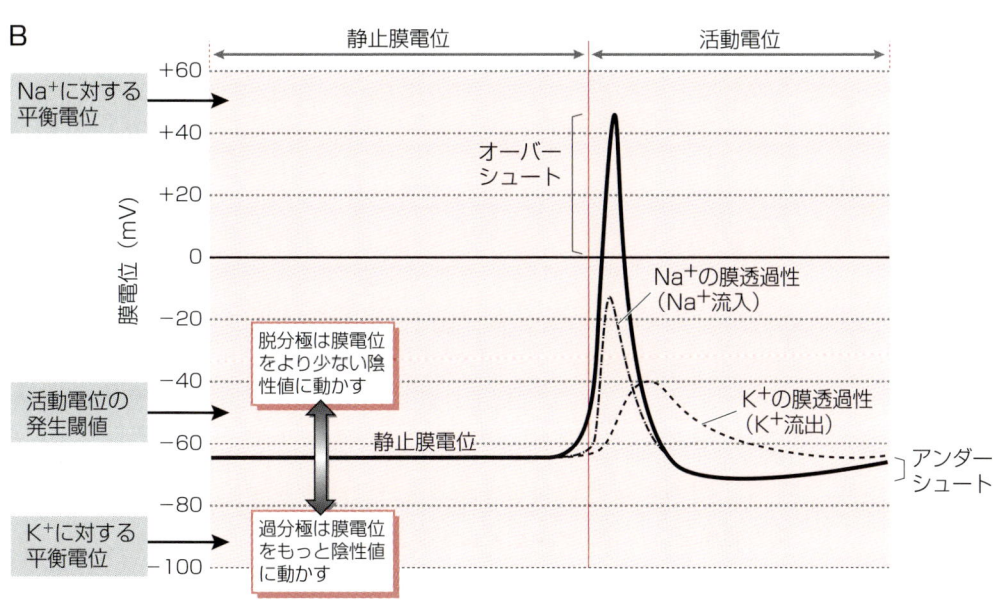

Na^+に対する平衡電位

オーバーシュート
Na^+の膜透過性（Na^+流入）
K^+の膜透過性（K^+流出）

活動電位の発生閾値
脱分極は膜電位をより少ない陰性値に動かす
静止膜電位
アンダーシュート

K^+に対する平衡電位
過分極は膜電位をもっと陰性値に動かす

膜電位（mV）

図1-10 軸索初節での活動電位の発生（A）と活動電位の各相（B）

A）樹状突起におけるシナプス後電位と軸索初節における活動電位の発生．樹状突起で発生した興奮性シナプス電位は細胞体から軸索に向かって次第に減衰する．しかし，軸索初節では，活動電位の発生閾値が低いため，ここで活動電位が発生する．B）活動電位の各相．活動電位は，まず電位依存性Na^+チャネルが活性化して，Na^+が細胞内に流入し，このイオンの平衡電位（＋55 mV）に向けて上昇する．引き続き，Na^+チャネルの不活性と電位依存性K^+チャネルの活性化が起こり，膜電位は急速に下降する．静止状態に戻る前にはもとの静止膜電位よりも過分極となるアンダーシュートが短時間生じる．参考図書3より

ュート（overshoot）という（図1-10B）．

◆ ピーク

　　　＋40 mV付近に達すると，**Na⁺チャネルが不活性化状態**となりNa⁺の流入が止まる．同時に**電位依存性K⁺チャネル**の開口が始まる．K⁺チャネルも軸索初節に密集して存在する．

◆ 再分極（下降相）

　　　K⁺の平衡電位（−85 mV）は静止膜電位に近いため，静止時のK⁺の流出力は弱い．しかし，活動電位の発生による膜電位の上昇は，K⁺の電気的勾配を著しく増大させる．これにより，再分極相では開口したK⁺チャネルからのK⁺流出が勢いよく起こり，**K⁺の平衡電位**に向かって再分極が急激に進行する．

◆ 過分極

　　　K⁺チャネルの閉鎖は膜電位の変化に少し遅れて反応するため，静止膜電位を越えた過分極状態になる．この状態を**アンダーシュート**（undershoot）という．

◆ 不応期

　　　その後もNa⁺チャネルの不活性化状態がしばらく続き，刺激に反応しない相（**不応期**）が続く．この不活性化状態が終了すると，次の活動電位の発生が可能になる．Na⁺/K⁺−ATPaseの働きにより，イオン濃度勾配は静止時の状態に復帰する．

❹ イオンチャネルの活性化ゲートと不活性化ゲート

　　　電位依存性Na⁺チャネルやある種のK⁺チャネルには，脱分極により開く**活性化ゲート**（activation gate）に加え，脱分極状態で自動的に閉鎖する**不活性化ゲート**（inactivation gate）がある．活性化ゲートは通常は閉鎖し，膜電位に依存して開閉する電位依存性ゲートである．活性化ゲートの開口は，脱分極相の始まりに一致する．一方，不活性化ゲートは通常は開いており，活性化ゲートが開くと間もなく閉じるという不思議な性質をもつ．閉じた不活性化ゲートが再び開くのは時間依存的であり，一定時間待たなければならない．活動電位のピークから不応期の終了時まで不活性化ゲートは閉じている．

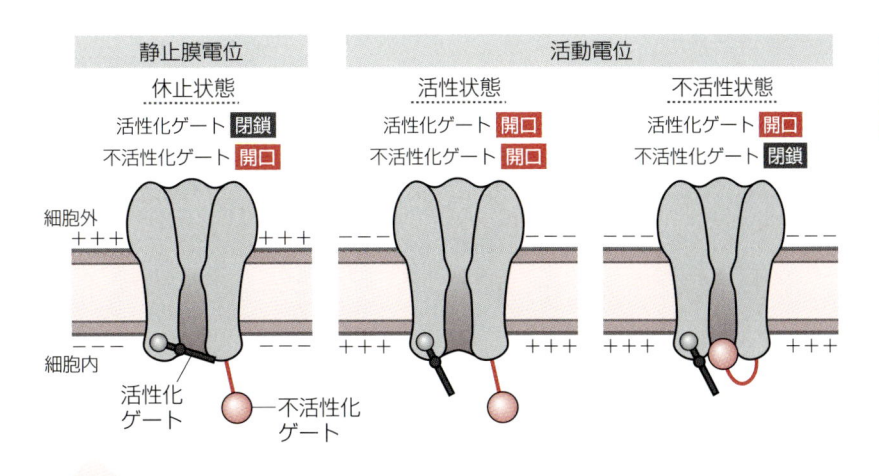

図1-11 イオンチャネルの活性化ゲートと不活性化ゲート

鋭い波形の活動電位の発生には，イオンチャネルの2つのゲートが関与している．活性化ゲートは通常は閉まっていて，膜電位上昇時（脱分極時）に開く．一方，不活性化ゲートは通常開いており，活性化ゲートの開口後に閉じ，一定時間の後に再び開口するゲートである．
参考図書1より

つまり，休止状態で静止膜電位にあるときは，活性化ゲートは閉じ，不活性化ゲートは開いている（図1-11左）．活動電位が始まりその脱分極相では，不活性化ゲートに加え活性化ゲートも開いてNa^+が流入する（図1-11中央）．しかし，ピークを迎えると不活性化ゲートのみが閉鎖し，この状態が不応期の終わるときまで続く（図1-11右）．不活性化ゲートの存在により，活動電位特有のピークがシャープな波形ができあがる．この振幅が大きく幅の短い信号は，S/N比や周波数特性などの観点から優れている．

また，軸索初節の膜電位を$-65\,mV$から$-45\,mV$へ一気に脱分極すれば活動電位は発生するのに，実験的にゆっくりと膜電位を上げていくと活動電位が発生しないまま$0\,mV$まで脱分極してしまう．これも不活性化ゲートが原因で，のんびりと活性化させるとNa^+チャネルは次々と不活性化状態に陥り，活性化できる有効なNa^+チャネル数が減少するためである．

❺ ランビエ絞輪と跳躍伝導

◆ 活動電位はランビエ絞輪でとびとびに再生

髄鞘（myelin）は，軸索を取り巻く絶縁体に似た高抵抗性の構造である（図1-12A）．隣接する髄鞘間の狭い間隙をランビエ絞輪（node of Ranvier）とよび，軸索初節と同様，ここに電位依存性Na^+チャネルと電位依存性K^+チャネルが密集している[17]（図1-12B）．ランビエ絞輪の**絞輪部**（node）は，軸索膜が直接組織液と接する部位で，ここにNa^+チャネルが集積する．

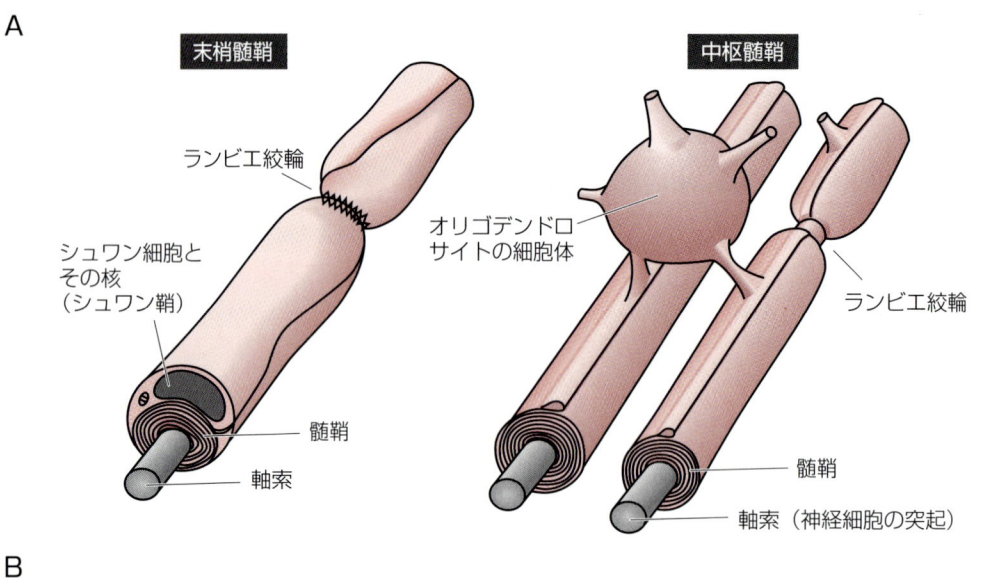

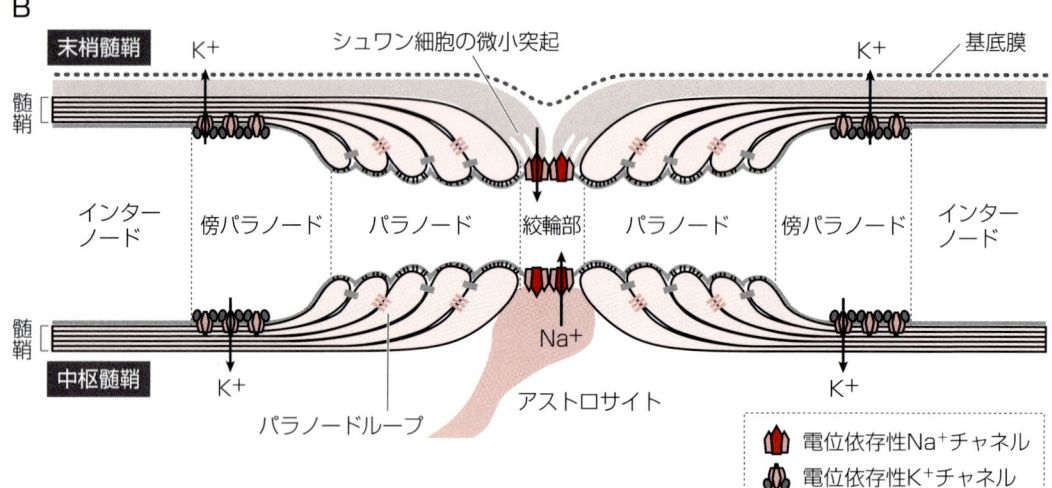

図1-12 髄鞘（A）とランビエ絞輪（B）

ランビエ絞輪は，髄鞘間のつなぎ目である．絞輪部にNa⁺チャネル，その両脇の傍パラノードにK⁺チャネルがサンドイッチ状に局在し，活動電位の発生とそれによる跳躍伝導に関与する．上図は参考図書4，下図は東京薬科大学薬学部の石橋智子氏による図をもとに作成

絞輪部の両側には**パラノード**（paranode）があり，ここは髄鞘形成細胞のループ状の細胞突起と軸索とがCasprなどの接着分子を介して接着する部位である．さらにその外側を**傍パラノード**（juxta-paranode）とよび，ここにK⁺チャネルが局在している．これらのイオンチャネルの機能により，有髄線維では活動電位がとびとびに再生され**跳躍伝導**（saltatory conduction）

となる．跳躍伝導を発見したのは日本人で，当時慶応大学の加藤元一と田崎一二である．

◆ 跳躍伝導が伝導速度を上昇させる理由

跳躍伝導は伝導速度を上昇させる．なぜ有髄線維の跳躍伝導が，無髄線維の順送り的な伝導に比べて格段にスピードアップするのか？

伝導を妨げる主な原因は膜上の荷電であり，コンデンサーが蓄える荷電の量は，2枚の板の間の距離を大きくすると減少する．つまり髄鞘を巻くことにより髄鞘部の荷電を減少させることができる．さらに，髄鞘部にはイオンチャネルが分布できず，絞輪部でのNa^+チャネルの分布密度は無髄線維のそれの1万倍にも上昇する．このため，効率的かつ確実に活動電位が再生され伝導速度も格段に向上する．

多発性硬化症などの**脱髄性疾患**で髄鞘が自己抗体により破壊されると，絞輪部や傍パラノードに集合していたイオンチャネルが拡散し伝導速度の伝導が低下する．さらに，活動電位の伝導が途中で止まる**伝導ブロック**（conduction block）も起こり，病変部に関係する部位の感覚麻痺や運動麻痺が発症する．

◆ 軸索伝導が順行性の理由

どうして，軸索上の活動電位の伝導は細胞体から終末部へと一方向性（順行性）に進むのだろうか．これにも，電位依存性のNa^+チャネルの不活性化ゲートが関与している．一度活動電位を発生した中枢側は不応期になっているため興奮が起こらず，活動電位をまだ発生していない末梢側の軸索だけが活動電位を発生できるからである．

Ⅲ．伝達物質の放出

終末部を特徴づける構造・分子・機能は，それぞれ**シナプス小胞**（synaptic vesicle）の存在であり，そこに含まれる**神経伝達物質**（neurotransmitter）であり，活動電位の到来とともに行う伝達物質の**開口放出**（exocytosis）である．そして，これらが枯渇しないように小胞膜や伝達物質はつねにリサイクルされ，いつでも放出できるように準備状態がつくられている（図1-13A）．

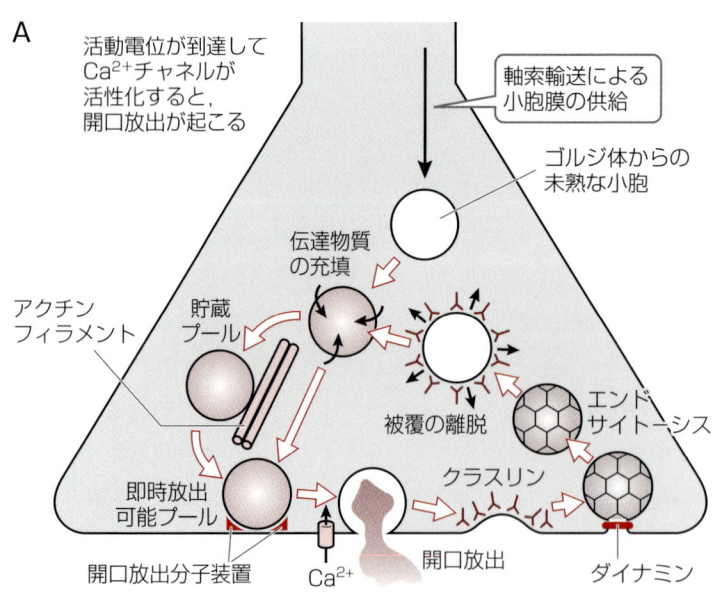

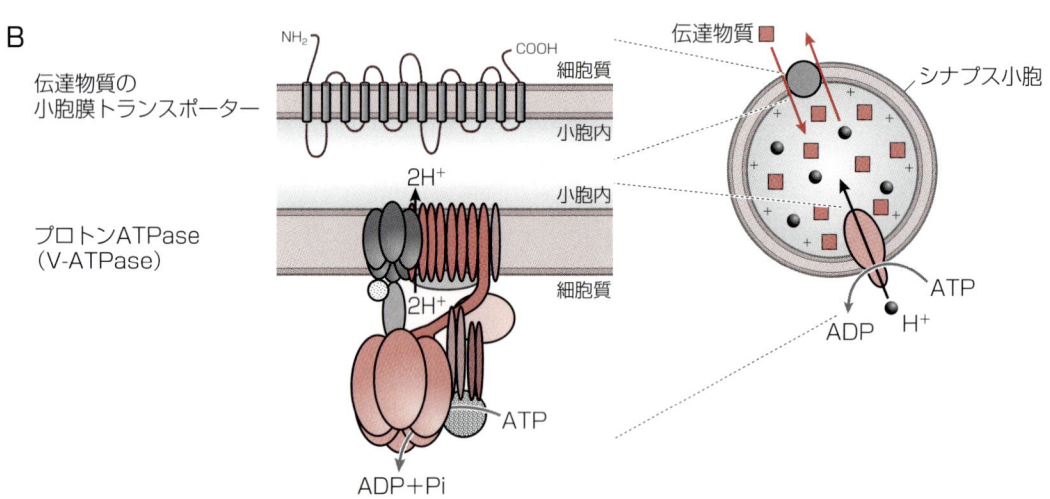

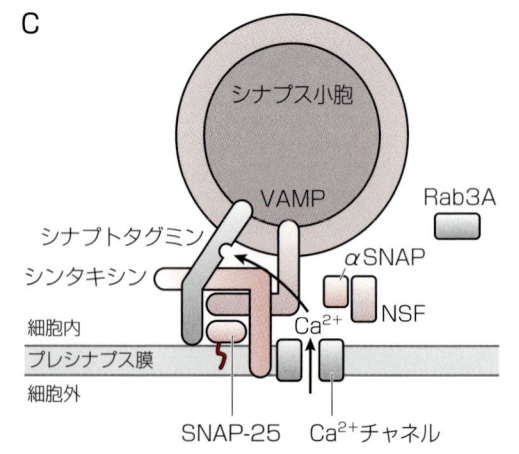

図1-13 終末部における神経伝達物質の開口放出

活動電位到来で起こる電位依存性Ca^{2+}チャネルからのCa^{2+}流入により，小胞膜と細胞膜の融合が始まり伝達物質が放出される．A) 活動電位到来から開口放出までの流れ．B) 小胞膜トランスポーターとプロトンATPase．C) 開口放出分子装置．シナプトブレビン/VAMP，シンタキシン，SNAP-25がSNARE複合体を形成している．参考図書2，Wikipediaより

❶ シナプス小胞への伝達物質の充填

小胞膜上には伝達物質の充填にかかわる**小胞膜トランスポーター**（vesicular transporter）があり，この働きで空虚な小胞に伝達物質が充填される（50〜100 mM）[18]．小胞膜トランスポーターによる伝達物質の充填には，**プロトンATPase**（V-ATPase）によって形成される**プロトン濃度勾配**と**電気的勾配**が必要である（図1-13B）．伝達物質の詰まったシナプス小胞の多くは**貯蔵プール**（storage pool）として終末部内に格納される．

❷ プレシナプス膜へのドッキングとプライミング

一部のシナプス小胞は，プレシナプス膜にドックされた**係留小胞**（docked vesicle）となる．これが**即時放出可能プール**（readily releasable pool）であり，あとは活動電位の到来を待つだけの状態（**プライミング**）となる．このプライミングにかかわる分子が，小胞と結合し細胞内小胞輸送にかかわる**N-エチルマレイミド感受性融合タンパク**（N-ethylmaleimide-sensitive fusion protein：**NSF**）で，**可溶性NSF結合タンパク**（soluble NSF attachment protein：**SNAP**）の存在下で，細胞膜上の**SNAP受容体**（SNAP receptor：**SNARE**）と結合する．

❸ Ca^{2+}流入と膜融合による開口放出

◆ 電位依存性Ca^{2+}チャネルの活性化

終末部に活動電位が到達すると，プレシナプス膜に埋め込まれた**電位依存性Ca^{2+}チャネル**が活性化して，終末部にCa^{2+}が流入する．通常，Ca^{2+}の細胞内濃度は低く抑えられており（0.1 μM），Ca^{2+}チャネルの活性化により終末部内のCa^{2+}濃度は1,000倍以上（＞0.1 mM）にまで上昇する．

流入したCa^{2+}は，開口放出にかかわるタンパク（シナプトタグミン）に結合して開口放出過程が開始し，小胞膜とプレシナプス膜はΩ型の**膜融合**を行い，中身の神経伝達物質は**シナプス間隙**（synaptic cleft）に向かって放出される．小胞係留機構のおかげで，プレシナプスへのCa^{2+}流入からポストシナプスのEPSP発生までの時間はわずか0.2ミリ秒以下である．

◆ SNARE複合体による膜融合

この膜融合過程にかかわる分子が，小胞側タンパクの**シナプトブレビン**（synaptobrevin）/**VAMP**，細胞膜側タンパクの**シンタキシン**（syntaxin）と**SNAP-25**で，これらがヘテロ三量体の**SNARE複合体**を形成している（図1-13C）．この複合体はさらにCa^{2+}チャネルとも結合し，プレシナプス膜

上に存在する．**シナプトタグミン**（synaptotagmin）はCa^{2+}結合部位をもつ小胞膜タンパクで，Ca^{2+}流入を感知してSNARE複合体の変化を引き起こして膜融合をトリガーするセンサー分子と考えられている．

❹ 小胞膜と伝達物質の再取り込み

神経伝達物質が放出されると，**細胞膜トランスポーター**（plasmalemmal transporter）を使った伝達物質の再取り込みや，場合によっては分解酵素による分解が起こる．細胞膜トランスポーターによる伝達物質の取り込みには，細胞膜内外のイオン濃度勾配を利用している．また，**クラスリン**（clathrin）と**ダイナミン**（dynamin）による**エンドサイトーシス**（endocytosis）でプレシナプス膜が細胞内に取り込まれ，再び小胞膜などの材料として用いられる．また，小胞リサイクリングの各過程で，Rab3などRabファミリーに属する**低分子量GTPase**（低分子量GTP結合タンパク）が小胞輸送にかかわっている．

コラム

ボツリヌストキシンとSNAREタンパク

ボツリヌス菌（*Clostridium botulinum*）は嫌気性桿菌の一種で，土の中で芽胞の形で広く存在する．日本では辛子レンコン，欧米ではソーセージ（ラテン語でbotulusが菌名の由来）やハムなどの摂取でボツリヌス食中毒が発生し，乳児に蜂蜜を与えることでも発症する．また嫌気的環境で増殖した菌が傷口から感染して発症することもある（創傷ボツリヌス症）．この菌が産生する**ボツリヌストキシン**（botulinum toxin）はきわめて毒性が強く，たった0.7〜0.9μgが成人の致死量で，500gあれば全人類を滅ぼすことができるといわれる．生物兵器としてしばしば登場する．

この毒素は末梢性であり，**神経筋接合部**の3つのSNAREタンパクを標的として結合し，これを分解する．B，D，F，G型毒素はシナプトブレビンを，A，E型毒素はSNAP-25を，C型毒素はSNAP-25とシンタキシンを切断する．このため神経終末部からのアセチルコリン放出ができなくなり，骨格筋が動かなくなり運動麻痺が起こる．複視，眼瞼下垂，構音障害，唾液分泌低下などの初期症状から始まり，重篤な場合は呼吸筋が麻痺して意識のはっきりした状態で窒息死に至る．

第1章

4 ニューロンを支える脳の支持細胞

ヒトでは，総数1,000億〜2,000億個存在するといわれるニューロンに対して，グリアはその10倍の数が存在し，脳の体積の約半分を占めている．グリアという用語は，ドイツの病理学者Virchow（ウイルヒョー）が神経要素の周囲を埋めているアモルファスなものを不活性なのり（膠：glue）と考え，1846年nerve glueという意味で神経膠細胞（Neuroglia）と名付けたことに由来する．その後，ゴルジ渡銀法などの染色法の開発と改良により，グリアの分類がなされ現在に続いている．長年，ニューロンに比べ受動的な役割を果たしていると捉えられてきたが，ニューロンの生存や発達，機能発現のための液性環境維持と代謝的支援，神経伝達の調節など，グリアの積極的な機能的関与と重要性，さらにその分子細胞基盤が次々と明らかになってきている．また，血液を供給する血管や，脳や脊髄を包む髄膜も脳やニューロンが機能するうえで欠くことのできない支持装置である．

Ⅰ．グリア細胞による支持

❶ グリア細胞の種類

中枢神経系の主要なグリアは，**アストロサイト**（astrocyte：星状膠細胞），**オリゴデンドロサイト**（oligodendrocyte：希突起膠細胞），**ミクログリア**（microglia：小膠細胞）の3種類である（図1-14）．

末梢神経系では，**シュワン細胞**（Schwann cell）が主要な支持細胞であり，付随する神経の機能や感覚装置の特殊化に応じて，変幻自在な形態分化を遂げている．さらに嗅覚系では，感覚装置となる嗅上皮に由来し，嗅神経を包むための**嗅神経被覆グリア**（olfactory ensheathing glia）という特殊なグリアも存在している．

❷ グリア細胞の働き

これらのグリアは，ニューロンの発達と生存，ニューロンの液性環境維持と代謝的支援によるニューロン機能発現，軸索伝導やシナプス伝達の調節などに積極的にかかわっている．長い軸索と興奮性膜を特徴とするニューロンに対して，グリア細胞の突起は細胞体の周辺にとどまり，活動電位を発生し

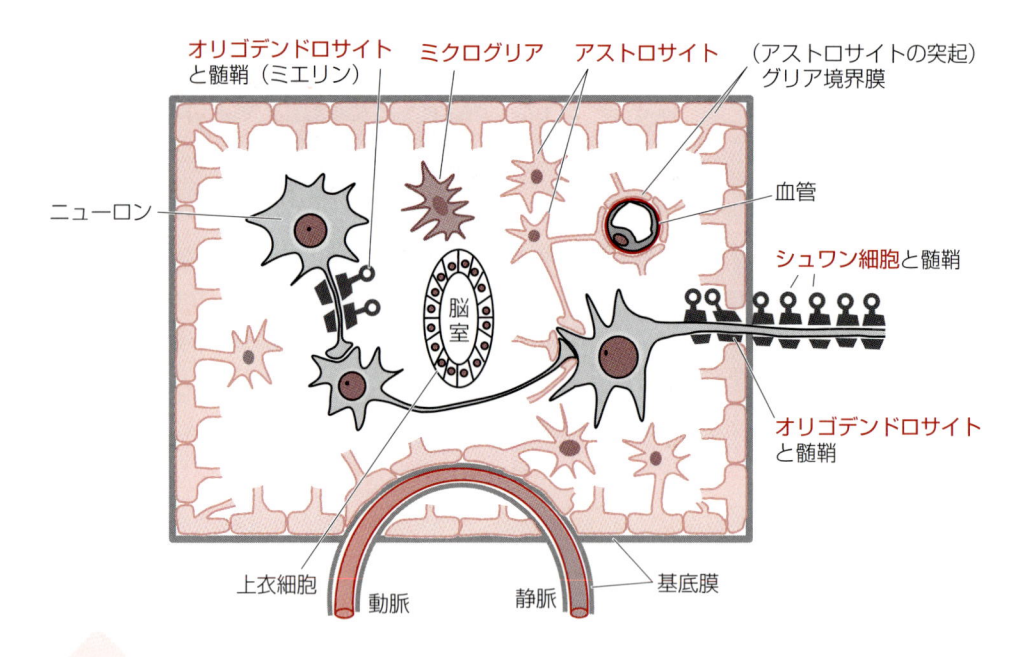

図1-14 神経系におけるグリアの配置

アストロサイトは，脳の外表面やシナプス，ランビエ絞輪，血管などを取り囲む．オリゴデンドロサイトとシュワン細胞は，それぞれ中枢および末梢の髄鞘形成細胞である．ミクログリアはほぼ等間隔で脳のいたるところに分布する．上衣細胞は脳の脳室面を被う．参考図書5より

ない．しかし，アストロサイト同士はギャップ結合を介して互いに連絡し，ここを通じて低分子のイオンやセカンドメッセンジャーなどが流れ，情報が素早く伝わる．また，グリア細胞は種々のイオンチャネルや神経伝達物質受容体を発現し，ニューロン活動を感知して細胞内Ca^{2+}濃度を上昇させる．これがグリアのネットワークに広がっていく[19]．

II．アストロサイト（星状膠細胞）

アストロサイトは，さまざまな構造の間に突起を伸ばし，ニューロンやシナプスを被い，血管や脳の表面を包む**グリア境界膜**（glia limitans）を形成する．グリアの中ではもっとも数が多く，星状という名称は，このグリアが多数の突起を周囲に伸ばしていることを反映している（aster = star, cyte = cell）．

ニューロンや他のグリア細胞が虚血時の低酸素や低グルコースに対して脆弱であるのに対して，アストロサイトは虚血に耐性のある脳細胞である．一方で，中枢神経組織傷害に対して強い反応性を示すのも，このグリアであ

る．傷害が起こると，アストロサイトは膨化したり，グリオーシス（グリア瘢痕）を起こす[20]．グリオーシスでは，GFAP（後述）陽性のグリア線維で充満された突起を有するアストロサイトが病巣部を埋め尽くし，軸索の再生を抑制する．

❶ アストロサイトの構造特性

◆ 終足による脳表面と血管の被覆

突起の先端が膨らんで**終足**（endfoot）をつくり，終足同士が連結してグリア境界膜を形成する（図1-14）．このうち，血管周囲のグリア境界膜は**血液脳関門**（blood-brain barrier：**BBB**）の構成要素となり，脳表のグリア境界膜は**髄液脳関門**（CSF-brain barrier）を形成する．

◆ 薄片状突起によるニューロン要素の被覆

特に灰白質のアストロサイトは，路地裏にまで入り込むような薄片状突起（lamellate process）を多数伸ばし，シナプス間隙を閉鎖したり，樹状突起やニューロンの細胞体を取り囲む（図1-15）[21]．

◆ 細胞骨格GFAPの含有

中間径フィラメント（intermediate filament）あるいは**10 nmフィラメント**とよばれる一群の細胞骨格タンパクが存在し，しばしば細胞種特異的な発現特性がみられる．このうち，アストロサイトは大量の**グリア線維性酸性タンパク**（glial fibrillary acidic protein：**GFAP**）を選択的に発現し，この分子の存在はアストロサイトの化学的証明に用いられる．

◆ 豊富なグリコーゲン顆粒

内部に，エネルギーの貯蔵形である**グリコーゲン顆粒**（glycogen particle）を有する．グリコーゲンとは，多数のグルコースがグリコシド結合により重合し枝分かれをした高分子である．

◆ ギャップ結合によるグリアネットワークの形成

ギャップ結合（gap junction）という細胞間の通路によりアストロサイト同士の細胞質が連絡し，ここを低分子のイオンやセカンドメッセンジャーなどが通過する（第2章-2参照）．特に，アストロサイトに機械的刺激やリガンド刺激を与えると，ギャップ結合を介して**Ca²⁺波**（Ca^{2+} wave）がアストロサイトのネットワークを伝って波紋のように広がる．

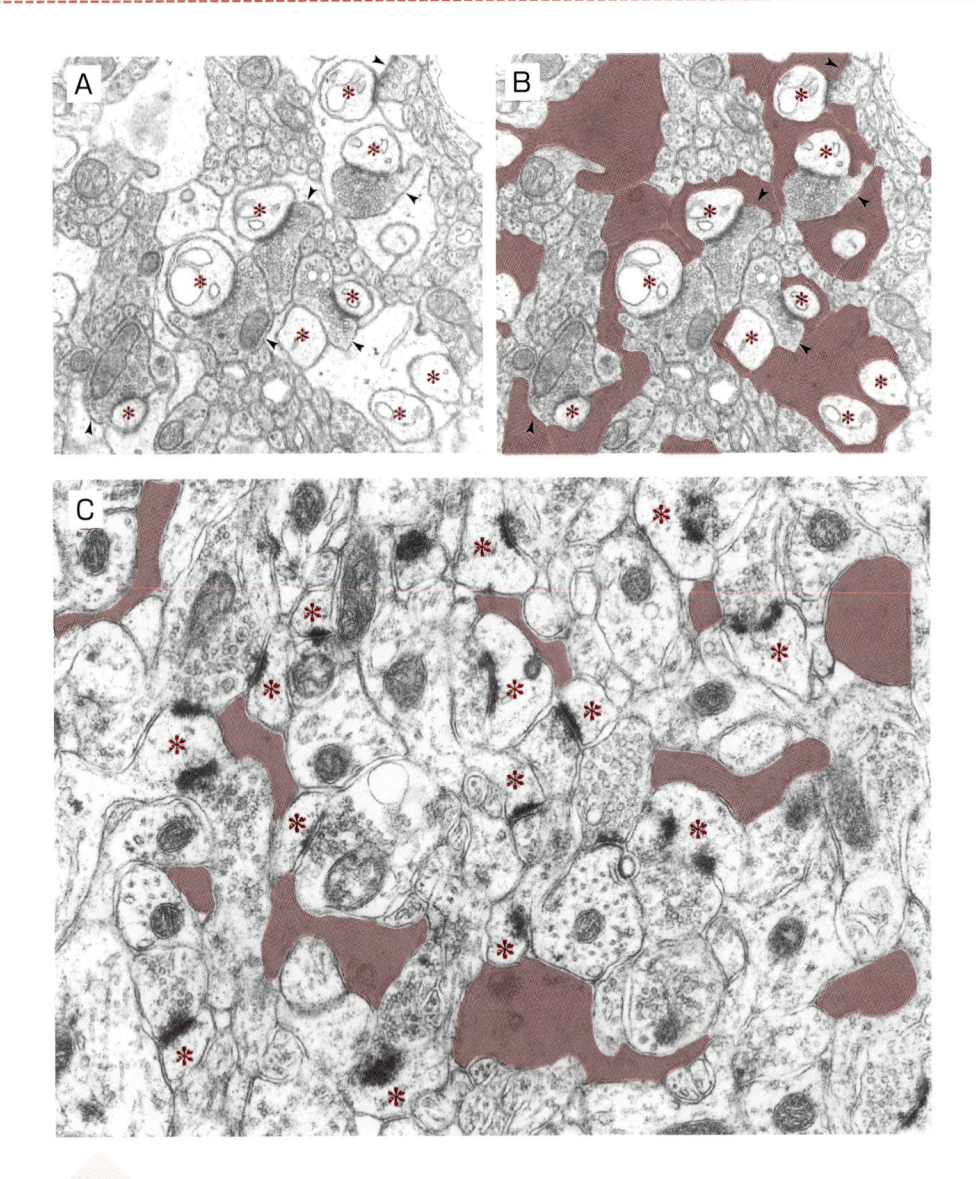

図1-15 アストロサイトによるシナプスの被覆

A）B）小脳分子層．アストロサイトの薄片状突起（着色）は，ポストシナプスとなるプルキンエ細胞のスパインシナプス（＊）を囲み，1つ1つのシナプス間隙をほぼ完全に閉鎖している．神経終末（矢頭）にはシナプス小胞が観察される．C）海馬放射層．アストロサイトの薄片状突起（着色）は，錐体細胞のスパインシナプス（＊）の周囲に散在してシナプス間隙を部分的に閉鎖している．シナプス間隙同士が，グリア突起に隔てられずに連絡している場合も多い．いずれの部位でも，ポストシナプス膜は黒く肥厚しており，シナプス後膜肥厚（PSD）とよばれる

❷ アストロサイトの機能特性

◆ 血管からの栄養素の取り込み

　アストロサイトは，血管周囲のグリア境界膜を介して循環系から最初にグルコースを取り込む脳細胞であり，その貯蔵形であるグリコーゲン顆粒を大量に細胞内にもつ．虚血に際しても，アストロサイトはイオン濃度勾配を保ち，**グルタミン酸興奮毒性**（glutamate excitotoxicity）にも強い抵抗性を示す．

◆ ニューロンの代謝的支援：セリンの合成と供給

　アミノ酸のほとんどは，**解糖系**（glycolytic pathway）や**クエン酸回路**（citric acid cycle，TCA cycle）などのグルコース代謝系の中間体から生合成される（図1-16）．このうち，食物摂取による供給がなくても窒素バランスが崩れないアミノ酸，つまりその必要量を体内で合成供給できるアミノ酸を，非必須アミノ酸（non-essential amino acid）とよぶ．セリンは非必須アミノ酸の1つで，解糖系の中間体3-ホスホグリセリン酸から生合成される．

　古屋らの研究により，培養ニューロンの生存や突起伸展に対してセリンが強い栄養効果を示すこと，アストロサイトを培養しているとセリンが培地中に増加してくること，セリン合成に必要な3-ホスホグリセリン酸脱水素酵素（3PGDH）をアストロサイトが選択的に発現しニューロンには発現しないことなどから，セリン合成とニューロンへの供給がアストロサイトの重要な機能の1つであることを証明した[22)23)]．セリンは，タンパク合成の材料となるだけでなく，ホスファチジルセリンやセラミドなどの生体膜脂質，塩基やヘムの炭素骨格，NMDA受容体のコアゴニストとして機能するD-セリンやグリシンなど，さまざまな生体分子の合成材料として利用される（図1-17）．

　エネルギー損失に脆弱なニューロンにとって，これらの合成が解糖系の中間体の奪取，すなわち代謝的エネルギーの損失という形で起こることはきわめて不利である．神経系の戦略として，周囲のアストロサイトがニューロンの分化と生存に必要なセリンの合成と供給という役割を担ったものと推測される[24)]．

◆ ニューロン・グリア間の代謝的カップリング

● アストロサイトによるグルコース取り込み

　PET（ポジトロン断層撮影法）で脳活動をイメージングすると，活発な活動部位の脳血流量や酸素消費量やグルコース取り込み量が増加する．これらの指標のうち，**グルコース取り込み量の増加**は主にアストロサイトによるも

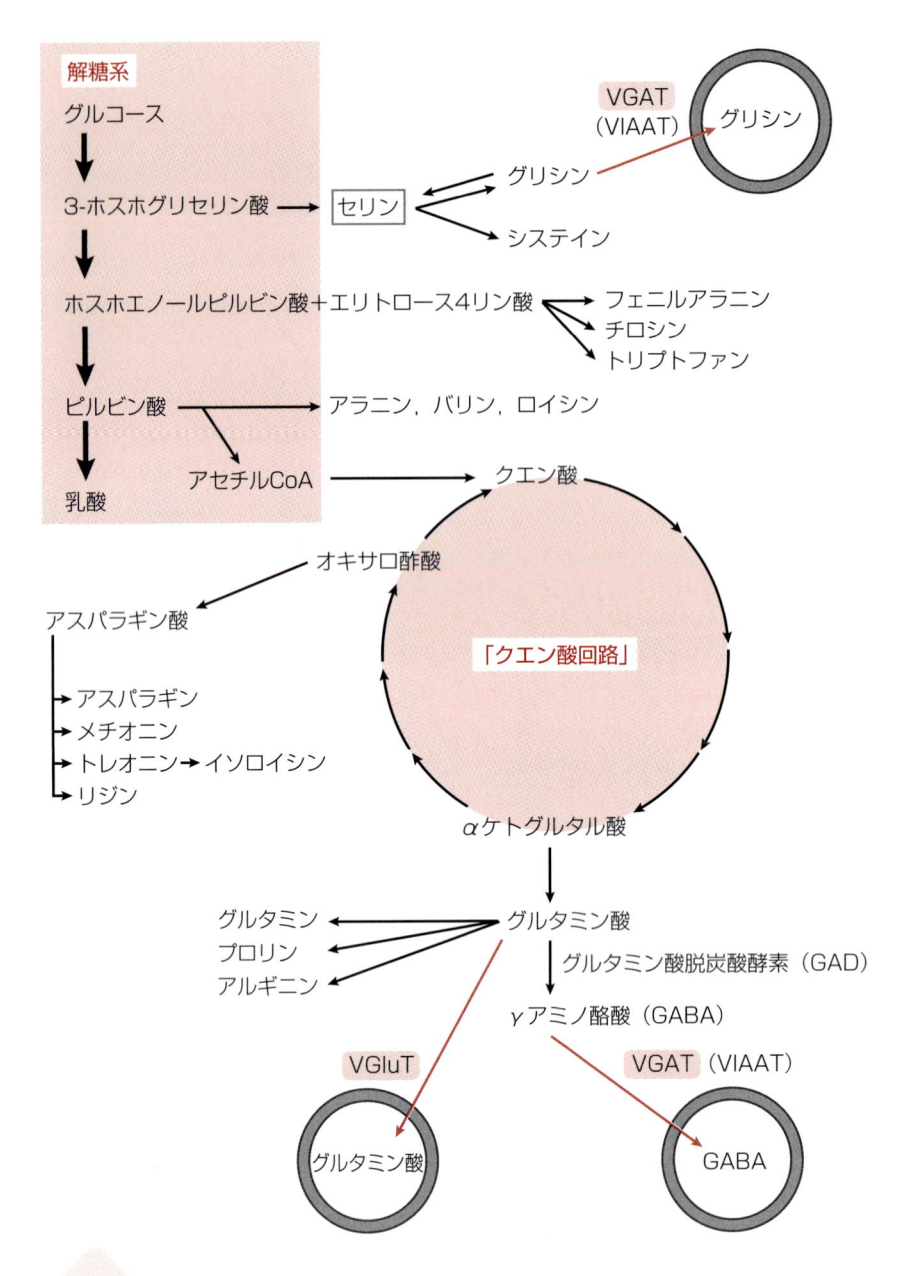

図1-16 糖代謝とアミノ酸合成

グルタミン酸，グリシン，GABAは，他のアミノ酸と同様に解糖系やクエン酸回路の中間代謝物から合成される．小胞膜トランスポーターの機能により，これらのアミノ酸およびその代謝産物はシナプス小胞内に輸送・貯蔵され伝達物質となる．グルタミン酸脱炭酸酵素（GAD）の触媒作用により，グルタミン酸からGABAが合成される

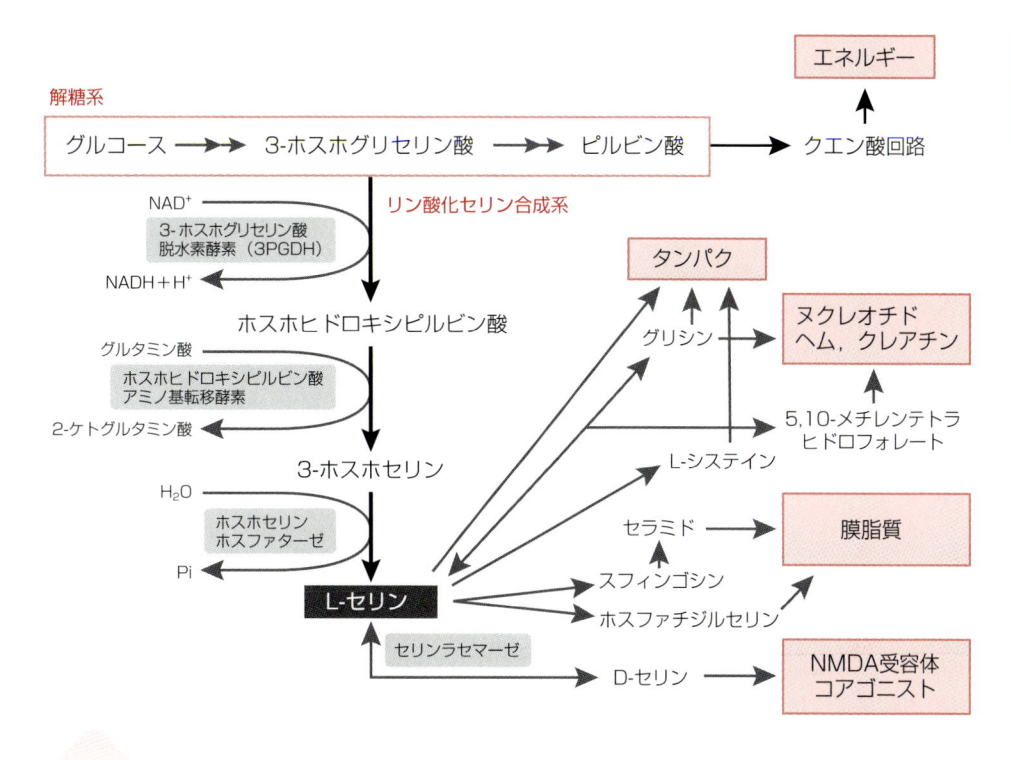

図1-17 解糖系とセリン合成

アミノ酸のセリンは解糖系中間体3-ホスホグリセリン酸から生合成され，タンパク質，核酸，膜脂質などの合成に利用される

のであることがわかってきた．これらの事実に基づき，Magistrettiは図1-18のようなシナプス活動とグリア・ニューロン間の代謝的カップリングを提唱した[25]．

ここでは，グルタミン酸作動性シナプスの活動が亢進すると，アストロサイトの**細胞膜グルタミン酸トランスポーター**がグルタミン酸を取り込む．グルタミン酸の細胞内輸送と一緒に流入するNa^+はアストロサイトのNa^+/K^+-ATPaseを活性化し，これと連動してグルコース取り込みと解糖系が亢進する．産生されたピルビン酸はより安定な乳酸となって，プレシナプスやポストシナプスに供給され，エネルギー基質としてニューロンのシナプス活動を支える．

事実，グルタミン酸トランスポーター欠損マウスでは，ニューロン活動亢進によるグルコース利用と乳酸放出量の増大が抑制された[26]．また，局所における神経活動の上昇は，まずニューロンでの酸化代謝が亢進し，それに引き続いてアストロサイトでの解糖系が亢進することが，NADH蛍光を指標とした研究により明らかにされた[27]．

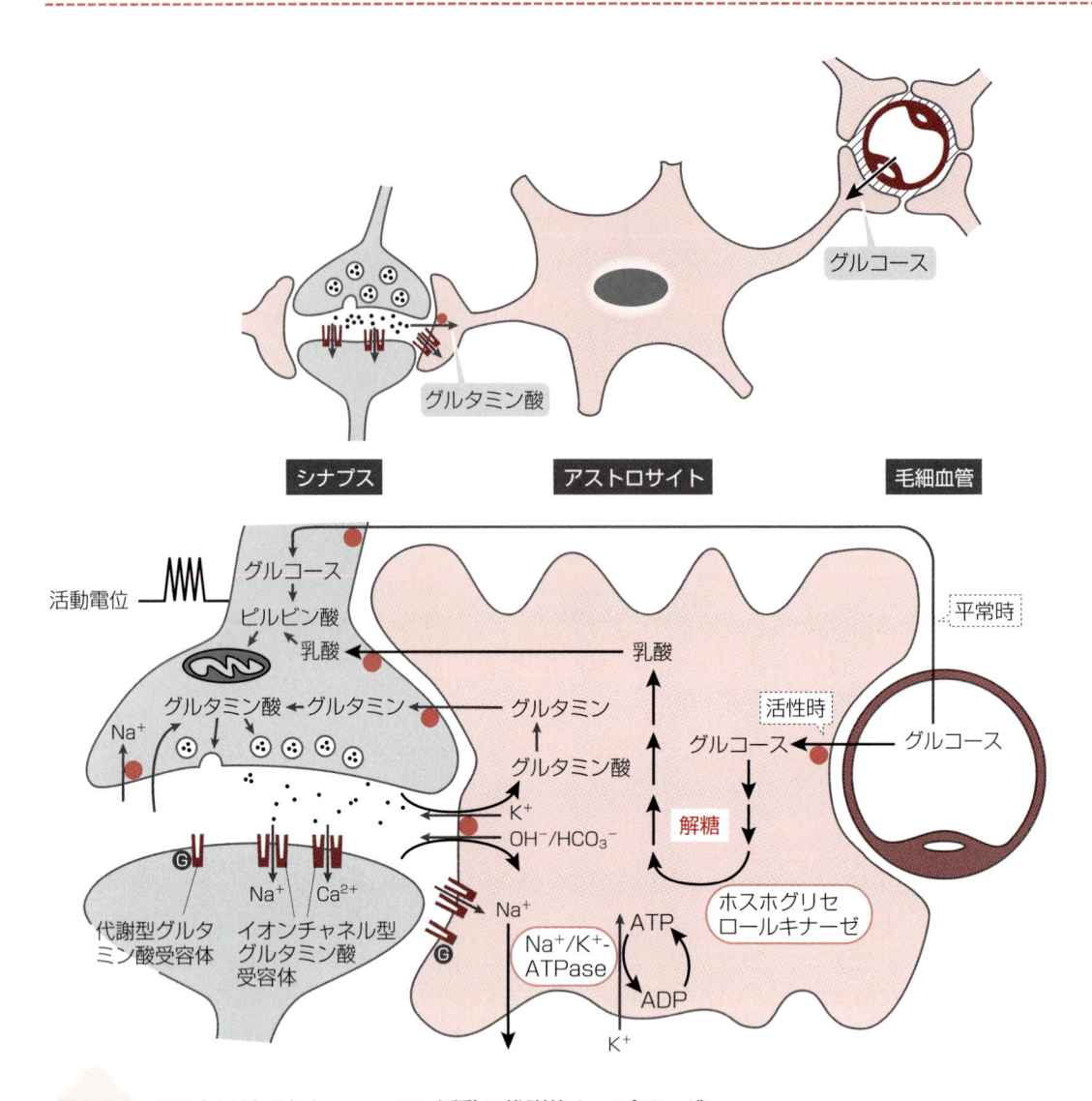

図1-18 アストロサイトとニューロン活動の代謝的カップリング

Magistrettiは，グルタミン酸作動性シナプスとそれを包むアストロサイトの間の代謝的協力関係について，このようなスキームを提唱している．文献25を参照

● 解糖系はアストロサイトが担う

解糖系は，2個のATPを消費することから始まる．解糖系で4個のATPとクエン酸回路で36個のATPが産生されるため，1個のグルコースから差し引き38個のATPが産生される．エネルギー不足に脆弱なニューロンにとって，ATP消費を伴う解糖系をスキップすることは生存戦略上有利であり，このステップをアストロサイトが引き受けたのだろう（図1-19）．そのように考えると，アストロサイトがなぜニューロンと血管の間に位置しているの

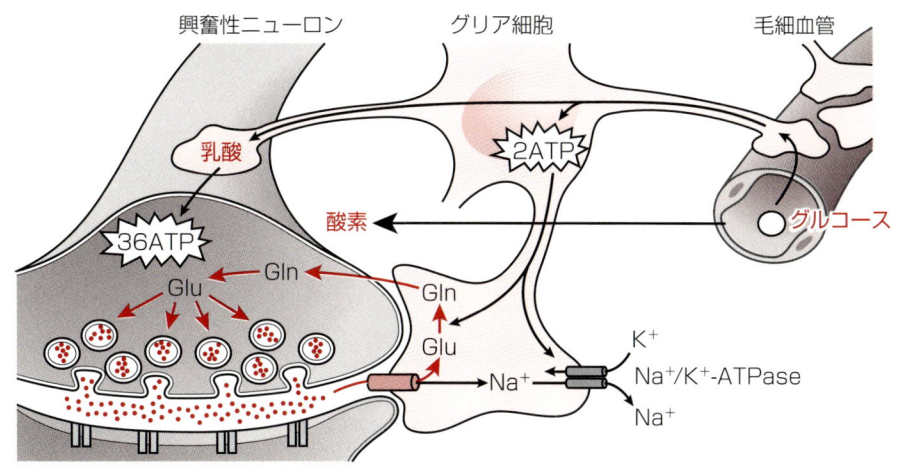

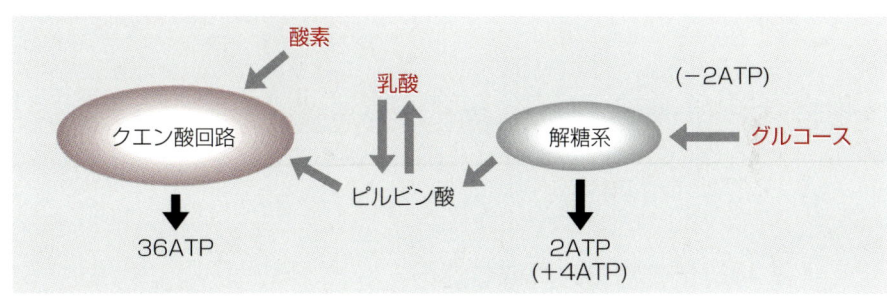

図1-19 解糖系をめぐるニューロン・グリア連関

ニューロンは解糖系をスキップし，アストロサイトがそれを担う生存戦略がとられている．Glu：グルタミン酸，Gln：グルタミン．この図は文献28の論文より

か納得できる．

◆ 細胞外K⁺の緩衝機能

ニューロンの細胞膜は電位依存性イオンチャネルを豊富に発現し，膜電位が$-55 \sim -45$ mVにまで上昇すると活動電位が発生する．ニューロンの活動電位の発生により大量のK⁺が細胞外に流出すると，K⁺濃度勾配の縮小に伴い膜電位も上昇し，ニューロンや軸索の興奮性が高まり，情報伝達の混線も発生しやすくなる．この**K⁺放出の感知**とその取り込みによる**細胞外K⁺の緩衝機能**が，アストロサイトの重要な細胞機能である．アストロサイトの細胞膜はK⁺に対する透過性が高いため，ニューロン活動の亢進による細胞外K⁺濃度変化を細胞膜電位の変化として捉え，それに応じてグリア細胞機能状況を変えている[29]．（図1-20）．

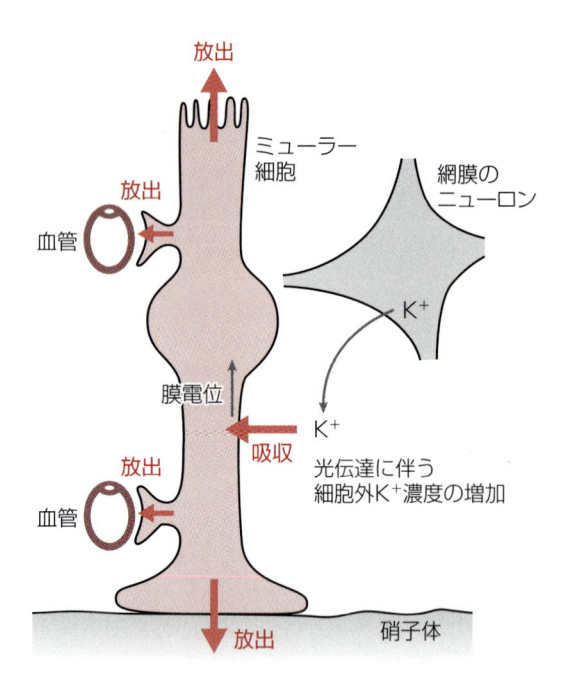

図1-20 網膜グリアによるK⁺の緩衝機能

光伝達など活発なニューロン活動により排出されるK⁺を，網膜のグリア細胞であるミューラー細胞が吸収する．これにより，このグリア細胞は脱分極し，K⁺チャネルの豊富な別の部位（網膜の内外表面および血管周囲の終足）からK⁺を放出する．文献29を参照

◆ 神経伝達物質の再取り込み

シナプスを取り囲むアストロサイトの細胞膜には，グルタミン酸，GABA，グリシンなどに選択的なトランスポーターが発現し，シナプス間隙の神経伝達物質を速やかに除去する（図1-21，表2-5）．さらに，アストロサイトはグルタミン合成酵素（glutamine synthase）も選択的にもち，**グルタミン酸-グルタミンサイクル**（glutamate-glutamine cycle）を形成して，グルタミン酸興奮毒性からニューロンを守っている（図1-21）．

◆ 血管内皮細胞による血液脳関門のバリア機能の誘導維持

後で説明するが，**血液脳関門**のバリア機能は脳の毛細血管内皮細胞の特殊性に由来し，この特殊性はアストロサイトによる誘導であると考えられている．

◆ 脳内の水移動

脳が損傷を受けると，アストロサイトが著明に膨化して**脳浮腫**（brain edema）が発生する．特に脳血管を取り囲む終足の膨化による細胞傷害性浮腫と，血液脳関門の破綻による細胞間隙への水分貯留で起こる血管因性浮腫が，この病態の原因となる．脳浮腫が起きて頭蓋内圧が亢進すると，脳幹が下方に圧迫されて呼吸停止となる．

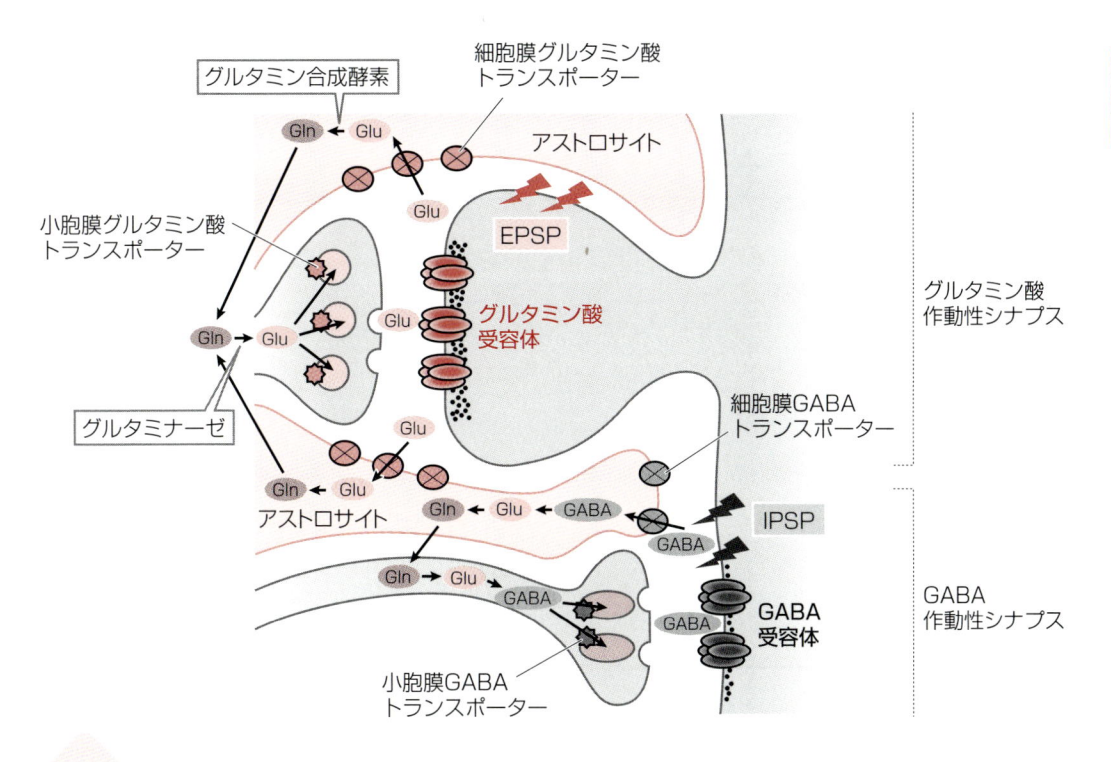

図1-21 神経伝達物質の再取り込みとリサイクル

それぞれの伝達物質には，小胞膜トランスポーター，受容体，細胞膜トランスポーターが整合的かつ集約的に配置している．グルタミン酸作動性シナプスは，アストロサイトによるグルタミン酸の取り込みとグルタミンへの変換により，グルタミン酸-グルタミンサイクルを形成している．上がグルタミン酸作動性シナプス，下がGABA作動性シナプスを示す

　血管や軟膜に向かうアストロサイトの細胞膜には，膜内粒子が規則正しく配列し，これが水の輸送にかかわる**アクアポリン4**（aquaporin-4：AQP4）である．この水チャネルは，病態時に著明な膨化を示すアストロサイトの終足に豊富である[30]．また，この遺伝子を欠失するノックアウトマウスでは，細胞傷害性浮腫モデル（急性水中毒）と血管因性浮腫モデル（中大脳動脈結紮）において，浮腫形成が軽減する[31]．このため，アクアポリン4を分子標的とした治療薬や治療法の開発が期待されている．

❸ アストロサイトの分類

　形態学的に，アストロサイトは2つのサブグループに分類される（図1-22）．**線維性アストロサイト**（fibrous astrocyte）は，フィラメントに富み白質に多いタイプである．**原形質性アストロサイト**（protoplasmic astrocyte）はフィラメントに乏しく，主に灰白質に分布し，ニューロンの細胞体，樹状突起，シナプスを包んでいる．どちらも，一方では血管と接触し，

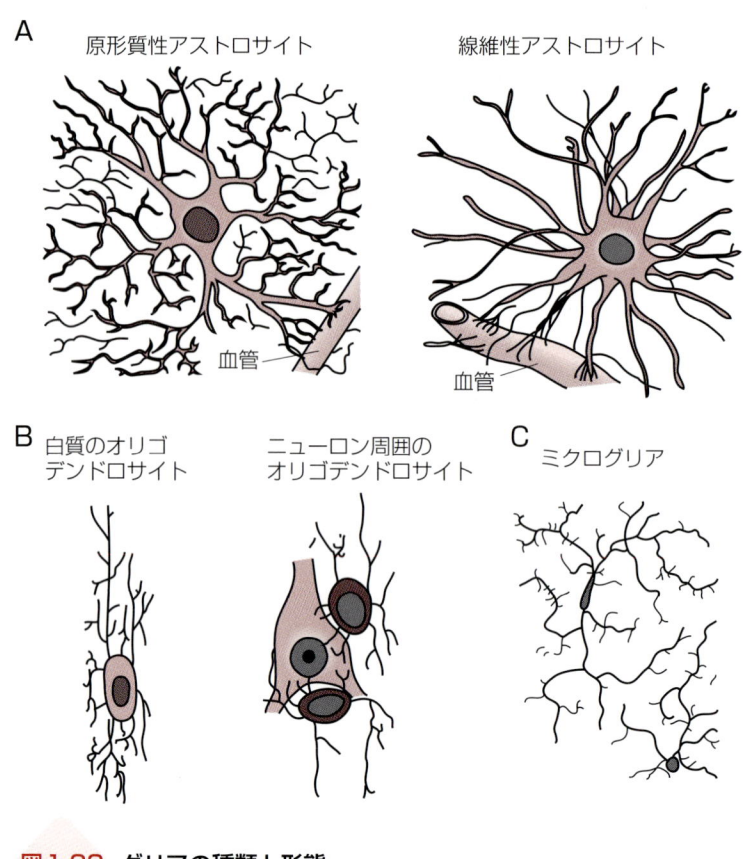

図1-22 グリアの種類と形態

A）アストロサイト．原形質性アストロサイトは灰白質に多く，線維性アストロサイトは白質に多いタイプである．B）オリゴデンドロサイトにも，白質で髄鞘形成にかかわるものと，灰白質でニューロン細胞体周囲の髄鞘非形成性のものがある．C）ミクログリアは，枝分かれした細長い細胞突起を周囲に伸ばしている．参考図書6より

他方ではニューロンと接触している．

Ⅲ．オリゴデンドロサイト（希突起膠細胞）

オリゴデンドロサイトは，中枢神経系における**髄鞘**（ミエリン：myelin）**形成細胞**で，末梢では**シュワン細胞**が髄鞘を形成する（図1-12A）．オリゴデンドロサイトという名称は，突起が少ない（オリゴ）という形態的特徴から，スペインの学者Del Rio Hortegaにより名付けられた．現在では，1個のオリゴデンドロサイトが多数の突起をもち，30〜50本の神経線維に対して数多くの髄鞘を形成することがわかっている．髄鞘をもつ有髄線維では**跳躍伝導**（saltatory conduction）となって伝導速度が速くなり，直径20 μm

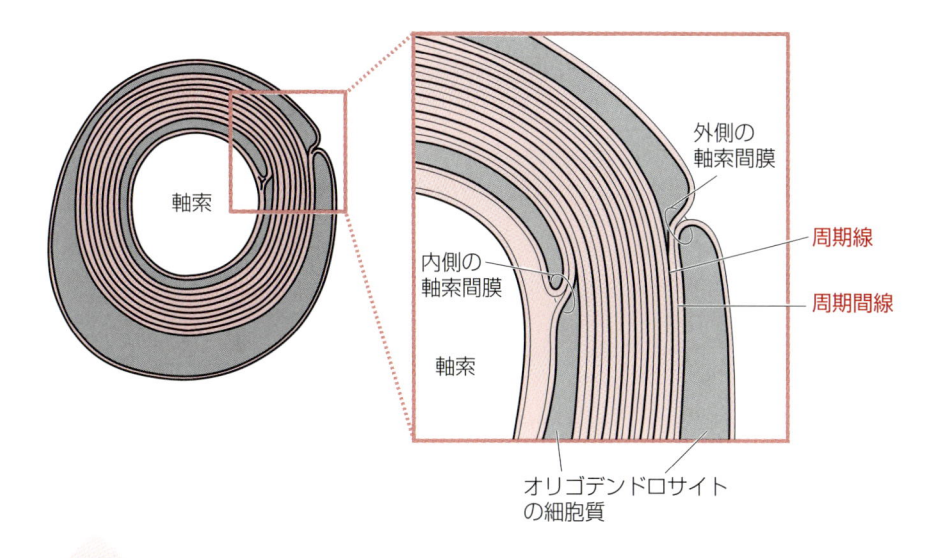

4 ニューロンを支える脳の支持細胞

図1-23 髄鞘の構造

髄鞘の巻き始め（内側の軸索間膜のある部分）と巻き終わり（外側の軸索間膜）の間の部分は，緻密な髄鞘（コンパクトミエリン）を形成する．ここでは，細胞質が絞り出されて細胞膜の内葉同士が癒合した周期線と，細胞外空間が消失して細胞膜の外葉同士が癒合した周期間線が交互に現れる．参考図書4より

の軸索では120 m/秒にもなる．

❶ オリゴデンドロサイトによる髄鞘の構造

髄鞘は，物質移動の通路となる一部の細胞質を残しただけの薄い細胞シートを何重にもす巻きにしてできる構造である．髄鞘は，内部の細胞質と細胞外空間のほとんどが絞り出され，細胞膜の内葉同士や外葉同士が密着している．その結果，内葉同士が癒合して太い**周期線**（major dense line）となり，外葉同士が癒合して細い**周期間線**（interperiod line）となる（図1-23）．髄鞘の厚さは軸索の太さと正の相関性があり，同一のオリゴデンドロサイトのつくり出す髄鞘であっても太い軸索にはより厚い髄鞘を巻く．髄鞘の脂質含有率は70％と高く，電気的絶縁効果を高めている．残る30％がタンパクであり，中枢と末梢では主要な髄鞘タンパクの種類や髄鞘のつくり方が異なる（表1-3）．

❷ オリゴデンドロサイトの種類

オリゴデンドロサイトの多くは，白質を中心に分布する髄鞘形成細胞である．一部は灰白質の髄鞘非形成性細胞として，ニューロン周囲の**衛星細胞**や**血管周囲の細胞**としても存在することが知られている（図1-22B）．その機

表1-3　髄鞘とランビエ絞輪

	中枢神経系	末梢神経系
髄鞘を形成する細胞	オリゴデンドロサイト	シュワン細胞
1個の髄鞘形成細胞がつくる髄鞘の数	複数	1個
髄鞘タンパク	MBP，PLP，MAG	P0，P2，MBP，MAG
シュワン鞘の有無	なし	あり
髄鞘を被う基底膜の有無	なし	あり
ランビエ絞輪を被う構造	アストロサイトの突起	シュワン細胞の突起
髄鞘形成における軸索の必要性	軸索なしでも形成	軸索の存在が必要

能は不明であるが，アストロサイトと同様にセリン合成酵素や，細胞内代謝エネルギーを高エネルギーリン酸結合の形で貯蔵するクレアチンの合成酵素を発現していることから，アストロサイトのようなニューロン代謝の支持機能を果たしている可能性が高い[23) 32)]．

IV．ミクログリア（小膠細胞）

❶ ミクログリアの分類

発見者の名にちなんで，**オルテガ（Hortega）細胞**ともよばれる．全グリアの10〜20％を占める．単球系細胞に由来する外来性グリアで，損傷に際して活性化する脳内の免疫系細胞と考えられている．このため，ミクログリアの細胞マーカーのほとんどはマクロファージのそれと共通している．**休止ミクログリア（resting microglia）**は，枝分かれする細長い突起を数本有し，おおよそ50 μmのテリトリーを占めるように灰白質と白質とを問わずほぼ等間隔に分布する（図1-22C，巻頭カラー図5A）．血管内皮を取り囲むものは細長い形態をとり，**血管周囲ミクログリア**とよばれる．

❷ 神経損傷後のミクログリアの反応

運動神経切断や脳の局所凍結などの**神経損傷実験**が，ミクログリアの損傷反応を調べるために行われる．神経切断後3〜4日の間に，損傷ニューロン周囲にミクログリアが遊走し，増殖し，種々の遺伝子発現増強が起こり，**活性型ミクログリア（activated microglia）**となる（巻頭カラー図5B〜E，図1-24）．切断4日目以降，活性型ミクログリアは損傷ニューロンの細胞体を取り囲み，シナプスを外す**シナプス離解（synapse stripping）**を起こす．損傷ニューロンが変性に陥ると，**貪食ミクログリア（phagocytic microglia）**へと変化し貪食能を現す[33)]．

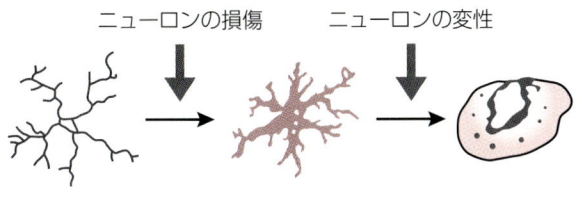

分枝型 (ramified) → 活性型 (activated) → 貪食型 (phagocytic)

ニューロンの損傷 → ニューロンの変性 →

図1-24 ミクログリアの活性化
ニューロンの損傷によりミクログリアは活性化し，ニューロンの変性によりこれを貪食する

神経損傷において，アストロサイトはGFAP強陽性となり，突起の形状も変化し，**反応性アストロサイト**（reactive astrocyte）とよばれるようになる．しかし，放射性チミジンを用いた研究から，神経損傷に際して分裂増殖するのはミクログリアだけで，アストロサイトはそうではない[34]．

V．その他のグリア細胞

❶ 上衣細胞

脳室（ventricle）の内面を被うグリア細胞で，単層立方もしくは単層円柱上皮をつくる細胞である．上衣細胞（ependymal cell）は脳脊髄液と接する面に線毛を有し，動毛として脳脊髄液の輸送にかかわるといわれているが，その循環にどれほど寄与しているかは不明である．

この細胞は，**脈絡叢**（choroid plexus）では**脈絡叢上皮細胞**とよばれるようになる．脈絡叢は，側脳室，第3脳室，第4脳室（図1-31参照）の内腔に突出した組織で，**脳脊髄液の産生**を行う．この組織は，軟膜と毛細血管叢からなる組織複合体を，脈絡叢上皮細胞が完全に被ったものである（図1-25A）．したがって，脳脊髄液が毛細血管と直接触れることはない．上皮細胞同士は接着装置によりタイトに結合し，物質の通過はかなり妨げられている．これに対して，上皮細胞の脳室面では多数の微絨毛が**刷子縁**（brush border）を形成し，細胞内部には多数の**飲小胞**が存在することから，上皮細胞の内部が物質通過の通路となっている．一方，脳実質の毛細血管とは異なり脈絡叢の毛細血管は**有窓型**で，タイトジャンクションによる細胞間の接着もゆるい（図1-25B）．これらの点から，脈絡叢における血液髄液関門の本体は脈絡叢上皮細胞であると考えられている．

❷ 神経堤由来の末梢性グリア細胞

神経堤（neural crest）に起源をもち末梢神経系に分布するグリア細胞として，神経節ニューロンを取り囲む衛星細胞，末梢神経の軸索を包むシュワ

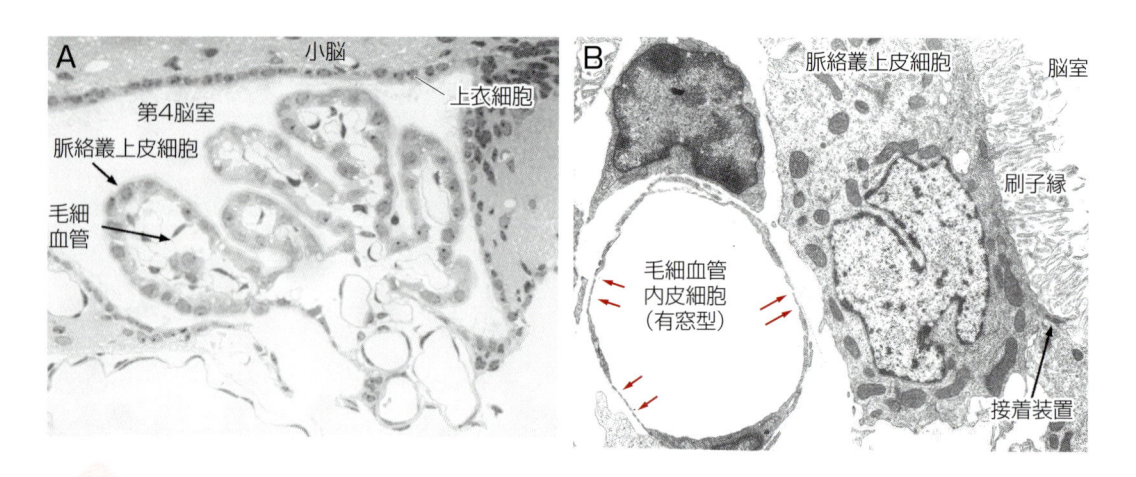

図1-25 脈絡叢

A）光顕像．脈絡叢上皮細胞は脳室と血管の間にシート状に区画し，後者を取り囲んでいる．B）電顕像．脳室側の上皮細胞には，刷子縁と細胞接着装置が発達している．毛細血管には多数の窓が観察される（色矢印）．写真は，境 和久氏の提供による

ン細胞，末梢神経の終末領域に存在する終末グリアの3種が区別される．

◆ シュワン細胞

シュワン細胞（Schwann cell）は1個の髄鞘のみをつくり，その表層部にシュワン細胞の核と核周囲部からなる**シュワン鞘**（Schwann sheath）を置く（図1-12, 表1-3）．この細胞の増殖や，髄鞘タンパクの発現，髄鞘形成には，**軸索の存在**が必要である．また発生や再生の過程において，髄鞘形成を開始すると分裂能を失う．さらに，軸索の直径が1 μm以下の線維では，シュワン細胞は髄鞘を形成せず，それ以上太くなると有髄化し，髄鞘の層板数は太さに比例して増加する．

一方，シュワン細胞の髄鞘は基底膜により被われ，そこに含まれる細胞外基質（ラミニン，ヘパラン硫酸プロテオグリカン，コラーゲンなど）はシュワン細胞が合成したものと考えられている．また，正常発生や再生において，シュワン細胞は**神経成長因子やサイトカインを産生**し，軸索伸長を促進していると考えられる．これらの事実は，末梢神経系では**軸索とシュワン細胞が相互に誘導的役割**を果たしていることを示している．

◆ 衛星細胞

衛星細胞（satellite cell）は髄鞘形成を行わない末梢グリアで，その機能的意義は不明である．しかし，神経節ニューロンもセリン合成酵素を発現せ

ず，衛星細胞が高いレベルで発現していることから，中枢神経系のアストロサイトと同様に，緊密な構造的関係を基盤にニューロンの代謝や機能を支えていると思われる[35]．

◆ 終末グリア

神経終末は，髄鞘を欠くシュワン細胞の突起により包まれる．終末領域に分布するシュワン細胞のことを**終末グリア**とよぶ．特に，顔面の洞毛（whisker）や歯根膜（periodontal membrane）など，識別性の高い触覚装置には，特徴的な形態をもつ終末グリアが認められる[36][37]．これらのグリアは，機械的な接触や圧力によって生じる力学的変化を効果的に捉え，それを神経終末に伝えている（図6-7参照）．

❸ 嗅神経被覆グリア

嗅細胞（olfactory cell）は，嗅覚系の感覚細胞であると同時に，その情報を嗅球に伝えるニューロンでもある．約1カ月の寿命を終えると変性し，その深部から新たな嗅細胞が再生し，このサイクルを終生繰り返す．**嗅神経**（olfactory nerve）は嗅細胞から出る無髄の軸索で，再生するたびに嗅神経は嗅粘膜から特定の嗅球糸球体へ向かって伸長し，シナプスを形成する．嗅神経は数十本が集まって神経束をつくるが，これを包むグリア細胞はシュワン細胞ではなく，**嗅神経被覆グリア**（olfactory ensheathing glia）である．末梢から嗅球に入った後もこのグリアによる被覆は続き，嗅神経がアストロサイトやオリゴデンドロサイトなどの中枢グリアと接触することはない．すなわち，嗅球の表面は，アストロサイトがつくるグリア境界膜により被われていない例外的な中枢神経部位となっている（図1-26）[38]．

この特殊なグリアは，嗅細胞と同様に，表皮外胚葉の肥厚である**嗅板**（olfactory placode）に起源する．また，シュワン細胞のように表面に基底膜をつくることもない．中枢神経系では軸索の再生能に乏しいが，損傷脊髄に嗅神経被覆グリアを移植すると著明な再生促進効果を示す[39]．

❹ NG2陽性グリア

NG2はコンドロイチンプロテオグリカンの1つで，中枢神経系においてこれを発現するグリア細胞を**NG2陽性グリア**（NG2-positive glia）という．当初，このグリアは**オリゴデンドロサイト前駆細胞**（oligodendrocyte precursor cell：OPC）と考えられてきた．しかし，NG2陽性グリアに関する以下のようなユニークな細胞特性が報告されている．

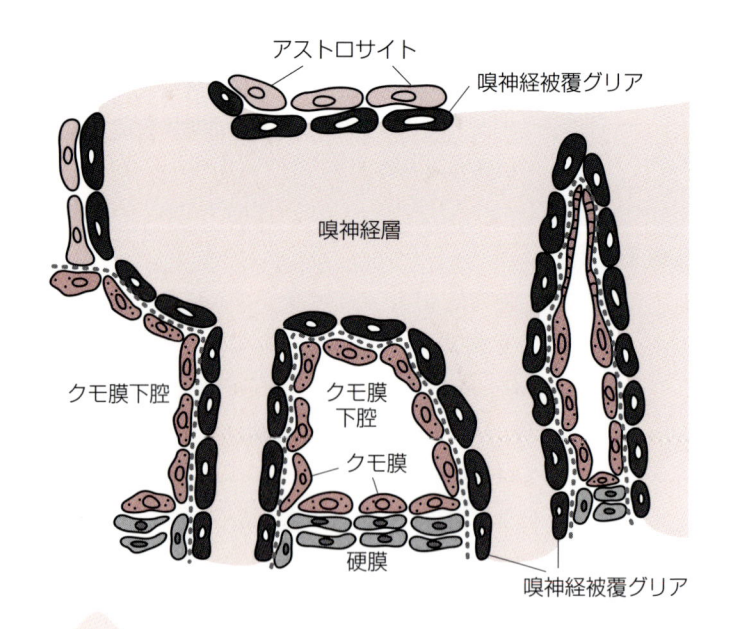

図1-26 嗅神経と嗅神経被覆グリア

嗅球における中枢と末梢の境界領域の模式図．嗅神経は，嗅球内においても嗅板由来の嗅神経被覆グリアに囲まれ，アストロサイトとは接しない．このグリアは神経再生を促進する作用があり，注目されている．文献38を参照

　このグリアは，発達段階から成熟期に至るまである一定の細胞密度で脳に存在している．オリゴデンドロサイト前駆細胞の特異的抗原であるCD9をマーカーとして追求すると，新生仔期ではNG2陽性グリアはCD9陽性のオリゴデンドロサイト前駆細胞とCD9陰性の細胞（synatocyte）から構成され，発達とともにほとんど後者により占められるようになる[40]．生後早期の脳からNG2陽性グリアを単離しニューロスフェア法により培養すると，ここにNeuN陽性のニューロン，GFAP陽性のアストロサイト，O4陽性のオリゴデンドロサイトが分化してくる[41]．この事実から，生後のNG2陽性細胞は多分化能を有する中枢神経系の前駆細胞であり，成体においてニューロン新生を提供する細胞であるという仮説が登場している．

　一方，成体海馬において，NG2陽性細胞はシャーファー側枝との間にグルタミン酸作動性の対称性シナプスを形成し，Ca^{2+}透過型のAMPA受容体を発現している[42]．

Ⅵ. 脳の血管による支持

体重の約2％の重量を占める脳は，全エネルギーの約20％を消費している．特に，ニューロンは代謝的に活発な細胞であり，そのエネルギー源となるグルコースと酸素の欠乏（hypoglycemiaとhypoxyia）に対してきわめて脆弱な細胞である．特に，海馬（記憶）や小脳（運動学習）や網膜（視覚）では，短時間の虚血であっても細胞死が起こりやすい．

❶ 脳の動脈

脳の動脈血は，**内頸動脈**（internal carotid artery）と**椎骨動脈**（vertebral artery）という2系統の動脈から供給される（図1-27A）．ヒトで85％を占める終脳への血液供給は，この2つの動脈から出る枝，すなわち脳表面に沿って走行する**皮質枝**と，脳の深部（大脳基底核，間脳，内包）や脳脊髄液を産生する脈絡叢に分布する**中心枝**により行われる．分岐を繰り返して最終的には脳全体に分布する．動脈が詰まる**脳梗塞**（infarction）や破れる**脳出血**（hemorrhage）が起こると，その先の血流が途絶えその部分が果たしていた脳機能が失われる．

◆ 内頸動脈

内頸動脈は脳の**前方循環**を担う．この動脈は，頭蓋内に入り硬膜を貫いて脳下面に到達すると，**前大脳動脈**（anterior cerebral artery；前頭葉と頭頂葉の内側部に分布）と**中大脳動脈**（middle cerebral artery；前頭葉と頭頂葉と側頭葉の外側部，線条体，内包）に分かれる．

◆ 椎骨動脈

椎骨動脈は脳の**後方循環**を担う．この動脈は頸椎の横突孔を上行して第1頸椎（環椎）と後頭骨の間から頭蓋内に入る．間もなく左右の椎骨動脈は合体して**脳底動脈**（basilar artery）となる．脳底動脈はやがてT字型に2分して**後大脳動脈**（posterior cerebral artery；後頭葉と側頭葉下面，視床，中脳）となる．椎骨動脈と脳底動脈からは，脊髄や脳幹や小脳に向かう枝（前脊髄動脈，後下小脳動脈，前下小脳動脈，上小脳動脈，橋枝）も出る．脳幹は生命機能に直結しているため，細くてもこれらの動脈に梗塞や出血が起こると即死する場合もある．

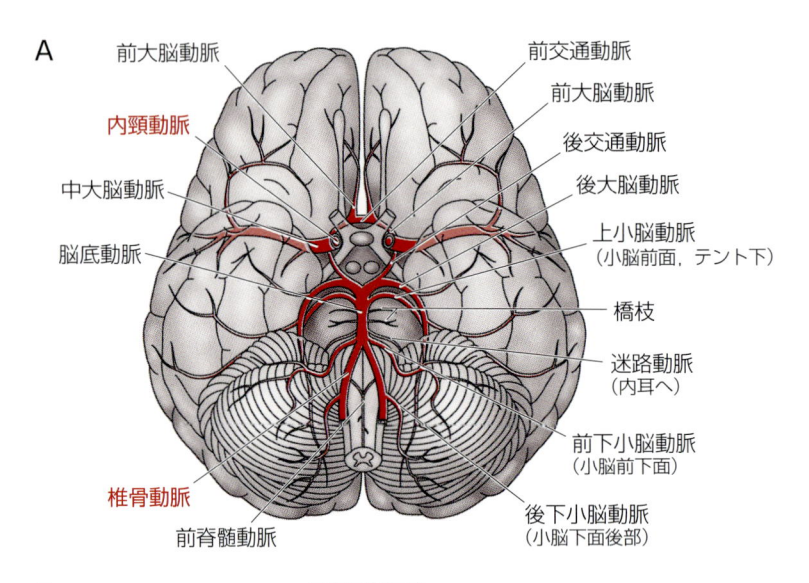

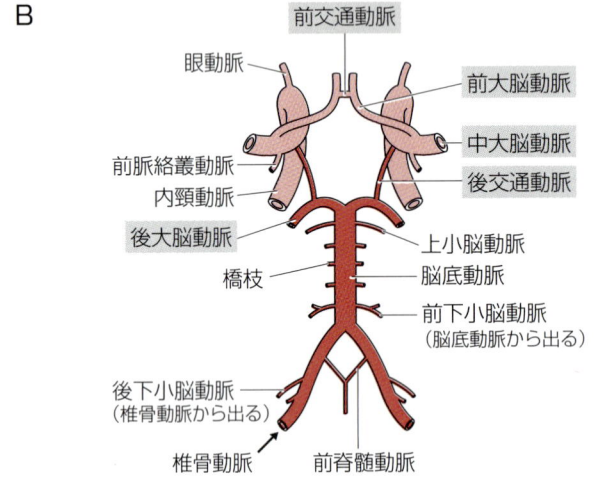

図1-27 脳の動脈：内頸動脈と椎骨動脈

A）脳の底面に分布する動脈．参考図書7より．
B）ウイリスの大脳動脈輪をつくる動脈を□で囲む．■は椎骨動脈に由来する動脈，□は内頸動脈に由来する動脈を示す．参考図書8より

◆ ウイリスの大脳動脈輪

　左右の前大脳動脈は**前交通動脈**（anterior communicating artery）で結ばれ，中大脳動脈と後大脳動脈は**後交通動脈**（posterior communicating artery）で結ばれる．これにより，脳底部には**ウイリスの大脳動脈輪**（cerebral arterial circle of Willis）が形成される（図1-27B）．動脈輪より心臓側の1カ所で起こった動脈閉塞では，この動脈輪が側副路として機能して血流を確保するといわれている．しかし，交通動脈の太さは個人により大きく違い，同じヒトであっても左右差も大きい．大脳動脈輪による代償機能の良し悪しは，このような交通動脈の太さと関係すると思われる．

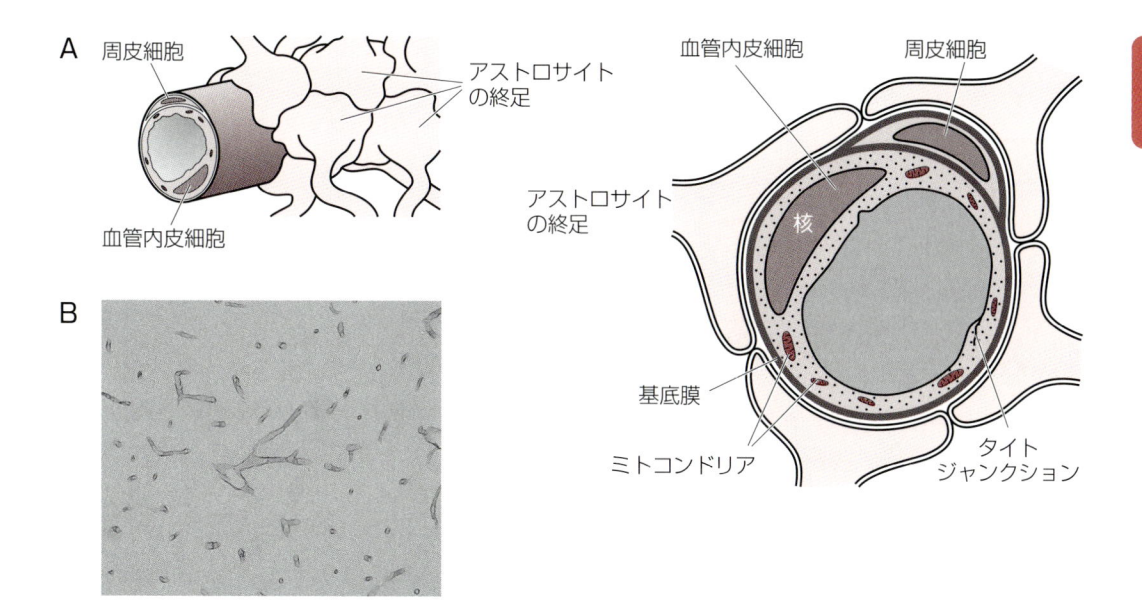

4 ニューロンを支える脳の支持細胞

図1-28 血液脳関門

A）中枢神経系内部の液性環境におけるホメオスターシスの維持装置の1つが，選択的透過性を有する血液脳関門である．脳の毛細血管は窓なし型で，内皮細胞同士はタイトジャンクションにより密着しており，この関門機能を果たす構造となる．B）血管内皮の細胞膜には種々のトランスポーター（写真はグルコーストランスポーターglut1）が選択的輸送に関与している

❷ 脳の毛細血管：血液脳関門

生体染色色素であるトリパンブルーを動物の血管や腹腔に投与すると，内臓などは真っ青になるのに，脳と脊髄はほとんど染色されない．この実験が，**血液脳関門**（blood-brain barrier）の概念の始まりとなった．

◆ 血液脳関門の構造

脳の毛細血管は，構造的には窓なし型の**毛細血管内皮細胞**（capillary endothelial cell），**基底膜**（basal lamina），**グリア境界膜（アストロサイト）** の3者からなり，ときおり**周皮細胞**（pericyte）がその間に介在する（図1-28A）．現在，血液脳関門の機能的実体は，毛細血管の特殊な構造と機能であることがわかっている．

◆ バリア機能の本体は毛細血管内皮細胞

脳の毛細血管は，1個の内皮細胞が完全に全周を取り巻いたり，複数の内皮細胞が連結して取り巻いている場合もある．いずれにせよ，接触する内皮細胞同士は**タイトジャンクション**（tight junction）で密着している．この

接着装置は，堤防を築くように密着させ，細胞間隙の物質透過を許さない．また，内皮細胞の細胞質にはほとんど**飲小胞**（pinocytic vesicle）が認められない．そのかわり，内皮細胞には種々の**トランスポーター**が発現し，選択的な物質輸送システムをつくり上げている[43)44)]（**図1-28B**）．このため，循環血液中のグルコースやアミノ酸など多くの栄養物質は，血管内皮の細胞間隙を透過することはなく，内皮細胞膜上のトランスポーター輸送系を介して内皮細胞の中に選択的に取り込まれ，脳実質へと運ばれる．

◆ アストロサイトによる内皮細胞のバリア機能誘導

これに対して，血管を取り囲むアストロサイト終足間にタイトジャンクションはない．また，アストロサイトによる毛細血管の被いは，毛細血管表面の80～90％と不完全であり[45)]，トレーサーがいったん血管周囲に出てしまうと容易に脳実質内に拡散することから，グリア境界膜が関門としての機能を発揮することはない．それでは，一体何のために血管周囲にグリア境界膜が形成されているのか？

培養細胞の研究から，アストロサイトが脳の毛細血管内皮細胞に対してタイトジャンクションの形成を誘導する．また，アストロサイトの培養に脳の毛細血管内皮が共存するとグリア境界膜の構築が促進される[46)]．両者の相互作用が正常な血液脳関門の構築と維持にとって重要であることを示している．

◆ 脳室周囲器官

一方，脳室の周囲には生体色素により染色される，つまり血液脳関門を欠く脳領域も存在し，**脳室周囲器官**（periventricular organ）という名称が与えられた（**図1-29**）．脳室周囲器官には，**脳弓下器官**，**終板血管器官**，**正中隆起**，**神経性下垂体**，**松果体**，**交連下器官**，**最後野**が含まれる．最後野以外は，間脳に関連し正中面に存在する不対の構造である．これらの構造の多くは，血管が豊富で**有窓型毛細血管**（fenestrated capillary）を含み，西洋ワサビペルオキシダーゼやペプチドなどに透過性を有している．血管透過性に富む脳室周囲器官は，血液に含まれるグルコース濃度，浸透圧，有害物質などの液性情報を感知して，中枢性の制御にかかわっていると考えられている．

● Na^+ 濃度の調節

体液中のNa^+濃度は約145 mMに厳密に保たれている．この調節に，Na^+濃度が上昇した際（>150 mM）に開くNa_xチャネルがかかわっている[47)]．このチャネルは脳室周囲器官のアストロサイトや上衣細胞に発現し，Na^+濃度の上昇を感知すると「Na^+流入→Na^+/K^+-ATPase活性化→グルコース

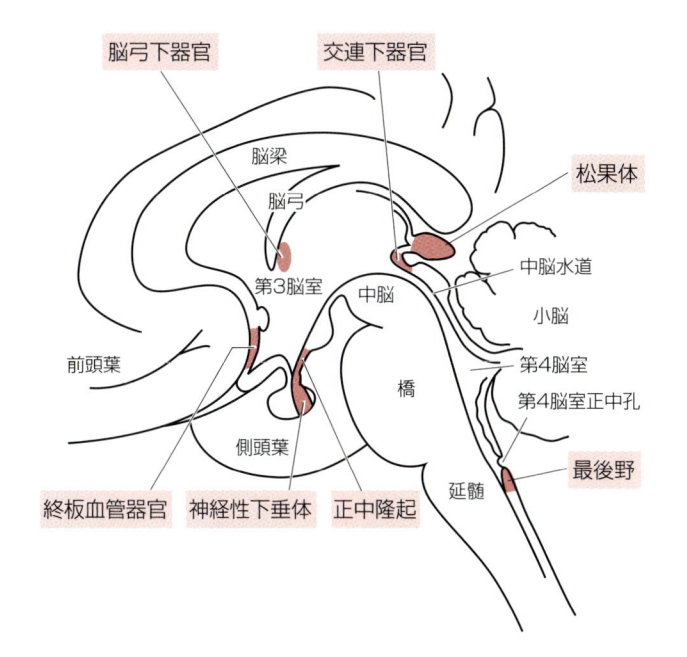

4 ニューロンを支える脳の支持細胞

図1-29 脳室周囲器官

脳室系の正中面上には，血液脳関門を欠く特殊な部位があり，まとめて脳室周囲器官とよぶ．ここは，ホルモンやペプチド，アミン，タンパクなどを感知する部位と考えられている．最後野は，ジギタリスやアポモルフィンなど嘔吐を誘発する化学受容部位と考えられている．参考図書9より

の取り込みと解糖系の亢進→乳酸の放出」という，あの一連のグリア・ニューロン間の代謝的カップリングが回転し始める．この乳酸が近隣のGABAニューロン活動を活発にして，喉の乾きを覚えて飲水行動を促進し，体液のNa$^+$濃度を低下させる．

❸ 脳の静脈

脳を環流した静脈血は，硬膜内部を走る**硬膜静脈洞**（dural sinus）に集まる（図1-30）．さらに，脳室内にある脈絡叢が産生した脳脊髄液も硬膜静脈洞に集まり，体循環へと戻される．硬膜は頭蓋骨に密着しているため，頭蓋骨折などに伴ってこの静脈洞が破れ，頭蓋骨と硬膜の間に静脈性の出血（急性硬膜外血腫）が起こる．動脈性の出血とは違って，1〜2日かけてゆっくりと意識障害が現れ，脳幹が圧迫されるようになると呼吸停止が起こって死に至る．

VII. 髄膜

脳と脊髄は3種の**髄膜**（meninges）に包まれている（図1-30）．

❶ 硬膜

硬膜（dura mater）は頑強な髄膜で，外側では頭蓋骨や椎骨と密着して

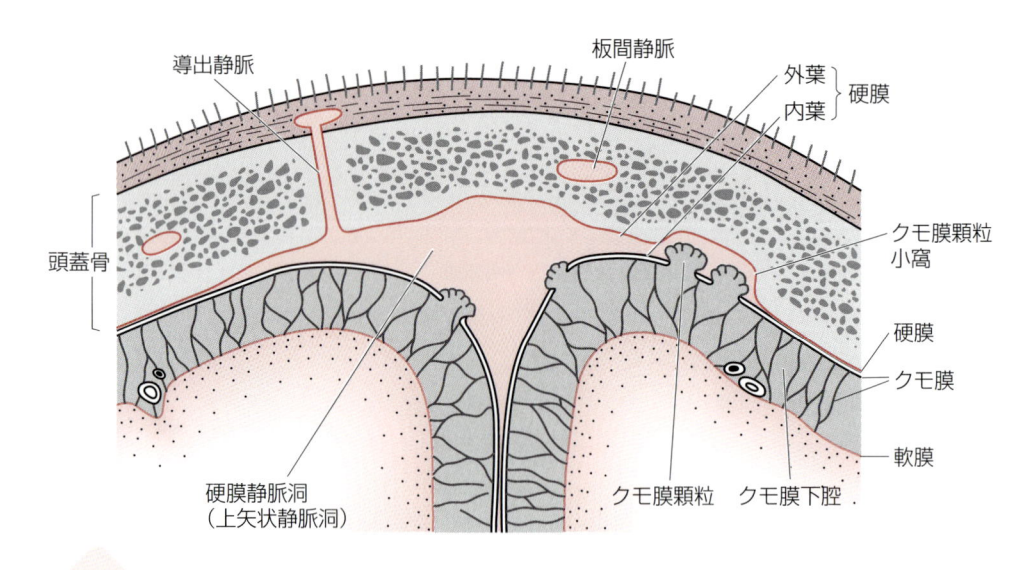

図1-30 脳の髄膜：硬膜，クモ膜，軟膜

脳の硬膜は丈夫な分厚い髄膜で，内部を静脈洞が走るところで外葉と内葉に分かれる．この硬膜静脈洞には，脳を灌流した血液に加え，クモ膜下腔に貯留している脳脊髄液がクモ膜顆粒を通して流れ込む

いる．場所によっては2葉に分かれ，内部に硬膜静脈洞をいれる．

❷ クモ膜

クモ膜（arachnoid）は，その名のとおり，蜘蛛の糸で織ったような薄い膜で，ピンセットでつまんでもち上げることもできる．硬膜静脈洞の1つである上矢状静脈洞（superior sagittal sinus）の付近では，クモ膜の一部は硬膜と密着して**クモ膜顆粒**（arachnnoid granulation）をつくり，ここで脳脊髄液を硬膜静脈洞内に導く．クモ膜と軟膜の間を**クモ膜下腔**（subarachnoid space）とよび，ここに脳脊髄液が貯留し，動脈の皮質枝が走行する．このため，出血した血液はクモ膜下腔に広がり，**クモ膜下出血**（subarachnoid hemorrhage）とよばれる．

❸ 軟膜

軟膜（pia mater）は，脳と脊髄の表面に密着して分離不能な髄膜である．

Ⅷ．脳室と脈絡叢

脳と脊髄が神経管（neural tube）から発生することを理解していれば（第6章-5を参照），その内部に**脳室**（ventricle）とよばれる腔所が存在するこ

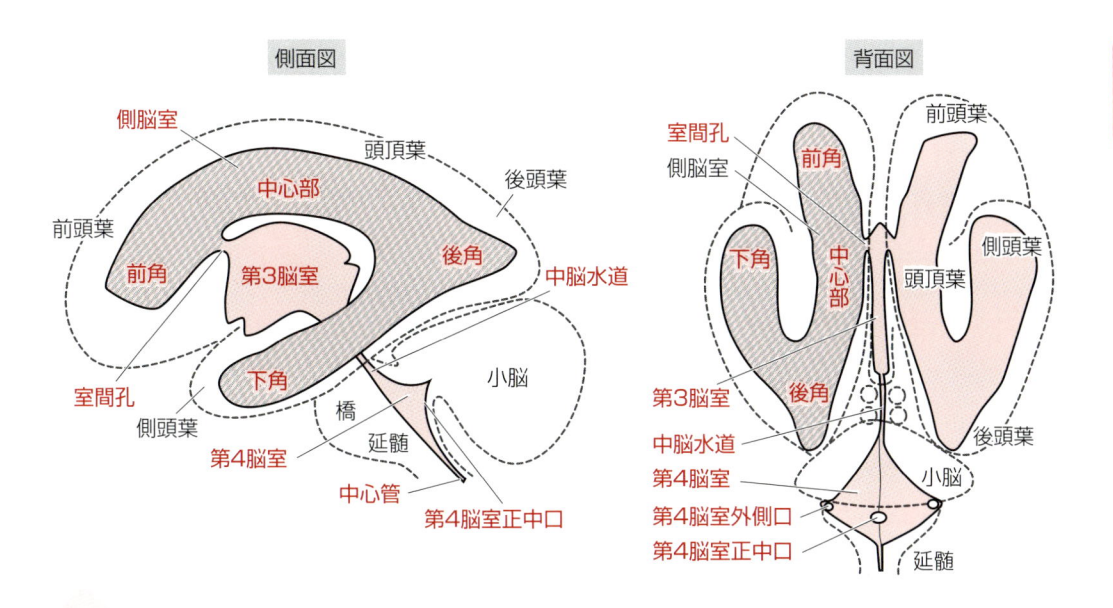

4 ニューロンを支える脳の支持細胞

図1-31 脳室系

脳と脊髄の内部には，それぞれ脳室と中心管という腔があり，ここで脳脊髄液が産生され循環している．大脳半球が発達したヒトでは側脳室が大きい．参考図書5より

とは自明である（図1-31）．そして，そのいくつかの部位に，**脳脊髄液**（cerebrospinal fluid：**CSF**）を産生する**脈絡叢**（choroid plexus）が存在する．

❶ 側脳室

側脳室（lateral ventricle）は左右の大脳半球の内部にできた巨大な脳室で，前角（前頭葉の内部），中心部（頭頂葉），後角（後頭葉），下角（側頭葉）とよび分ける．内部に**側脳室脈絡叢**をいれる．**室間孔**（interventricular foramen）を介して，第3脳室と連絡する．側脳室のみが左右に分かれた脳室で，以下は不対の脳室系となる．

❷ 第3脳室

第3脳室（third ventricle）は左右の間脳の間にできた縦長で幅の狭い脳室で，内部に**第3脳室脈絡叢**をいれる．

❸ 中脳水道

中脳水道（cerebral aqueduct）は中脳の中心灰白質により囲まれる細い管である．しばしばここが閉鎖することにより，側脳室が著明に拡張して**水**

頭症（hydrocephalus）となる．日本語では中脳水道と訳すが，原語では「大脳の水道」である．

❹ 第4脳室

橋と延髄の菱形窩が床となり，小脳が天井となる脳室が**第4脳室**（fourth ventricle）である．内部に，**第4脳室脈絡叢**をいれる．この脳室に，**正中口**（マジャンディー孔）と**外側口**（ルシュカ孔）が開いて，ここから脳室内の脳脊髄液が脳表のクモ膜下腔に出ていく．

❺ 中心管

中心管（central canal）は，延髄下端部から脊髄の中央部を走る細い管．胎生期には広い腔であったが，成体ではしばしば途中で閉鎖している．

第2章

シナプスの構造・機能・分子

　19世紀末，ニューロンのすみずみまで染色するゴルジ染色標本の観察に基づき，Golgiはニューロンが相互に連続して途切れることのない網を形成しているという「網状説」を唱えた．一方Cajalは，神経系はニューロンという非連続性の単位から構成され，シナプスとよばれる接点を介して一定の方向性に情報が伝わるという「ニューロン説」を提唱した．両者は，1906年のノーベル医学生理学賞を同時に受賞した．
　現在われわれは，ニューロン間の情報伝達は神経伝達物質と受容体の結合による化学的シナプス伝達が基本であることを知っている．電子顕微鏡の登場は，狭いシナプス間隙を挟んでプレシナプスとポストシナプスが非連続的に向かい合うのが化学シナプスの構造的実体であることを解明し，Cajalのニューロン説の妥当性を実証した．しかしほぼ同時に，電子顕微鏡の登場は，特定のニューロンやグリア間にはギャップ結合を介した電気シナプスが存在し，ここを介して2つの細胞の細胞質がつながっている事実も明らかにしている．つまり，Golgiの網状説も部分的には存在し，細胞活動の同期的振動の生成や維持にかかわっている．この章では，主に化学シナプスの機能をシナプスの構造要素とそこに発現する分子とを対応させて概説し，最後に電気シナプスを紹介する．

第2章

1 化学シナプス

　電気的な信号伝達様式をとるニューロン内情報伝導に対して，ニューロン間情報伝達のほとんどはシナプスにおける神経伝達物質と受容体による化学的信号伝達であり，**化学シナプス**（chemical synapse）とよぶ．通常，**電気シナプス**（electrical synapse）といわない限り，単にシナプスといえばそれは化学シナプスを意味する．シナプスの構造的要素は，狭いシナプス間隙を挟んでプレシナプス（シナプス前部）とポストシナプス（シナプス後部）とが向かい合うサンドイッチのような構造である．さらに，このニューロン間の接点を，アストロサイトの薄い細胞突起が完全もしくは不完全に被覆する．これらのシナプス構成要素には，神経伝達物質，小胞膜トランスポーター，受容体，シナプス後膜肥厚（PSD）の足場タンパク，細胞膜トランスポーターなどの分子があり，整合的に配置している．

Ⅰ．化学シナプスの基本構造

❶ プレシナプス（シナプス前部）

　プレシナプスの最大の使命は，活動電位の到来に際して終末部から**伝達物質**（transmitter）を放出することである．そのため，ここには神経伝達物質を充填したシナプス小胞と，その開口放出にかかわる分子が集積する．

◆シナプス小胞

　末梢シナプスであろうと（図2-1）中枢シナプスであろうと（図2-2），電子顕微鏡写真を見てプレシナプスと判断するもっともよい手がかりは，**シナプス小胞**（synaptic vesicle）の存在である．その形態学的特徴から，小型で内部が明るく空虚な**明小胞**（clear vesicle），内部に顆粒状の芯を有する**小型有芯小胞**（small cored vesicle）と**大型有芯小胞**（large cored vesicle）などに分類される．

　グルタミン酸やGABAやアセチルコリンなどの伝達物質は明小胞に含まれ，小型有芯小胞は交感神経のノルアドレナリン含有線維に観察される．大型有芯小胞には，主にペプチド性伝達物質が貯蔵されている．神経伝達物質や，神経伝達物質の合成酵素や小胞膜トランスポーターに対する免疫組織化

1 化学シナプス

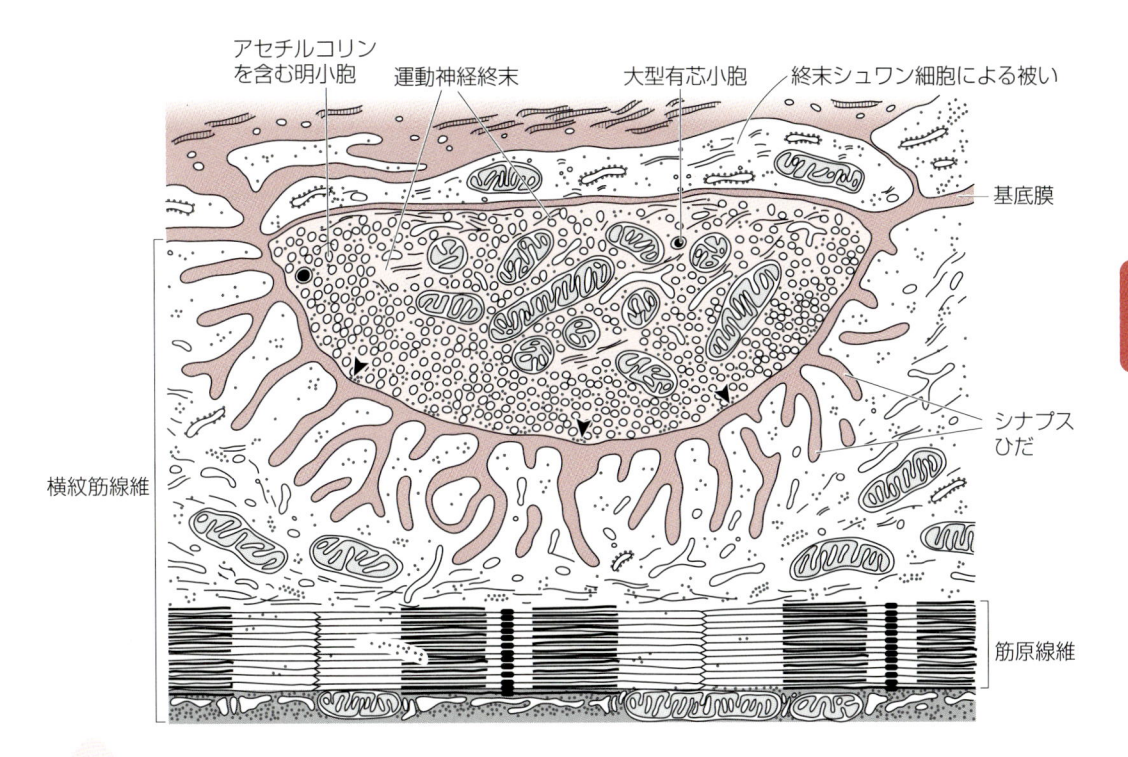

図2-1 神経筋接合部（末梢シナプス）の電顕像の模式図

運動神経の巨大な終末は骨格筋細胞とシナプス（神経筋接合部）をつくり，終末シュワン細胞が外から被っている．プレシナプスの細胞膜にはアクティブゾーンとよばれる電子密度の高い部位が観察され（矢頭），シナプス小胞のドッキングと開口放出の部位である．参考図書10より

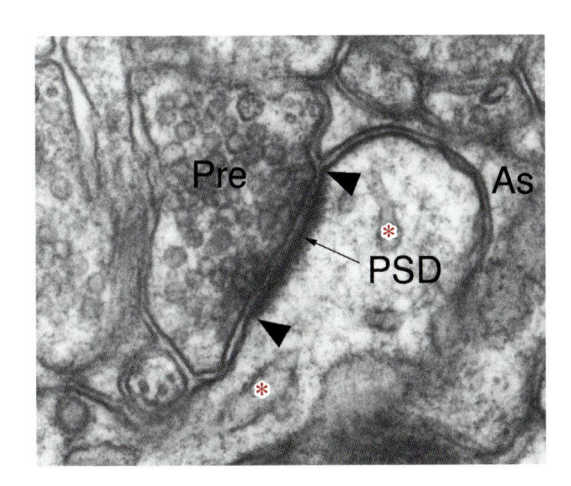

（図中ラベル：アセチルコリンを含む明小胞／運動神経終末／大型有芯小胞／終末シュワン細胞による被い／基底膜／シナプスひだ／横紋筋線維／筋原線維）

図2-2 中枢シナプスの電顕写真

小脳の平行線維・プルキンエ細胞シナプスの横断像を示す．プレシナプス側（Pre）には，多数の球形のシナプス小胞が集積する．ポストシナプス膜には矢頭で挟まれた部位にシナプス後膜肥厚部（PSD）が見える．＊印はスパイン内部に入り込んだ滑面小胞体（sER）で，Ca^{2+}ストアと考えられている．Asはシナプス間隙を閉鎖するアストロサイトの薄片状突起を示す．電顕写真は北海道大学医学研究科 宮崎太輔博士の提供による

第2章 シナプスの構造・機能・分子

表2-1 神経伝達物質と小胞膜トランスポーター

伝達物質		合成酵素	小胞膜トランスポーター	ニューロン
アミノ酸	グルタミン酸	グルタミナーゼ	VGluT1	大脳や小脳
			VGluT2	脳幹や脊髄
			VGluT3	セロトニンやアセチルコリンニューロン
	γアミノ酪酸（GABA）	GAD65/67	VGAT（VIAAT）	プルキンエ細胞，線条体有棘細胞，種々の介在ニューロン
	グリシン	セリンから変換	VGAT（VIAAT）	脊髄介在ニューロン，上オリーブ核，台形体
アセチルコリン		ChAT	VAChT	下位運動ニューロン，線条体2型無棘細胞，自律神経節前ニューロン
モノアミン	カテコールアミン・ドーパミン・ノルアドレナリン・アドレナリン	TH→ AADC→ DBH→ PNMT	VMAT1（内分泌細胞）	
			VMAT2（ニューロン）	黒質，腹側被蓋野
				青斑核
				副腎髄質
	セロトニン	TRH→AADC		縫線核群

ChAT：コリンアセチルトランスフェラーゼ，TH：チロシン水酸化酵素，AADC：芳香族L-アミノ酸脱炭酸酵素，DBH：ドーパミンβ-水酸化酵素，PNMT：フェニルエタノールアミン-N-メチル基転移酵素，TRH：トリプトファン水酸化酵素

学により，そのシナプスがどんな種類の伝達物質を使っているかを同定することができる（表2-1）．

◆アクティブゾーン

細胞質側のプレシナプス膜には，比較的電子密度の高い（電子顕微鏡写真で暗く見える）ファジーな構造が存在し，**アクティブゾーン**（active zone）とよぶ（図2-1，図2-2）．アクティブゾーンには，シナプス小胞のドッキングや開口放出にかかわる分子群が存在している．詳細は第1章-3-Ⅲを参照．

❷ ポストシナプス（シナプス後部）

ポストシナプスのもっとも重要な機能は，**受容体**（receptor）を使って神経伝達物質との結合シグナルをポスト側ニューロンに伝えることである．アクティブゾーンと向かい合うポストシナプス膜に受容体を集積させるため，ここには**足場タンパク**（scaffold protein）が密集し，ポストシナプスを特徴づける**シナプス後膜肥厚部**（postsynaptic density：**PSD**）が形成される．

◆PSDと足場タンパク

電子顕微鏡写真でポストシナプスと判断するもっともよい手がかりは，

PSDの存在である．ここは電子密度の高い緻密な物質が付着しているため，シナプス結合部の細胞膜があたかも分厚くなったようにみえる（図2-2の矢頭の間の部分）．この部位を生化学的に分析しても，通常の非イオン性界面活性剤ではなかなか可溶化できず，タイトな分子凝集体を形成していると考えられてきた．ここから，**PDZドメイン**をもつ一群の**足場タンパク**が相次いで同定された．PDZドメインはイオンチャネル型グルタミン酸受容体など標的分子のC末端領域を認識して強固に結合し，これらの分子をPSDに密集させることができる．

◆滑面小胞体とCa²⁺放出

ポストシナプスを特徴づけるもう1つの構造要素は，**滑面小胞体**（smooth endoplasmic reticulum：sER）である．電子顕微鏡で断面を見ると，扁平もしくは円形の膜構造として観察される．三次元的に再構築すると，滑面小胞体は樹状突起内部に張り巡らされた管状のネットワークで，その一部がスパインの内部にも入り込む（図2-2の＊印）．滑面小胞体は細胞内Ca²⁺ストアとして機能し，Ca²⁺放出を実行する**イノシトール3リン酸受容体**（IP₃ receptor）や**リアノジン受容体**（ryanodine receptor）の活性化により細胞質への**Ca²⁺放出**（Ca²⁺ release）が起こる．

◆Ca²⁺透過性イオンチャネルとCa²⁺流入

ポストシナプス膜上に存在する**NMDA型グルタミン酸受容体**（第3章1-Ⅰ-❸参照）や**電位依存性Ca²⁺チャネル**の活性化により，細胞外からの**Ca²⁺流入**（Ca²⁺ influx）が起こる．流入や放出によるCa²⁺シグナリングは，記憶や学習などのシナプス可塑性の発現にかかわり，発達段階のシナプス回路形成を制御する．

❸ シナプス間隙

シナプス結合部のプレシナプスとポストシナプスの細胞膜は，一定の間隔（20〜30 nm）をとってまっすぐ平行に向かい合っている．その間の狭いスペースを**シナプス間隙**（synaptic cleft）とよぶ．放出された神経伝達物質は，ミリ秒以下の時間的オーダーでシナプス間隙を拡散する．ここを電子顕微鏡で観察すると電子密度が比較的高く，ときおりシナプス間隙の中央部に黒い線状構造が見える（図2-2）．ここには，ホモフィリックな接着分子である**カドヘリン**（cadherin）や**カドヘリン関連受容体**（cadherin-related neuronal receptor），ヘテロフィリックな接着分子である**ニューレキシン**

（neurexin）/ニューロリジン（neuroligin）などがプレとポストのシナプス膜を互いに結合させている（図2-8参照）．

❹ アストロサイト

◆伝達物質の再取り込み

灰白質はニューロンやシナプスが密に分布する神経領域で，ここに存在するアストロサイトは豊富な**薄片状の細胞突起**が特徴である．このグリア突起は，血管や脳表だけでなくシナプスも被い（図2-2のAs），放出されたグルタミン酸などの伝達物質を除去する**トランスポーター**を発現して伝達物質の再取り込みを行う（図1-21）．

◆脳領域による被覆度の違い

アストロサイトによるシナプスの被覆の度合は，脳の領域や発達段階でずいぶん異なっている．小脳の**バーグマングリア**（Bergmann glia）はプルキンエ細胞シナプスの1つ1つを上手に被覆し，シナプス間隙は完全に閉鎖されている（図1-15A，B，図2-2）[48]．これに対し，海馬や大脳皮質では，シナプスのグリア被覆はかなり不完全で，隣接したシナプス間隙が相互に連絡していることが多い（図1-15C）[49]．また，この被覆度の違いは，神経伝達物質の拡散や除去，隣接シナプスへの漏出（**スピルオーバー**，spillover）などに影響を及ぼし，シナプス伝達やシナプス可塑性発現の特異性や連関性などを左右する[50]．

◆Ca^{2+}透過型グルタミン酸受容体はグリアのシナプス被覆度を制御する

小脳バーグマングリアの薄片状突起は，プルキンエ細胞のシナプス形成と連動して伸展し，できたばかりのシナプスを包み込む[51]．バーグマングリアは，GluR2サブユニットを含まないCa^{2+}透過型のAMPA型グルタミン酸受容体を豊富に発現している．ウイルスベクターを使ってこのグリアにGluR2を強制発現させてCa^{2+}非透過型受容体に転換させると，グリアの薄片状突起が退縮して，シナプス間隙を被わなくなる[52]．その結果，グリアによるグルタミン酸除去機能が不十分となり，周囲のシナプスへのグルタミン酸のスピルオーバーが激しくなり，シナプス回路形成も異常になる．

Ⅱ．神経伝達物質の種類と機能

個々の神経伝達物質の合成経路や代謝，作用については第3章〜第5章で

1 化学シナプス

触れることにして，ここでは神経伝達物質の種類と分類，そしてその基本特性について説明する．

❶ 増え続ける情報伝達分子の仲間
◆クラシカルな神経伝達物質

神経伝達物質といえば，**アミノ酸系伝達物質，アセチルコリン，モノアミン，神経ペプチド**をあげる研究者が多いだろう．前3者がクラシカルな神経伝達物質の御三家であり，しばしばこれを合成して神経伝達物質として放出しているニューロンを○○○作動性ニューロンとよぶ．

今から30～40年ほど前，消化管や内分泌腺で**ペプチド性ホルモン**（peptide hormone）が次々と発見される時代を迎え，やがて同じペプチドが神経系でも確認され**神経ペプチド**（neuropeptide）と名付けられた．当時は神経伝達物質かどうかの議論もしばらく続いたが，それぞれの選択的な受容体も同定され，今ではネオ・クラシカルな神経伝達物質として広く認知されている．

◆新たな情報メディエーター

これらの神経伝達物質がシナプス間隙に放出される際に，**ATP**も一緒に放出されることが知られていたが，近年ATPやADP，アデノシンに対する**プリン受容体**（purinoceptor）が同定され，さらに小胞にATPを充填する小胞膜ヌクレオチドトランスポーターも同定されるに至り[53]，これらも細胞間シグナル伝達にかかわる分子であることが証明された．

ホルモンでもなく神経ペプチドでもない生理活性物質で，局所で働くメディエーターを**オータコイド**（autacoid）と総称する．これには，**一酸化窒素**（nitric oxide：**NO**），**ヒスタミン**（histamine），**セロトニン**（serotonin），**プロスタグランジン**（prostaglandin）などの**エイコサノイド**（eicosanoid），**アンギオテンシン**（angiotensin），**ブラディキニン**（bradykinin）などが含まれる．セロトニンやヒスタミンを考えればわかるように，脳ではこれらを含有するニューロンは特定の部位に存在して広く投射し，活動電位の到来により神経終末部から放出され，それぞれの受容体を介して睡眠覚醒や，情動，摂食行動などを制御しているクラシカルな神経伝達物質でもある．さらに今世紀に入り，**2-アラキドノイルグリセロール**（2-arachidonoyl glycerol）などの脂質性リガンドが**内在性エンドカンナビノイド**（脳内マリファナ）であり，ポスト側からプレ側に作用する**逆行性メッセンジャー**（retrograde messenger）であることも確立した．このように，研究の進展とともに神経系で機能するメディエーターはどんどん仲間を増やし，新たなパラダ

イムの登場により神経伝達物質の定義や範囲もボーダレスになってきている．

❷ 古典的な神経伝達物質の条件

ペプチド性ホルモンの同定が相次ぎその多くが神経ペプチドでもあることがわかってきた頃，神経伝達物質の条件（定義）がしばしば議論された．

> ①プレシナプス細胞で合成される．
> ②ポストシナプス細胞に受容する機構（受容体）がある．
> ③プレシナプス細胞から開口放出後，ポストシナプス細胞に影響を与えるに十分な量がある．
> ④非常に局所に作用し，あたかも物質放出がポストシナプス細胞で起こったかのように作用する（内在性放出の模倣）．
> ⑤放出後に生化学的に不活性化するような機構が存在する．

今から振り返ると，①〜③は順行性伝達のみを神経伝達と考えた条件であり，条件④はホルモンとの違いを意識した，条件⑤はアセチルコリンやモノアミンの分解系を意図したものである．第3章〜第5章で述べるが，必ずしも化学的伝達はプレシナプスとポストシナプスが向かい合う特殊な場所（シナプス）でのみ起こるわけでない．また，分解することが絶対ではなく，そのままトランスポーターで回収して再利用される場合も多い．したがって，④と⑤の条件は今や絶対的なものでないことがわかっている．さらに，神経伝達物質の放出を調節するプレシナプスの受容体の存在や，ポストシナプスで合成される内在性カンナビノイドを考慮すれば，①〜③の条件も再考が必要となる．それだけニューロンは伝達様式の多様性を発達させてきた究極の細胞であり，ようやく今，われわれの理解がそれに近づきつつあるということである．

❸ 神経伝達物質の分類

◆アミノ酸系神経伝達物質

これに属するのは，酸性アミノ酸の1つである**グルタミン酸**（glutamate），グルタミン酸から生合成される**GABA**（γアミノ酪酸：γ-aminobutylic acid），もっとも単純なアミノ酸である**グリシン**（glycine）である（図1-16）．共通する特性は，ほとんどの中枢領域でアミノ酸系伝達物質を用いるニューロンが大部分を占めていることと，機能的にはニューロンやシナプスに対して**速い興奮**（fast excitation）もしくは**速い抑制**（fast inhibition）をかけることができることである．

1 化学シナプス

- グルタミン酸

    もっとも主要な，速い興奮性伝達物質である．グルタミン酸作動性ニューロンはもっとも数が多く，投射ニューロンの多くがこれを伝達物質としている．グルタミン酸による興奮性シナプス伝達は，活動電位の発生を介して神経活動の生成に直接かかわり，シナプス可塑性の誘発を通して神経高次機能の発現にもかかわる．

    グルタミン酸に加え，もう1つの酸性アミノ酸であるアスパラギン酸も興奮性伝達物質ではないかという考え方も古くからあった．小胞膜グルタミン酸トランスポーターVGluT（SLC17A6〜8）はアスパラギン酸を効率的に輸送しないため，この見解はいったん否定されたように思われた．しかし，最近，VGluTと同じ分子ファミリーに属するSLC17A5がアスパラギン酸とグルタミン酸を輸送する小胞膜興奮性アミノ酸トランスポーターVEATであることが報告され[54]，今後の研究の進展が待たれている．

- GABA（γアミノ酪酸）

    脳におけるもっとも主要な，速い抑制性伝達物質．多くの領域で介在ニューロンの伝達物質であるが，小脳プルキンエ細胞や線条体中型有棘細胞のように，投射ニューロンの中にもGABAを伝達物質として遠隔領域に抑制性出力を送り出すものがある．周囲や投射域の興奮性ニューロンを抑制して，その領域の神経活動レベルを強力に低下させる．一方，抑制をかける相手が抑制性ニューロンである場合は，抑制性ニューロンの**脱抑制**（disinhibition）が起こり，むしろその領域の活動レベルは亢進する．

- グリシン

    脊髄と脳幹では，GABAに加えて速い抑制性シナプス伝達物質として機能する．最近，**グリシントランスポーター2**（GlyT2）をマーカーとして，このニューロンの同定や可視化が容易になってきた[55]．

◆アセチルコリン

- アセチルコリン（acetylcholine）

    脊髄や脳幹に存在する下位運動ニューロン，自律神経節前ニューロン，副交感神経の節後ニューロンなどで使われる神経伝達物質で，神経終末で合成され（図2-3），末梢組織（骨格筋，心筋，平滑筋，自律神経節後ニューロン）の運動を制御する．脳内に投射するアセチルコリン作動性ニューロン（コリナージックニューロン）は，前脳基底部，線条体（striatum），中脳橋被蓋などに集中している．主に終脳に投射し，**注意や認知機能**，**覚醒**，**レム睡眠**などに関与する．

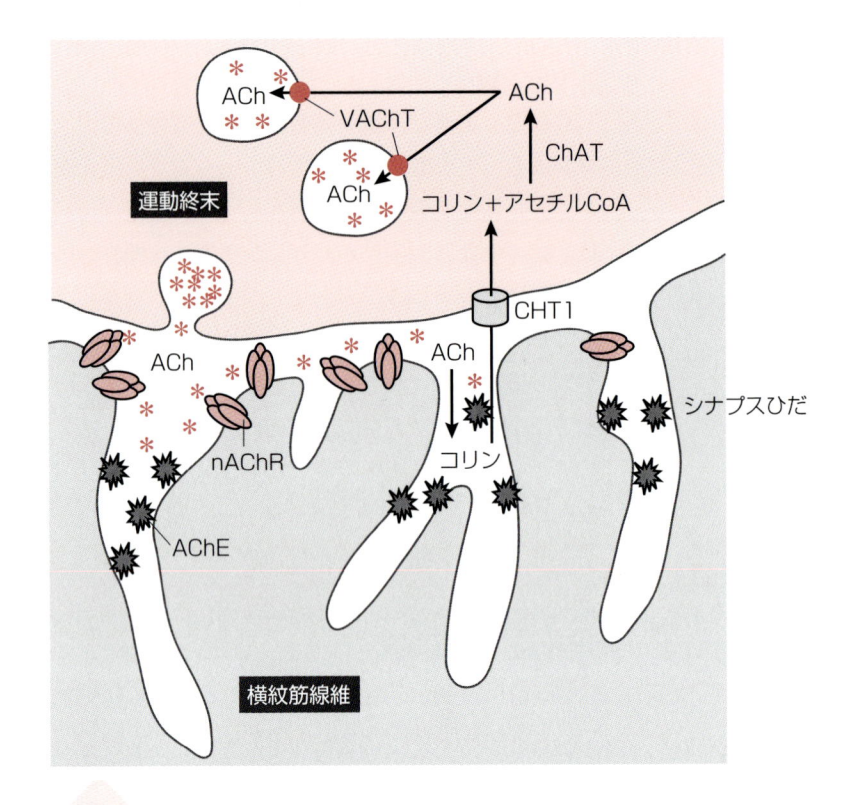

図2-3　神経筋接合部におけるアセチルコリン代謝

アセチルコリン（ACh）は，神経終末でコリンアセチルトランスフェラーゼ（ChAT）により合成され，小胞膜アセチルコリントランスポーター（VAChT）でシナプス小胞に貯蔵される．放出後，シナプスひだの奥に存在するアセチルコリエステラーゼ（AChE）により分解され，生じたコリンは高親和性のコリントランスポーター（CHT1）により神経終末に再び取り込まれ再利用される．nAChR：ニコチン性アセチルコリン受容体

◆ **モノアミン**

いずれもアミノ酸から合成される．ドーパミン（dopamine），ノルアドレナリン（noradrenalin），アドレナリン（adrenalin）は，チロシン（tyrosine）を出発材料として合成される**カテコールアミン**（cathecolamine）である．セロトニン（serotonin）は，トリプトファン（tryptophan）を材料として合成される**インドールアミン**（indolamine）に属する（図2-4A）．ヒスタミン（histamine）はヒスチジン（histidine）から合成される．アセチルコリンの場合と同様に，モノアミンニューロンはそれぞれ限られた神経核に限局している．ここから中枢に広く投射をする．

● **ドーパミン**

ドーパミン作動性ニューロンは，中脳の**黒質緻密部**（substantia nigra pars compacta）や**腹側被蓋野**（ventral tegmental area），**嗅球**（olfactory

1 化学シナプス

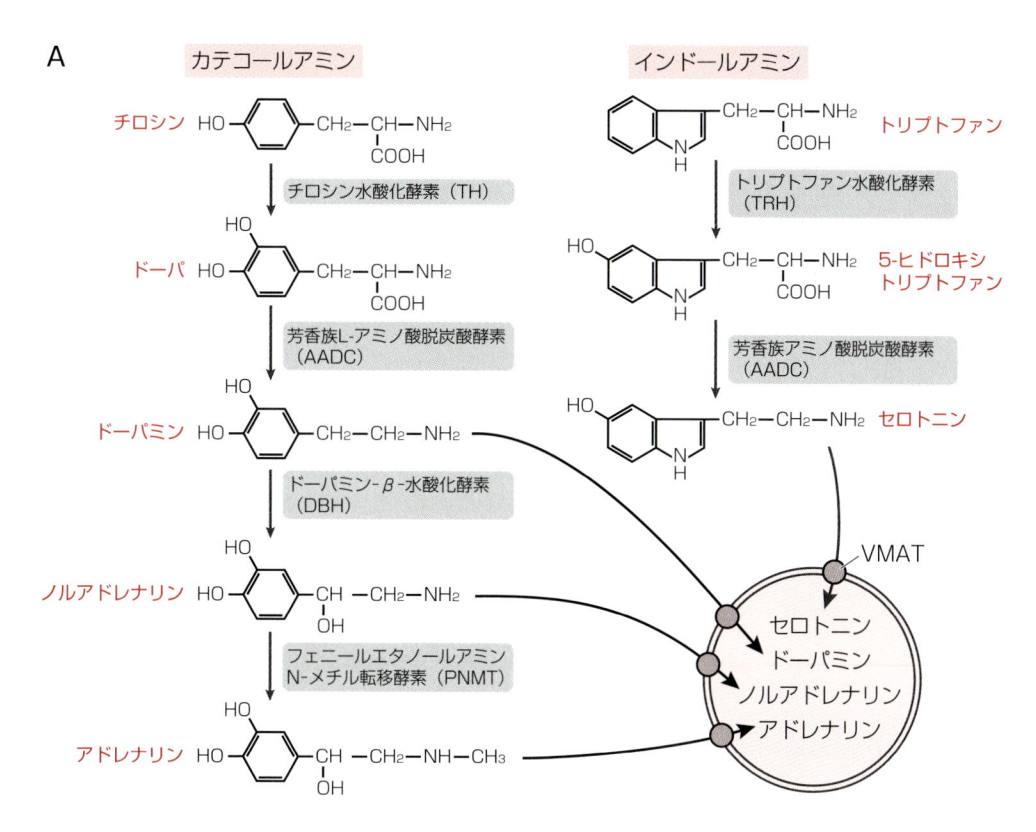

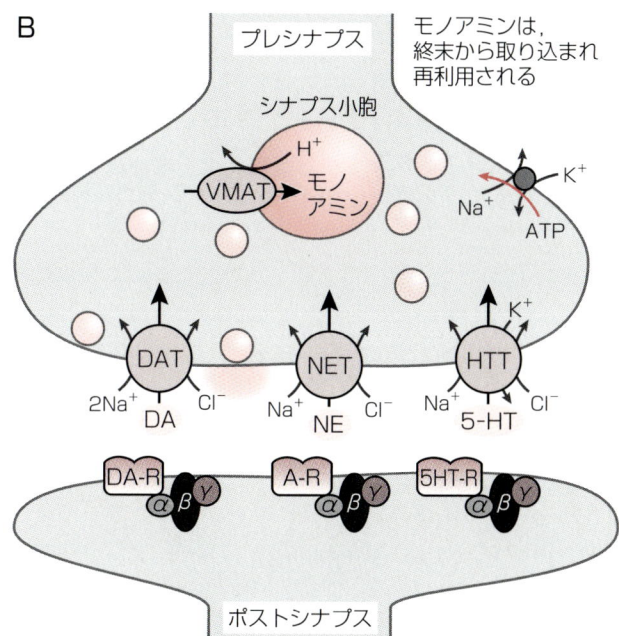

図2-4 モノアミンの合成と膜輸送

A) カテコールアミンはチロシンを出発材料として，セロトニンはトリプトファンを出発材料として，複数の酵素反応を経て合成される．合成されたドーパミン，ノルアドレナリン，アドレナリン，セロトニンはすべて小胞膜モノアミントランスポーターVMATにより小胞内部に輸送される．B) これに対して，細胞外からの再取り込みにはおのおののモノアミンに特異的な細胞膜トランスポーターが終末部膜上に存在し，異なるイオン比の共輸送によりモノアミンを細胞内に取り込む．DAT：細胞膜ドーパミントランスポーター，NET：細胞膜ノルアドレナリントランスポーター，HTT：細胞膜セロトニントランスポーター，DA-R：ドーパミン受容体，A-R：ノルアドレナリン受容体，5HT-R：セロトニン受容体

bulb）などに分布する．**随意運動，報酬行動，動機づけ，薬物依存**などに関与する．

● ノルアドレナリン
　ノルアドレナリン作動性ニューロンは，橋の**青斑核**（locus ceruleus）に集中する．危険なものへの警戒を高めて警報を発し，**不安・恐怖反応**に関与する伝達系である．副腎髄質でも合成される．

● アドレナリン
　副腎髄質では，ノルアドレナリンだけでなくアドレナリンを合成する．脳では少ない．副腎髄質から分泌されるアドレナリンは，ノルアドレナリンとともに血圧上昇や血糖上昇など交感神経系を優位にして「闘争か逃走」のモードにする．

● セロトニン
　セロトニン作動性ニューロンは，脳幹の正中部に位置する**縫線核群**（raphe nuclei）―背側縫線核，正中縫線核，大縫線核など―に存在する．セロトニンの**抗不安作用**は注目されており，**食欲調節，嘔吐調節，鎮痛作用**などもある．

● ヒスタミン
　末梢では肥満細胞，好塩基球，クロム親和性細胞に大量に含まれ，アレルギーに関与する．脳では，ヒスタミン作動性ニューロンは視床下部の**結節乳頭核**（tuberomammilary nucleus）に存在する．抗ヒスタミン薬が乗り物の酔い止め薬として使用されたり，抗ヒスタミン薬入りの風邪薬を服用すると眠くなることからもわかるように，ヒスタミンは**覚醒作用**と**嘔吐誘発作用**をもつ．また**食欲抑制**や**抗けいれん作用**もある．

◆ 神経ペプチド

　多種多様な神経ペプチドが存在する．**グレリン**（grhelin）や**レプチン**（leptin）のように末梢（それぞれ胃と脂肪細胞）で分泌され，中枢に作用して食欲を制御するものもある．一部の例のみ紹介する．

● バゾプレッシン（vasopressin）
　昇圧作用と**抗利尿作用**をもつ**下垂体後葉ホルモン**．バゾプレッシンやオキシトシンは自閉症や精神疾患との関連性が，現在研究されている．

● オキシトシン（oxytocin）
　陣痛時の**子宮筋収縮**や**射乳**にかかわる**下垂体後葉ホルモン**．最近，この受容体の欠損マウスの行動実験から，他者の認識や社会行動にも関与していることが指摘されている[56]．

- **コレシストキニン（cholecystokinin：CCK）**
   バスケット型抑制性介在ニューロンに豊富に発現する．また，皮質錐体細胞の興奮性を増強する[57]．
- **VIP（vasoactive intestinal polypeptide）**
   介在ニューロンに選択的に発現してGABA放出を促進する．VIP陽性介在ニューロンは海馬錐体細胞に投射する抑制性介在ニューロンを支配し，その脱抑制を介して錐体細胞の興奮性を増強する[58]．
- **神経ペプチドY（neuropeptide Y：NPY）**
   視床下部の弓状核で合成されたものは食欲を促進する．大脳皮質や海馬にも発現し，情動やうつなどの気分障害にも関与する[59]．
- **内在性オピオイドペプチド（endogenous opioid peptide）**
   いわゆる**脳内モルヒネ**で，**βダイノルフィン**（β-dynorphin）は前駆体プロオピオメラノコルチン（proopiomelanocortin：POMC）から，**エンケファリン**（enkephalin）はプレプロエンケファリンAから，**エンドルフィン**（endorphin）はプレプロエンケファリンBから切り出される．もっとも強力な**鎮痛作用**を示すのはβダイノルフィンである．
- **ソマトスタチン（somatostatin）**
   他の細胞の分泌を強力に抑制する．視床下部で合成されたソマトスタチンが下垂体前葉からの**成長ホルモン分泌を抑制**するため，成長ホルモン抑制ホルモンともよばれる．
- **サブスタンスP（substance P）**
   一次知覚ニューロンの伝達物質で，刺激が強いときにはグルタミン酸に加えこれが共放出され，**痛覚過敏**に関与する．
- **オレキシン（orexin）/ヒポクレチン（hypocretin）**
   視床下部外側野で合成され，その欠損により日中の強い眠気発作，情動脱力発作，入眠時幻覚，睡眠時麻痺を4大症状とする**ナルコレプシー**（narcolepsy）が発症する．この発見と同定は，現代脳科学研究の新たな方向性を示すと思われるので，次に説明する．

◆オレキシンとナルコレプシー

ナルコレプシーの原因はオレキシンの異常である．この発見は，テキサス大学の柳沢正史らの研究グループによる「**逆行性内分泌学**（reverse endocrinology）」的手法により，また同時期に行われたスタンフォード大学のEmmanuel Mignotらの研究グループによるナルコレプシー犬を用いた「**ポジショナルクローニング**」法によりなされた[60][61]．

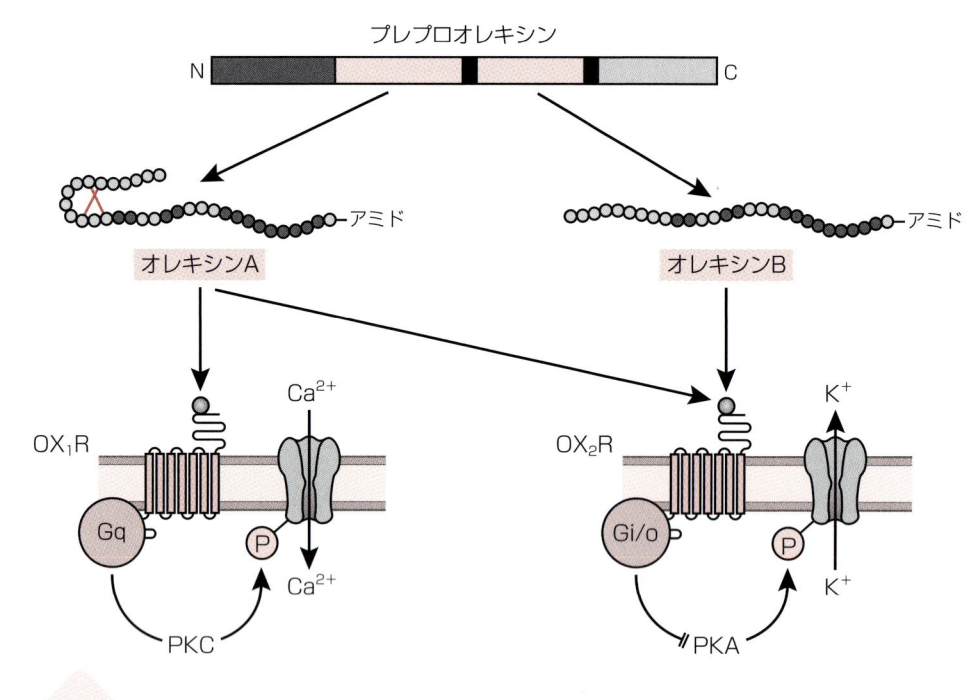

図2-5　オレキシンとオレキシン受容体

プレプロオレキシンから2つのペプチド（オレキシンAとB）が生成され，2種のオレキシン受容体を活性化する．Gq共役型であるOX$_1$RはCキナーゼ（PKC）を活性化し，一方Gi/o共役型であるOX$_2$RはAキナーゼ（PKA）を抑制してその効果を発揮する

●オレキシンとオレキシン受容体の発見

　柳沢らは，まず，ゲノム配列情報から未だリガンドがわかっていないGタンパク共役型受容体（オーファン受容体）の遺伝子群を選び出した．次に，これを発現する細胞株を樹立して，脳の抽出物に含まれるその内在性リガンドを，細胞内Ca^{2+}濃度上昇を指標にスクリーニングを行った．その結果同定されたリガンドが，アミノ酸33個の**オレキシンA**（orexin-A）と28個の**オレキシンB**（orexin-B）で，同一の前駆体**プレプロオレキシン**（pre-proorexin）から切り出される新たな神経ペプチドであった[62]（図2-5）．この単離に使用したオレキシン受容体をOX$_1$Rと命名したが，オレキシンAに比べオレキシンBのOX$_1$Rに対する親和性は10倍以上も低かった．そこで未知のオレキシン受容体の可能性を想定し探索した結果，OX$_2$Rを同定した．結局，OX$_1$RはオレキシンAをリガンドとするGq共役型受容体であり，OX$_2$RはオレキシンAとBの両方をリガンドとするGi/o共役型受容体であった．オレキシンを脳に投与すると用量依存的に摂食量が増加し，**摂食行動**を制御する神経ペプチドであることが示された．

1　化学シナプス

● ノックアウトマウスによる表現型観察

　続いて，プレプロオレキシン遺伝子のノックアウトマウスを作製し，その行動学的表現型がナルコレプシー患者の症状に酷似していることを発見した[60]．マウスは夜行性であるため，日中が休眠期で夜間が活動期である．休眠期では何の変化もみられないが，夜間になると目的性のある行動をしている最中に行動が突然止まり，しばらくすると止まっていた行動が突然に再開し，あたかもビデオをポーズ/再開するような行動学的異常が頻発した．この観察結果から，**睡眠制御**も視床下部外側野の新たな機能として確立し，そこにオレキシンを介するシグナル伝達が深くかかわっていることが明らかになった．

Ⅲ．小胞膜トランスポーターの機能

　プレシナプスには，それぞれの伝達物質に選択的な**小胞膜トランスポーター**（vesicular transporter）が局在し，伝達物質の小胞充填に働いている．**プロトンATPase**によって形成される**プロトン濃度勾配**と**電気的勾配**を用いて小胞輸送を行うが，そのどちらが主要な駆動力になっているかは伝達物質により異なっている．

　詳細については，第3章～第5章の伝達物質ごとのシグナル伝達システムで触れることにして，ここでは伝達物質ごとに合成酵素・小胞膜トランスポーター・ニューロン種をまとめた表2-1を参照いただきたい．

Ⅳ．受容体の種類

　ポストシナプスのもっとも重要な機能は，**受容体**（receptor）を使って神経伝達物質との結合シグナルをポスト側ニューロンに伝えることである．受容体には，構造と機能特性の異なる**イオンチャネル型受容体**（ionotropic receptor）と**代謝型（Gタンパク共役型）受容体**（metabotropic or G protein-coupled receptor）の2つのタイプがある（図2-6，表2-2）．それぞれの受容体とも分子的に多様であるため，同じ神経伝達物質であっても，そのニューロンやシナプスがもっている受容体の種類によりさまざまな応答が起こり，正反対の作用が起こることさえある．

　例えば，アセチルコリンは，骨格筋ではイオンチャネル型のニコチン性アセチルコリン受容体を介して速い脱分極が生じるが，心筋では代謝型のムスカリン性アセチルコリン受容体を介して遅い過分極が生じる．また，排尿を制御する交感神経は，βアドレナリン受容体を介して膀胱筋を弛緩させる一

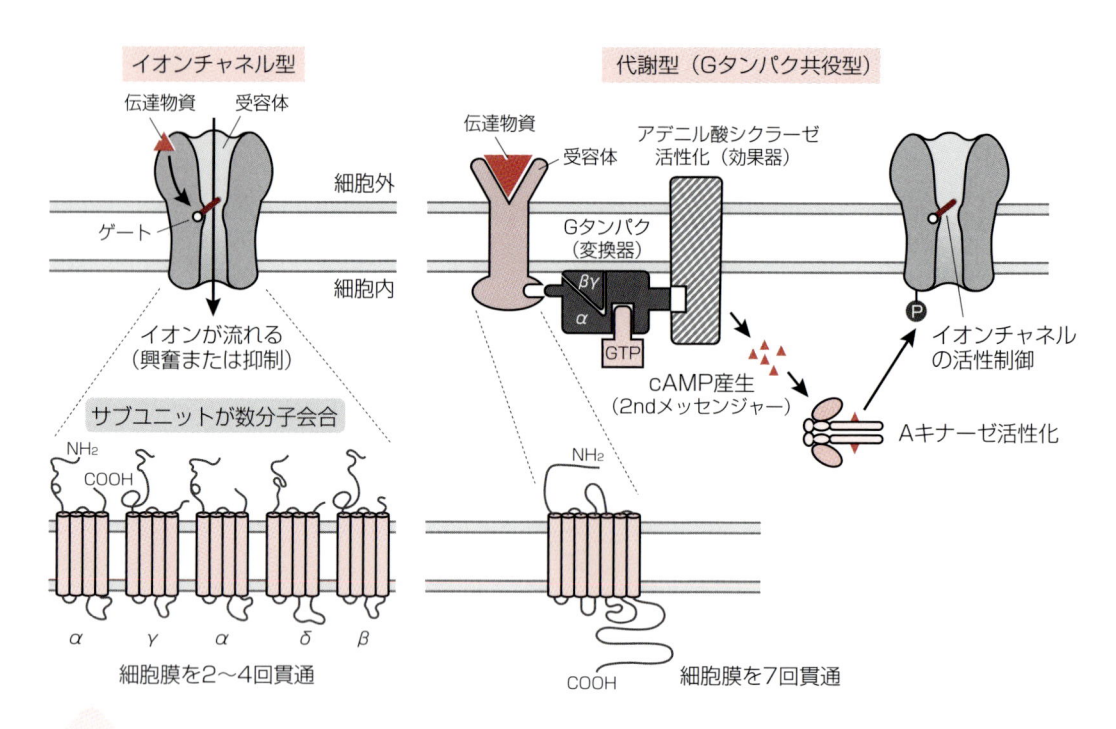

図2-6 2つのタイプの伝達物質受容体

イオンチャネル型受容体（左）は伝達物質との結合によりゲート開閉するイオンチャネルであり，ligand-gated ion channelとよばれる．ここでは骨格筋に発現するアセチルコリン受容体を示しており，4回膜貫通型のサブユニットが5個会合している．代謝型受容体またはGタンパク共役型受容体（右）は7回膜貫通型の共通構造をとり，変換器タンパクである三量体GTP結合タンパク（Gタンパク）を介して細胞内に情報が伝達される．この図では，GsタイプのGTP結合タンパクと共役する受容体を示し，アデニル酸シクラーゼの活性化を通してcAMP産生を促進する．このセカンドメッセンジャーはcAMP依存性キナーゼ（Aキナーゼ）によるリン酸化を促進し，イオンチャネルや他のタンパクの活性を制御する．参考図書1より

表2-2 イオンチャネル型および代謝型受容体の特徴

	イオンチャネル型受容体	代謝型受容体
受容体の分子構造	2～4回の細胞膜貫通構造をもつサブユニットが，3～5個会合して形成するリガンド開閉性イオンチャネル	7回の細胞膜貫通構造をもつポリペプチドからなる受容体（リガンド結合のため二量体となることが多い）
シグナル伝達様式	イオンの流入・流出 ・興奮性：陽イオン（Na^+，Ca^{2+}）流入 ・抑制性：陰イオン（Cl^-）流入	GTP結合タンパクと効果器の活性化によるセカンドメッセンジャー産生制御 ①Gs/Giによるアデニル酸シクラーゼ活性制御を介したcAMP濃度調節（Aキナーゼ活性制御） ②Gqによるホスホリパーゼ$C\beta$の活性化を介したIP_3とDAG産生（Ca^{2+}放出，PKC活性化） ③GIRKチャネルの活性化による細胞膜の過分極
反応速度	速い（ミリ秒オーダー）	遅い（秒オーダー）
持続時間	短い（ミリ秒オーダー）	長い（秒～分オーダー）
機能的多様性	①サブユニットの組合せ ②スプライス変異体の生成	①受容体サブタイプの分子多形性 ②共役するGTP結合タンパクの種類 ③セカンドメッセンジャーの違い

DAG：ジアシルグリセロール，PKC：Cキナーゼ，GIRK：Gタンパク活性型内向き整流K^+

方，αアドレナリン受容体を介して尿道括約筋を収縮させ，これにより正常な蓄尿機能を営むことができる．

次に，それぞれの受容体の構造と機能をみていこう．

V．イオンチャネル型受容体

❶ サブユニット構造

イオンチャネル型受容体（ionotropic receptor）は，細胞膜を2～4回貫通する**サブユニット**（subunit）が数個集まり，リガンドとの結合によりゲートが開閉するイオンチャネルである．**ホモメリックチャネル**（homomeric channel）とは同種のサブユニットの会合により，**ヘテロメリックチャネル**（heteromeric channel）とは異種のサブユニットの会合により，機能的な受容体を形成することを表す．受容体がそのいずれかであるかは，培養細胞やカエル卵に強制発現させて調べることができる．運動神経と骨格筋というシンプルな組合せとなる神経筋接合部のニコチン性アセチルコリン受容体の構造はよい研究材料であり，最初に決定された受容体である．α，α，β，γ，δの5個のサブユニットが会合した五量体で，αサブユニットがアセチルコリンと結合する（図2-6左）．

❷ 速いシナプス伝達とシナプス可塑性の誘発

◆1価のイオンの流入と速い伝達

1価のイオン（Na^+やCl^-）が流入するイオンチャネル型受容体は，ミリ秒オーダーの速い興奮（脱分極）や抑制（過分極）を引き起こし，**速いシナプス伝達**にかかわる．したがって，緊急を要する事態に対応する神経経路は，すべてイオンチャネル型受容体の活性化の連鎖で伝わる．例えば，急にヒトや動物が道路に飛び出して車のブレーキをかけるとき，信号は，網膜→視床（外側膝状体）→視覚野→運動関連領野→一次運動野→脊髄前角→下肢筋と伝わるが，最後の矢印の部分のみがニコチン性アセチルコリン受容体で，それ以外はイオンチャネル型グルタミン酸受容体が使われている．

◆Ca^{2+}流入とシナプス可塑性

これに対して，2価のイオンであるCa^{2+}の流入は細胞内で生化学的変化を及ぼす．このイオンに対して高い透過性を有する**NMDA型グルタミン酸受容体**は，Ca^{2+}流入を介してタンパクリン酸化酵素や脱リン酸化酵素を活性化して，他の受容体や細胞骨格タンパクのリン酸化・脱リン酸化反応を引

き起こす．これにより，**シナプス可塑性**（synaptic plasticity）が誘導され，記憶や学習などの活動依存的な脳高次機能とシナプス回路発達の基盤となる（第3章-1-Ⅲも参照）．

❸ イオンチャネル型受容体の機能的多様性

以下の機構により，イオンチャネル型受容体の機能的多様性が創造される．

◆サブユニットの分子多形性と組合せ

それぞれの伝達物質に対する受容体には，複数のサブユニットが与えられている（表2-3）．特に，イオンチャネル型グルタミン酸受容体とGABA$_A$受容体にはサブユニットにはそれぞれ18種類と15種類あり，生物進化の長い過程でニューロンへの興奮と抑制のかけ方や仕組みをいかに発達させてきたかを物語る．そのサブユニットの組合せにより，イオン透過性，ゲート特性，リガンド親和性，アンタゴニスト感受性などチャネルの機能特性が変化する．このサブユニットの分子多形性こそが，受容体の機能的多様性を形成するもっとも重要なファクターである（第3章も参照）．

◆スプライス変異体

タンパクのアミノ酸配列をコードする暗号は，ゲノム上ではいくつかの**エクソン**（exon）に分かれて書き込まれている．エクソンの間の領域を**イントロン**（intron）とよぶ．核内でDNAから転写されたばかりのプレmRNAは，イントロンとエクソンの両方をそのまま写し取った巨大な転写物で，その後の過程でイントロンを削除し断端を再接合して成熟した短いmRNAとなる．このステップにおいて，イントロンの切り出し方や残すべきエクソンの数の違いが生じると，アミノ酸配列やmRNAの安定性などに変化が起こり，発現するタンパクの構造と機能や発現量などに多様性が生み出される．この機構は，代謝型受容体でも同様に起こっている．

◆RNA編集によるアミノ酸置換

mRNAへの転写後に，特定の塩基が他の塩基へ変換されることがある．特に，AMPA型グルタミン酸受容体GluR2サブユニットでは，Ca^{2+}透過性を決めるアミノ酸がDNA上ではグルタミン（Q）とコードされているが，**RNA編集機構**（RNA editing）によりmRNAレベルでアルギニン（R）へ編集される．この編集は，ほぼ100％の正確さと効率で起こる．この編集されたGluR2をもつAMPA型グルタミン酸受容体は，Ca^{2+}透過性がほとんどなく

表2-3 イオンチャネル型受容体の種類

受容体（透過イオン）	サブユニット	備考
グルタミン酸受容体：		
AMPA型	GluR1〜4（GluRα1〜α4）	四量体構造/3回膜貫通サブユニット
カイニン酸型	GluR5〜7（GluRβ1〜β3）	・GluR2のQ/R編集がCa^{2+}透過性を決定
	KA1, 2（GluRγ1, γ2）	・GluR6は海馬のカイニン酸結合部位の形成に必要
不明	GluRδ1, δ2	・GluRδ2はプルキンエ細胞シナプスの形成とLTD（長期抑圧）に関与
NMDA型	NR2A〜D（GluRε1〜ε4）	・NR1とNR2Bは体性感覚系のバレル構造の形成に必須
	NR1（GluRζ1）	
	NR3A, B（GluRχ1）	
$GABA_A$受容体	α1〜α6	五量体構造/4回膜貫通サブユニット
	β1〜β4	
	γ1〜γ4	
	δ1	
$GABA_C$受容体	ρ1〜ρ3	五量体構造/4回膜貫通サブユニット
		・視覚系に限局的発現
グリシン受容体	α1〜α4	五量体構造/4回膜貫通サブユニット
	β	
アセチルコリン受容体（ニコチン性：nAChR）	α1〜α9	五量体構造/4回膜貫通サブユニット
	β1〜β4	・筋肉型：$(α1)_2βγδ → (α1)_2βεδ$にスイッチ
	γ	・神経型：α2〜α9とβ2〜β4から構成
	δ	
	ε	
セロトニン受容体	$5-HT_3$	五量体構造/4回膜貫通サブユニット
プリン受容体	P2X1〜7	三量体構造/2回膜貫通サブユニット

なる．つまり，この受容体のCa^{2+}透過性をRNA編集が握っている．

筋萎縮性側索硬化症（amyotrophic lateral sclerosis：**ALS**）は，骨格筋を支配する運動ニューロンが選択的かつ系統的に変性脱落し筋萎縮が進行する神経難病で，英国の宇宙物理学者のHawking博士もその患者の1人である．身体的な障害が重いうえに，呼吸筋麻痺による死が訪れるまで意識と知能が保たれる精神的負担も重い難病である．東京大学神経内科のグループは，ALS患者の運動ニューロンで，AMPA型グルタミン酸受容体GluR2サブユニットのRNA編集効率が半分程度にまで低下していることを発見した．編集効率の低下によりこの受容体のCa^{2+}透過性が高まり，運動ニューロンで大きな障害を発現したと考えられる[63]．

❹ イオンチャネルの厳しい品質管理機構

　ゲート開閉の仕組みの違いにかかわらず，正常に機能するイオンチャネルをつくるには，1つ1つのサブユニットが細胞膜に対して正しく折りたたま

れた三次構造をつくり，そのサブユニット数個がチャネル孔を囲むように集まって正しい四次構造をつくることが絶対的必要条件である．もしつくり損ねたイオンチャネルが細胞表面に発現してしまえば，開きっ放しか開かずのイオンチャネルになり，そのニューロンは細胞死や機能不全に陥ってしまう．そうならないように，イオンチャネルの合成工程には，厳しい品質管理機構が働いている．

◆小胞体貯留シグナルによる認識機構

イオンチャネルや受容体の組み立ては，翻訳とほぼ同時に粗面小胞体で行われる[64]．サブユニットには，**小胞体貯留シグナル**（ER retention signal）として書き込まれた目印があり，正しい高次構造ができた場合だけこの目印は内部に隠れる．これにより，厳しい認識機構を無事にパスした受容体だけが小胞体からゴルジ装置への輸送が許可され，最終的にシナプスなどの細胞表面に発現できる．またヘテロメリックチャネルとなって初めて機能的な受容体になる理由の1つが，異なるサブユニット間の相互作用による小胞体貯留シグナルのマスキングと，それによる認識機構の通過である．

◆分子シャペロンによる修復機構

しかし，正しい高次構造をとらない場合は，この目印が内部に隠れることができず，認識機構によりチェックされ**小胞体内貯留**を余儀なくされる．貯留したタンパクは，**分子シャペロン**（molecular chaperone）（後述）の働きによって正常な折りたたみ（フォールディング）に戻されるか，戻らない場合は最終的に**ユビキチン・プロテアソーム系**（ubiquitin-proteasomal system）などにより，細胞内分解系へと回される[65]～[67]．これは，受容体の品質管理機構の重要なプロセスである．

◆分子シャペロンと熱ショックタンパク

分子シャペロンとは，他のタンパク分子の折りたたみを介して正常な構造と機能の獲得を介助する分子の総称である．**熱ショックタンパク**（heat shock protein：Hsp）は，細胞を数℃高い温度に急にさらしたときに合成誘導されるタンパクファミリーである．その多くが，分子シャペロンとして，異常時だけでなく生理的状況においても機能している．

正常な状態では，タンパクは親水性領域が外側に露出するが，折りたたみがほどけたり異常になると疎水性領域も露出するようになる．疎水性の高い領域同士は相互に凝集しやすく，凝集したタンパクは**小胞体ストレス**とな

1　化学シナプス

り，細胞にとって非常に有害である．分子シャペロンはATPのエネルギーを使って，凝集をほどいて修復を試みる．

VI. 代謝型（Gタンパク共役型）受容体

　代謝型受容体によるシグナル伝達の機能的本質は，細胞外からのメッセンジャーである神経伝達物質（ファーストメッセンジャー）との結合シグナルを，細胞内の**セカンドメッセンジャー**の濃度変化に変換し，イオンチャネル型受容体よりも長いタイムスケールで神経機能やシナプス機能を調節することにある．ニューロンにとって代謝型受容体は，伝達物質の放出，シナプス可塑性，ニューロンの興奮性制御，神経活動の振動，神経細胞移動，神経突起伸展，シナプス回路発達など重要な局面でつねに登場する．

　Gタンパクや効果器酵素などいくつかのシグナル分子を介して，細胞内に生化学的反応を生み出す受容体と理解することができる（図2-6右，図2-7参照）．

❶ 代謝型受容体の分子構造

　代謝型受容体（metabotropic receptor）は7回の細胞膜貫通という共通した分子構造をとり，細胞外に伝達物質との結合部位を，細胞内領域に**三量体GTP結合タンパク**〔heterotrimeric GTP-binding protein，単に**Gタンパク**（G protein）ともいう〕との結合部位をもつ．伝達物質と受容体の結合がGタンパクを介して細胞内へと伝えられるため，代謝型受容体は**Gタンパク共役型受容体**（G protein-coupled receptor：**GPCR**）ともよばれる．

　これまで単分子で受容体機能を発現すると考えられてきたが，実はヘテロ二量体もしくはホモ二量体として機能していることがわかってきた．例えば，代謝型のGABA_B受容体は，GABA_BR1もしくはR2の単独発現では機能を得ることはできないが，両者を同時に発現させると，GABA投与に反応してGタンパク活性型内向き整流K^+（G protein-activated inward rectifying K^+ channel：GIRK）チャネルを活性化する機能的な受容体になる[68)][69)]．また，代謝型グルタミン酸受容体mGluR1も，ホモ二量体やGABA_B受容体とのヘテロ二量体を形成し，これによりグルタミン酸感受性などが制御される[70)][71)]．

❷ 三量体GTP結合タンパク：リガンド結合を伝えるスイッチ分子

　受容体と神経伝達物質との結合は，三量体GTP結合タンパクを介して細胞内に伝えられる．**αサブユニット**はもっとも大きな分子で（分子量約4

万），GTPやGDPとの結合部位をもち，**GTP分解（GTPase）活性**も有する．β（3.5万）とγ（1万）サブユニットは，生理的に解離することのない二量体として存在する．

◆受容体の活性化に伴う三量体GTP結合タンパクの変化

受容体の活性化に伴い，以下のように変化する．

- **不活性時：GDPが結合したαβγの三量体**

  受容体が不活性なときは，αサブユニットにGDPが結合し，αβγの三量体となって受容体と結合している．

- **活性化時：GTPに置換されたαサブユニットが解離して効果器制御**

  リガンドが受容体に結合するとGTP/GDP交換反応が開始し，αサブユニットに結合していたGDPがGTPと置き換わる．同時に，αとβγ複合体が解離し，受容体からも解離する．GTPと結合したαサブユニットは効果器酵素の活性を変化させて，セカンドメッセンジャーの産生や濃度変化を引き起こす．また，βγ複合体も，別の効果器を介して細胞機能を変化させる．

- **活性化終了時；αサブユニットのGDP化**

  やがて，αサブユニットのGTPase活性により，GTPはGDPへと分解され1回のシグナル伝達が終了する．ゆえに，GTP結合タンパクは，細胞外でのリガンド結合を細胞内の生化学反応へ切り替えるスイッチ分子として機能し，**トランスデューサー（transducer）**ともよばれる．

◆αサブユニットの違いによる3つのサブクラス

分子構造や発現細胞の違いから，単離されたαサブユニットは，Gs，Gi，Go（o = other），Gq，Gt（トランスデューシン，視細胞に発現），Golf（嗅細胞に発現），Ggust（ガストデューシン，味細胞に発現）と命名されている．現在，感覚細胞に特異的な分子を除き，脳に発現するGTP結合タンパクを，関連する効果器酵素の違いと作用の違いから **Gs，Gi/o，Gq** の3つのサブクラスに大別する．それぞれ，標的となる効果器の種類や効果器への作用が異なる．

コラム

細菌毒素はαサブユニットを攻撃する

コレラ毒素（cholera toxin）は，GsのαサブユニットのアミノNADの特定のアミノ酸に対して，NAD（nicotinamide adenine dinucleotide）のADPリボースを転移（**ADPリボシル化**）することにより，GsαのGTPase活性を失わせる．この結果，受容体刺激の有無に無関係に効果器酵素（アデニル酸シクラーゼ）が活性し続けcAMPが蓄積する．一方，**百日咳毒素**（pertussis toxin）はGi/oのαサブユニットをADPリボシル化する．これにより，αサブユニットは受容体との共役性を失いシグナル伝達がシャットオフされる．

1 化学シナプス

❸ 効果器とセカンドメッセンジャー

GTP結合タンパクにより活性調節を受け，**セカンドメッセンジャー**（second messenger）の産生や増減にかかわる酵素を**効果器**（effector）とよぶ．

◆αサブユニットにより制御される効果器

細胞にとってもっとも重要なセカンドメッセンジャーといえば，**Ca^{2+}とサイクリックAMP（cAMP）**である．さらに網膜の視細胞では，cGMPの増減が光受容の鍵を握る．これらの合成にかかわる効果器が，それぞれ**ホスホリパーゼCβ**（phospholipase Cβ：**PLCβ**），**アデニル酸シクラーゼ**（adenylate cyclase），**cGMPホスホジエステラーゼ**（cGMP-dependent phosphodiesterase：**cGMP-PDE**）で，すべてαサブユニットにより活性が制御される．

◆βγ複合体により制御される効果器

一方，βγ複合体は，**Ca^{2+}チャネル**を抑制したり，**GIRKチャネル**を活性化して，いずれもニューロンの興奮性を抑制する．Gs，Gqに比べ，Gi/oのGTP結合タンパクの細胞含量がはるかに高いため，これらの抑制効果はGi/o共役型受容体の活性化に際して解離されるβγ複合体により発揮される．百日咳毒素によりこの抑制効果はほとんど遮断される．

❹ 代謝型受容体の違いにより生じる細胞内応答

GTP結合タンパクのαサブユニットの3つのサブクラスと，それぞれと関連する受容体と効果器酵素の組合せ（表2-4）から，どのタイプの代謝型受容体を活性化するかで，生じる細胞内応答を理解することができる．

◆Gq共役型受容体（図2-7）

PLCβは，Gqタンパクαサブユニットの結合と細胞内Ca^{2+}濃度により活性制御を受ける効果器である．その触媒作用により，細胞膜のイノシトールリン脂質（PIP$_2$）が分解を受け，**イノシトール3リン酸**（inositol 1,4,5-trisphosphate：**IP$_3$**）と**ジアシルグリセロール**（diacylglycerol：**DAG**）の2つのセカンドメッセンジャーが産生される．IP$_3$は，細胞質中に拡散して滑面小胞体の膜上にある**IP$_3$受容体**と結合し，これを活性化して**Ca^{2+}放出**を引き起こす．

これによるCa^{2+}濃度上昇は，**Ca^{2+}/カルモジュリン依存性キナーゼⅡ**（Ca^{2+}/calmodulin-dependent kinaseⅡ：**CaMKⅡ**）を活性化する．また，Ca^{2+}濃度上昇とDAGとの結合により，**Cキナーゼ**（protein kinase C：

表2-4 代謝型受容体の種類

受容体	サブタイプ	効果器（セカンドメッセンジャー）
グルタミン酸受容体	グループⅠ（mGluR1/5）	PLCβ（IP₃/DAG産生）
	グループⅡ（mGluR2/3）	アデニル酸シクラーゼ（cAMP↓）
	グループⅢ（mGluR4/6/7/8）	アデニル酸シクラーゼ（cAMP↓）
GABA_B受容体	GABA_BR1, GABA_BR2	GIRK-typeKチャネル（過分極）
アセチルコリン受容体（ムスカリン性：mAChR）	M1, M3, M5	PLCβ（IP₃/DAG産生）
	M2, M4	アデニル酸シクラーゼ（cAMP↓）
ドーパミン受容体	D1, D5	アデニル酸シクラーゼ（cAMP↑）
	D2, D3, D4	アデニル酸シクラーゼ（cAMP↓）
ノルアドレナリン受容体	α1（α1A, α1B, α1D）	PLCβ（IP₃/DAG産生）
	α2（α2A, α2B, α2C）	アデニル酸シクラーゼ（cAMP↓）
	β（β1, β2, β3）	アデニル酸シクラーゼ（cAMP↑）
セロトニン受容体	5-HT₁, 5-HT₅	アデニル酸シクラーゼ（cAMP↓）
	5-HT₂	PLCβ（IP₃/DAG産生）
	5-HT₄, 5-HT₆, 5-HT₇	アデニル酸シクラーゼ（cAMP↑）
ヒスタミン受容体	H1	PLCβ（IP₃/DAG産生）
	H2	アデニル酸シクラーゼ（cAMP↑）
	H3	アデニル酸シクラーゼ（cAMP↓）
	H4	アデニル酸シクラーゼ（cAMP↓）
プリン受容体：アデノシン受容体（P1）	A₁	アデニル酸シクラーゼ（cAMP↓）
	A_{2A}	アデニル酸シクラーゼ（cAMP↑）
	A_{2B}	アデニル酸シクラーゼ（cAMP↑）
	A₃	アデニル酸シクラーゼ（cAMP↓）
ヌクレオチド受容体（P2）	P2Y_{1,2,4,6,11,14}	PLCβ（IP₃/DAG産生）
	P2Y_{4,12,13}	アデニル酸シクラーゼ（cAMP↓）
	P2Y_{11}	アデニル酸シクラーゼ（cAMP↑）
カンナビノイド受容体	CB1, CB2	アデニル酸シクラーゼ（cAMP↓）

PKC）も活性化される．CaMKⅡやPKCの活性化により，種々の基質タンパクがリン酸化を受け，細胞機能や伝達機能は増強し，シナプス可塑性が誘発される[72]．さらに，CaMKⅡはcAMP-response element-binding protein（CREB）のリン酸化を介して転写調節を行い，細胞の増殖分化，記憶の固定化などにかかわる．

また，DAGの産生により，これを材料として2-アラキドノイルグリセロール（2-arachidonoyl glycerol：2-AG）も合成され，プレシナプス上のカンナビノイド受容体CB1を活性化して伝達物質放出の逆行性抑制が発生する（第5章-1も参照）．

◆ Gs共役型受容体（図2-6右）

アデニル酸シクラーゼ（adenylate cyclase）は12回膜を貫通する膜タン

1 化学シナプス

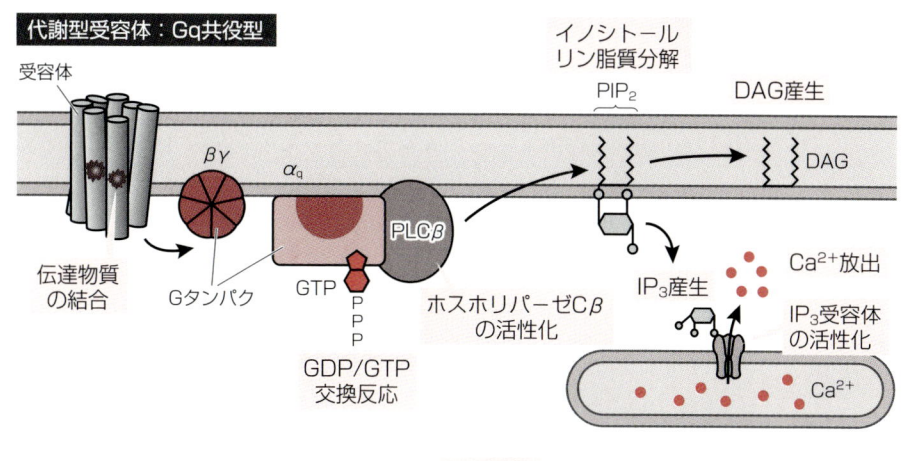

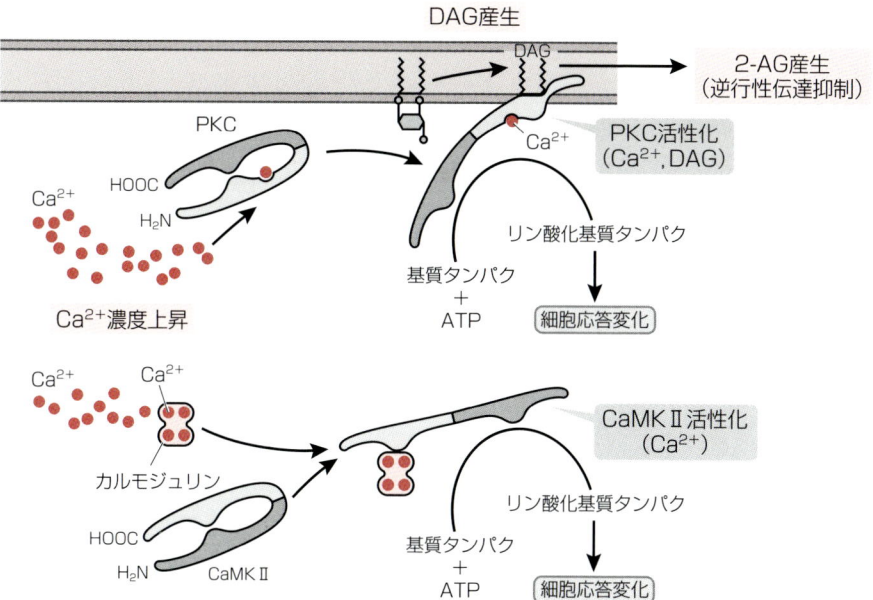

図2-7 代謝型受容体（Gq共役型）の活性化

Gq共役型受容体の活性化は，ホスホリパーゼCβ（PLCβ）を活性化して細胞膜のイノシトールリン脂質を分解してIP₃とジアシルグリセロール（DAG）を産生する．IP₃によるCa²⁺放出やDAG産生はCキナーゼ（PKC）やCa²⁺/カルモジュリン依存性キナーゼⅡ（CaMKⅡ）を活性化する．同時に，DAGの産生は2-アラキドノイルグリセロール（2-AG）の合成を促進して，逆行性シナプス伝達抑制を引き起こす（第5章-1を参照）．参考図書1より

パクで，ATPからcAMPを合成する．Gsタンパク α サブユニットとの結合により活性化され，cAMPの濃度上昇は**cAMP依存性キナーゼ**〔cAMP-dependent kinase，**Aキナーゼ**（A-kinase：**PKA**）〕を活性化する．PKAの活性化により，種々の基質タンパクがリン酸化を受け，神経終末部からの伝達物質放出が増加する．また，cAMPは，**サイクリックヌクレオチド依存性イオンチャネル**（cyclic nucleotide-gated ion channel）と結合してチャネル活性を制御し，膜電位も変化する．さらに，cAMP-response element-binding protein（**CREB**）のリン酸化を介して転写調節を行い，細胞の増殖分化，記憶の固定化などにもかかわる．

◆Gi/o共役型受容体

Gi/oタンパク α サブユニットとの結合により，Gs共役受容体の場合と逆の生化学反応が進み，PKAが抑制されることで伝達物質放出が低下する．また，Gi/oの β γ 複合体は，**GIRKチャネル**を活性化してニューロンの興奮性を抑制する．Gi/o共役型受容体は軸索や神経終末部に発現する場合が多く，cAMP低下作用を介して伝達物質放出の抑制にかかわる．

Ⅶ．シナプスの足場タンパクと接着因子

EPSPを発生するグルタミン酸作動性シナプスとIPSPを発生するGABA/グリシン作動性シナプスでは，伝達物質と受容体とが正しい組合せで向かい合っており，これは驚くほど厳密に制御されている（巻頭カラー図7A～C，図1-21参照）．興奮性シナプスと抑制性シナプスとでは，使われている足場タンパクや接着分子も異なっており，伝達物質と受容体の組合せを厳密に制御していると考えられる．

❶ 興奮性シナプスのPSD足場タンパク

グルタミン酸受容体の特定のサブユニット（サブタイプ）と結合するPSD足場タンパク分子が次々と見つかり，興奮性シナプスのPSDの分子的構成の理解が進んだ．**PSD-95/SAP90タンパクファミリー**はNMDA型グルタミン酸受容体NR2A/BサブユニットやShaker型K$^+$チャネル（Kv1）と，**GRIP**はAMPA型グルタミン酸受容体GluR2/3サブユニットと，**homer/vesl**は代謝型グルタミン酸受容体mGluR1/5やイノシトール3リン酸（IP$_3$）受容体と結合する[73)～78)]（図2-8）．また，これらの足場タンパクは，足場タンパクの束ね役と考えられている巨大な**Shank**と相互に結合する[79)]．これらの

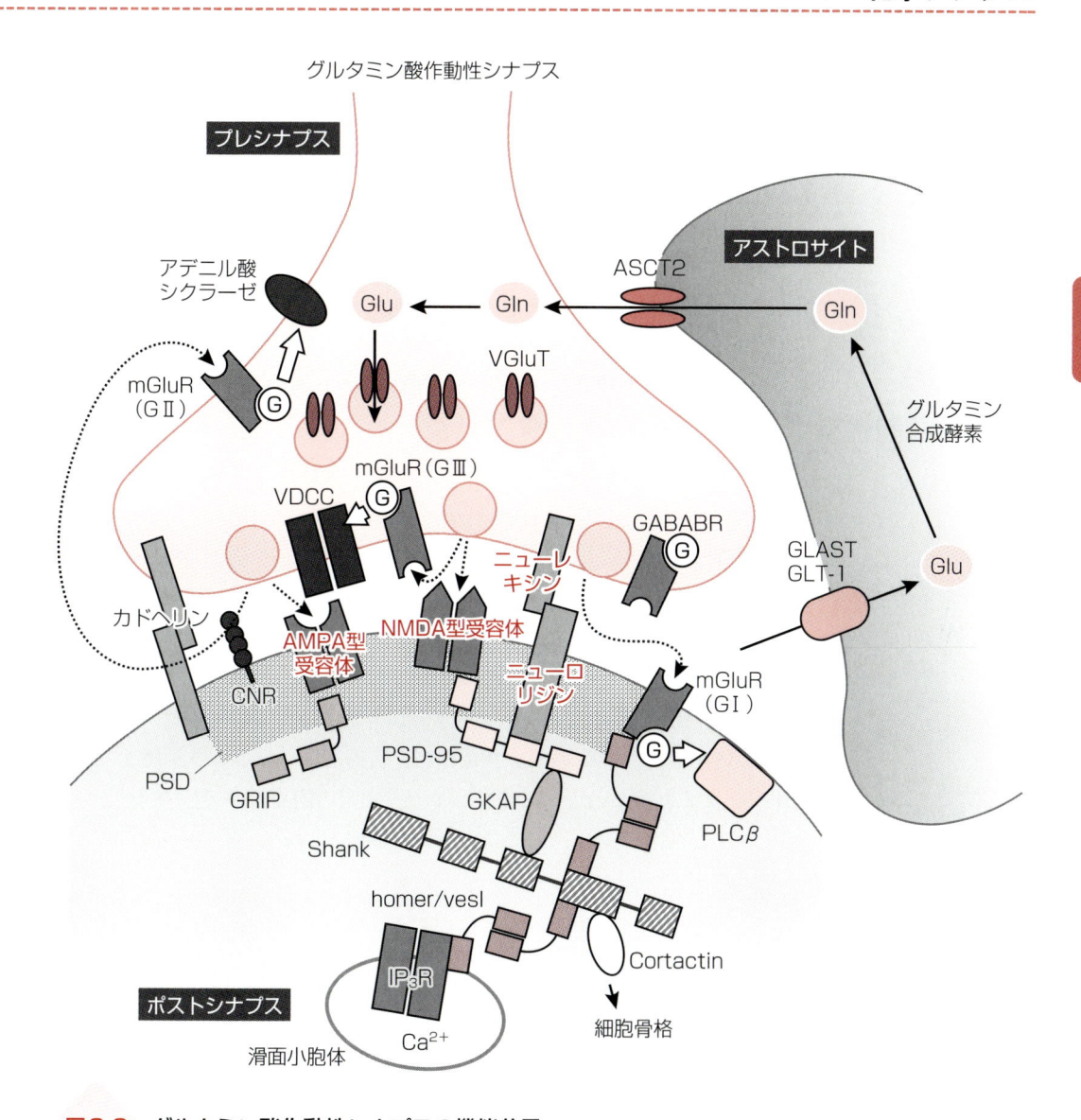

図2-8　グルタミン酸作動性シナプスの機能分子

ここには次のカテゴリーの分子を描いている.
①プレシナプスでのグルタミン酸小胞膜輸送分子：小胞膜トランスポーターVGluT．②プレシナプスからのグルタミン酸放出を制御する分子：電位依存性Ca^{2+}チャネルVDCC，グループⅡおよびⅢ代謝型グルタミン酸受容体mGluR（GⅡ，GⅢ）．③シナプスの接着分子：カドヘリン，カドヘリン関連受容体CNR，ニューレキシン，ニューロリジン．④ポストシナプス膜上のグルタミン酸受容体：AMPA型受容体，NMDA型受容体，グループⅠ代謝型グルタミン酸受容体mGluR（GⅠ）．⑤ポストシナプスの細胞内シグナル伝達分子：ヘテロ三量体Gタンパク（G），PLCβ，イノシトール3リン酸受容体（IP$_3$R）．⑥ポストシナプスの足場タンパク：PSD-95，GKAP，homer/vesl，GRIP．⑦アストロサイトのグルタミン酸輸送・変換分子：グルタミン酸トランスポーターGLAST/GLIT-1，グルタミン合成酵素，アミノ酸トランスポーターASCT2．参考図書2より

足場タンパク同士の強固なネットワークを介して，グルタミン酸受容体やその関連分子をポストシナプスにクラスタリングさせている．これにより，シグナル分子の量比を調節したり，伝達の効率化を行ったり，受容体のシナプス局在を調節している[80]．

ラブドメアとよばれるショウジョウバエの視覚器において，PDZドメイン含有分子であるINADを欠失させると，PLCβを介した光伝達分子の細胞内分布が変化し伝達機能が失われる[81]．

❷ 抑制性シナプスのPSD足場タンパク

一方，ゲフィリン（gephyrin）はグリシン受容体と一緒に精製されたアンカー分子で，グリシン受容体やGABA$_A$受容体と抑制性シナプスで一緒に分布している．

GABA受容体を欠失させるとゲフィリンのシナプス局在は消失し，培養したニューロンでゲフィリンをノックダウンするとGABA$_A$受容体のシナプス局在が失われる．しかし，生まれつきゲフィリンをもたない遺伝子欠損マウスでは，GABA受容体は正しくシナプスに発現する．この矛盾は，未知の分子機構もGABA受容体のシナプス局在を制御していることを示唆する．抑制性シナプスのPSDの分子構造につては，未だ不明な点が多い[82]〜[84]．

❸ ニューロリジン

ニューロリジン（neuroligin）はポストシナプス膜を貫通する分子で，これまで5つのメンバーがわかっている．ニューロリジン1は興奮性シナプス，ニューロリジン2は抑制性シナプスに選択的で，どちらも細胞外でプレシナプス膜タンパクのニューレキシン（neurexin）と結合する（図2-8）．細胞内では，ニューロリジン1はPSD-95やS-SCAMなどの興奮性シナプスの足場タンパクと結合するが，ニューロリジン2がどのような足場タンパクと結合するのかわかっていない．ニューロリジン3はニューロンだけでなくグリアにも発現する．ニューロリジン4はヒトのX染色体上のみに存在し，ニューロリジン5はY染色体上に存在する．このうちニューロリジン3とニューロリジン4の遺伝子変異が自閉症やアスペルガー症候群と関連し，さらにPSD-95を介して連結するShank3の遺伝子変異も自閉症に関連するという報告がある[85][86]．

❹ ニューレキシン

一方，ニューレキシンには3つの遺伝子Ⅰ〜Ⅲがあり，それぞれに長いス

プライス変異体α（Iα，IIα，IIIα）と短いβ（Iβ，IIβ，IIIβ）がある．さらにα型には5カ所，βには2カ所の異なるスプライス部位があり，多様な分子形として存在する[87]．この多様性がどのような意味をもっているのかは不明である．

❺ PSD分子検出の困難性

このようなPSDの緻密な分子環境があだとなって，ここに局在するイオンチャネル型グルタミン酸受容体やPSD-95タンパクファミリーなどの免疫組織化学的検出は非常に困難である．検出抗体をPSD内部に埋め込まれた抗原に結合させるためには，光顕レベルでは組織切片の適度なタンパク分解処理[88]〜[91]やマイクロウェーブ照射[92]などの前処置が必要となり，電顕レベルでは包埋後免疫電顕法を行うことが必須になる[93]．

シナプス間隙に露出する受容体部位を認識する抗体を用いて免疫組織化学的検出を試みても，抗体の浸透や結合が障害される場合があり，PSDと同様にシナプス間隙も密な分子環境になっていることが予想される．

VIII. 神経伝達物質の除去機構

シナプス間隙に放出された神経伝達物質は速やかに除去される必要があり，そうでなければ次のシナプス伝達に支障をきたしてしまう．さらに除去機能が低下すると，ニューロンに変性が生じたり，けいれんが起きたり，分裂病やうつ状態など精神神経症状が発症する．このため，伝達物質のそれぞれに選択的な除去機構が備わっている．

❶ 細胞膜トランスポーターによる取り込み

受動的な神経伝達物質の拡散に加え，**細胞膜トランスポーター**（plasmalemmal transporter）による選択的な取り込みが除去機構として重要である．グルタミン酸やGABAの細胞膜トランスポーターの分子種が豊富で，それぞれの細胞発現も異なっている（表2-5）．

アストロサイトに発現する**細胞膜グルタミン酸トランスポーター**GLASTとGLT-1は，それぞれ小脳と終脳での発現が顕著で[94]，シナプス間隙からのグルタミン酸の速い除去に関与している（図2-8）．この除去機能が障害されると，それぞれの領域でグルタミン酸興奮毒性による神経細胞死が起こりやすくなる[95][96]．

細胞膜GABAトランスポーターは，マウスでのクローン名がラットやヒト

のそれと異なっていることに注意を要する（表2-5）．GAT1が神経終末へのGABAの再取り込みの主役を演じている[97]．**細胞膜グリシントランスポーター**のうち，GLYT1はアストロサイトに発現することから，NMDA受容体の活性化に必要なグリシンの供給に関与している可能性が想定されている[98]．一方，GLYT2はグリシン作動性ニューロンに選択的で[55]，**細胞膜コリントランスポーター**CHT1はアセチルコリン作動性ニューロンに選択的である．モノアミンも，それぞれに特異的な**細胞膜ドーパミントランスポーター**DAT，**細胞膜ノルアドレナリントランスポーター**NET，**細胞膜セロトニントランスポーター**HTTを介して神経終末から取り込まれ，再利用される（図2-4B）．したがって，これらの分子は，神経伝達物質の再利用に重要な役割を果たすと同時に，麻薬や中枢神経薬の標的分子となっている．

❷ 酵素的分解

酵素的分解による処理機構もある．神経筋接合部のシナプスひだに分布する**アセチルコリンエステラーゼ**（choline estrase）はアセチルコリンをコリンと酢酸に分解し，コリンは高親和性コリントランスポーターCHT1により神経終末に再び取り込まれる（図2-1，図2-3）．また，カテコールアミンはミトコンドリア外膜酵素の**モノアミンオキシダーゼ**（monoamine oxidase：MAO）や細胞質酵素の**カテコール-O-メチルトランスフェラーゼ**

表2-5　細胞膜トランスポーターの種類

神経伝達物質	細胞膜トランスポーター	備考
グルタミン酸	GLAST（EAAT1）	放射状グリア/アストロサイトに特異的，小脳と網膜に豊富
	GLT-1（EAAT2）	成長軸索→アストロサイトへ発現がスイッチ，終脳に豊富
	EAAC1（EAAT3）	ニューロン型
	EAAT4	プルキンエ細胞にほぼ特異的
	EAAT5	網膜に特異的
GABA	GAT1	GABA作動性ニューロンの終末とアストロサイト
	GAT2（マウスではGAT3）	髄膜と小脳外顆粒細胞層
	GAT3（マウスではGAT4）	嗅球と脳幹
	BGT1（マウスではGAT2）	髄膜に特異的
グリシン	GLYT1	グリア細胞（アストロサイト）
	GLYT2	グリシン作動性ニューロンに選択的
アセチルコリン	CHT1	アセチルコリン作動性ニューロンに選択的
ドーパミン	DAT	ドーパミン作動性ニューロンに選択的
ノルアドレナリン	NET	ノルアドレナリン作動性ニューロンに選択的
セロトニン	HTT（SERT）	セロトニン作動性ニューロンに選択的
ヒスタミン	OCT2，OCT3	

（cathecol-O-methyltransferase：COMT）による分解を受け，前者はセロトニンの分解にもかかわる．

IX．化学シナプスの分類

❶ シナプスの機能的分類

◆PSDと興奮性シナプス

第1章-3-Iで述べたように，EPSPを発生するシナプスを**興奮性シナプス**とよぶ．この興奮性/抑制性の特性は，イオンチャネル型受容体を透過するイオン選択性で決まる（表2-6）．成体の中枢神経系では，興奮性シナプスといえば**イオンチャネル型グルタミン酸受容体**を発現するシナプスであると考えてよい．しかし，細胞内外のイオン環境が変わったり，平衡電位に対する膜電位の関係が変わるとイオンの流れる向きも変わる．

◆IPSPと抑制性シナプス

IPSPを発生するものを**抑制性シナプス**とよび，**$GABA_A$受容体**あるいは**グリシン受容体**を有するシナプスである．しかし，Cl^-の平衡電位は$-85\,mV$と静止膜電位に近く，発生段階では細胞内Cl^-濃度が高いため，これらの受容体を有するシナプスはEPSPを発生する．

NKCC1はNa^+，K^+，Cl^-を同時に流入させる共輸送体で，この機構により細胞内のCl^-濃度は上昇する．一方，**KCC2**はK^+，Cl^-を同時に排出する共輸送体で，細胞内Cl^-濃度は低下する．発生段階の脳では主にNKCC1が発現しているため細胞内のCl^-濃度は高くなっており，GABAやグリシンを介する興奮性シグナリングが神経細胞の分化や回路発達に重要であると考えられている．その後，NKCC1の発現が低下し，KCC2の発現上昇が起こり，細胞内Cl^-濃度が減少して，抑制性シグナリングへと転換する．

表2-6 神経伝達物質受容体とシナプス後電位

伝達物質	受容体	透過イオン	シナプス電位
グルタミン酸	AMPA型受容体	Na^+, K^+	EPSP
	カイニン酸型受容体	Na^+, K^+	EPSP
	NMDA型受容体	Na^+, K^+, Ca^{2+}	EPSP
アセチルコリン	ニコチン性受容体	Na^+, K^+	EPSP
セロトニン	5-HT_3受容体	Na^+	EPSP
GABA	$GABA_A$受容体	Cl^-	IPSP
グリシン	グリシン受容体	Cl^-	IPSP

図2-9　シナプスの形態学的分類

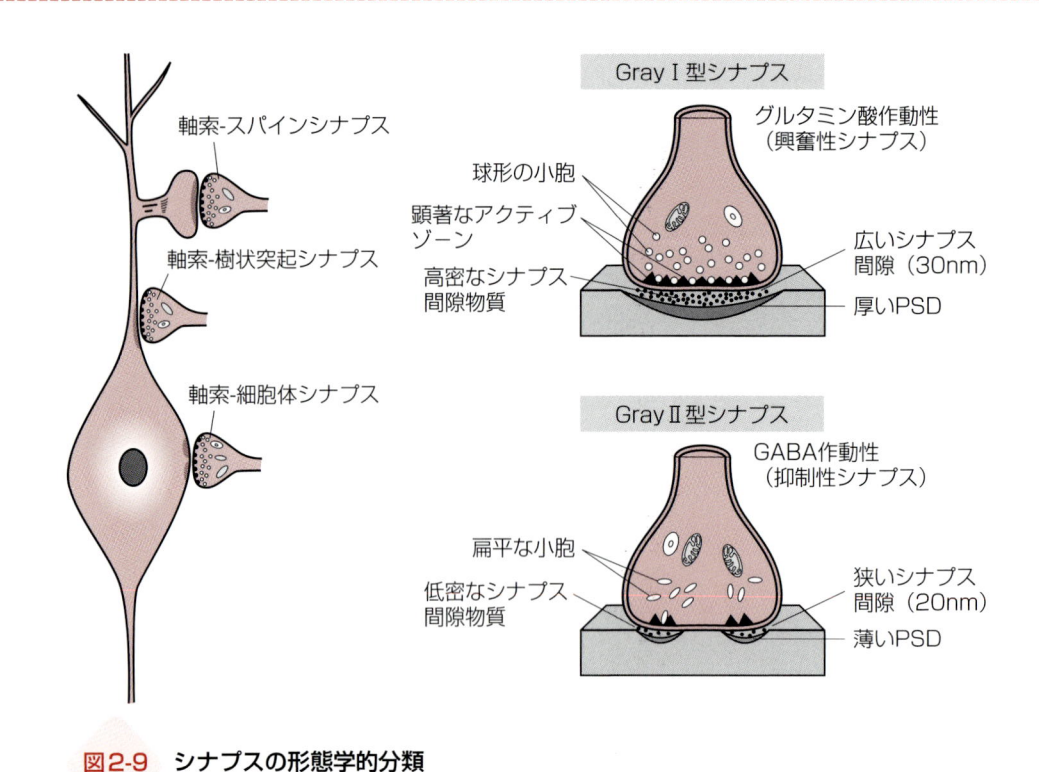

一般的に，Gray Ⅰ型シナプスは興奮性シナプス，Gray Ⅱ型シナプスは抑制性シナプスと考えられる．参考図書1より

❷ シナプスの形態学的分類
◆PSDの発達度による分類

　　　　電子顕微鏡の導入により，シナプスの形態学的分類が行われ，現在もシナプスの形態学的記載によく使われている（図2-9右）．
　　Gray Ⅰ型シナプスはPSDの肥厚が著明で，**非対称性シナプス**（asymmetrical synapse）ともいう．シナプス小胞の形状は球形で，シナプス間隙は広く（30 nm），アクティブゾーンも発達している．このようなシナプスのプレ側には**小胞膜グルタミン酸トランスポーター**のVGluT1やVGluT2が含まれ，ポスト側にはイオンチャネル型グルタミン酸受容体が検出される．したがって，このような形態学的特徴を有するシナプスのほとんどは，グルタミン酸作動性の興奮性シナプスである．
　　一方，**Gray Ⅱ型シナプス**はPSDの肥厚が乏しく，**対称性シナプス**（symmetrical synapse）ともよばれる．シナプス小胞は扁平もしくは多形で，シナプス間隙は狭い（20 nm）．このようなシナプスは，主に抑制性（GABA作動性またはグリシン作動性）シナプスであることが，受容体に対する免疫

電顕により確認されている．

しかし，生体のシナプス形態は多様であり，この2つのどちらかに決めかねるシナプスも存在する．そのシナプスが興奮性であるか抑制性であるかを形態学的に検討するには，やはり，シナプス伝達に関与する受容体など特定の分子マーカーを用いる必要がある．

ちなみに，ネコの視覚野では，1 mm^3 体積中に含まれるシナプスは5万個で（ニューロン1個あたり6,000個），その84％はGray I型，残りの16％はGray II型であったという[99]．

◆シナプス形成部位による分類

もっとも一般的なシナプスは，プレシナプスが軸索終末部で，ポストシナプスがスパインとなる**軸索-スパインシナプス**（axo-spinous synapse），樹状突起となる**軸索-樹状突起シナプス**（axo-dendritic synapse），細胞体となる**軸索-細胞体シナプス**（axo-somatic synapse）の組合せである（図2-9左）．**軸索-軸索シナプス**（axo-axonic synapse）や**樹状突起-樹状突起シナプス**（dendro-dendritic synapse）も少数ある．例えば，嗅球の顆粒細胞は軸索をもたず，僧房細胞と顆粒細胞との間に双方向性の樹状突起-樹状突起シナプスを形成する．このシナプスでは，僧帽細胞はグルタミン酸を放出しては顆粒細胞を興奮させ，顆粒細胞はGABAを放出して僧帽細胞を抑制するという**相反的シナプス**（reciprocal synapse）となっている．

X．化学シナプスによる微小回路

個々のシナプスの特性に加え，微小回路におけるシナプス回路の基本的パターンも，神経回路機能を理解するうえで重要である．その例として，小脳皮質のシナプス回路を図2-10に示す．

❶ 拡散型

拡散型（divergence）では，1つのプレシナプスが多数のポストシナプスと結合する．このパターンにより，神経情報が多くのニューロンに同時に伝えられる．その例が，小脳の苔状線維・顆粒細胞シナプスにみられる．苔状線維は橋核や脊髄などに由来し，多数のシナプス小胞を含む巨大な終末部をつくる．この終末は，平均して53個の顆粒細胞とグルタミン酸作動性シナプスを形成しており[100]，そのポストシナプスにはAMPA型やNMDA型グルタミン酸受容体が高濃度に局在し[90]，シナプス伝達や長期増強の発現に関

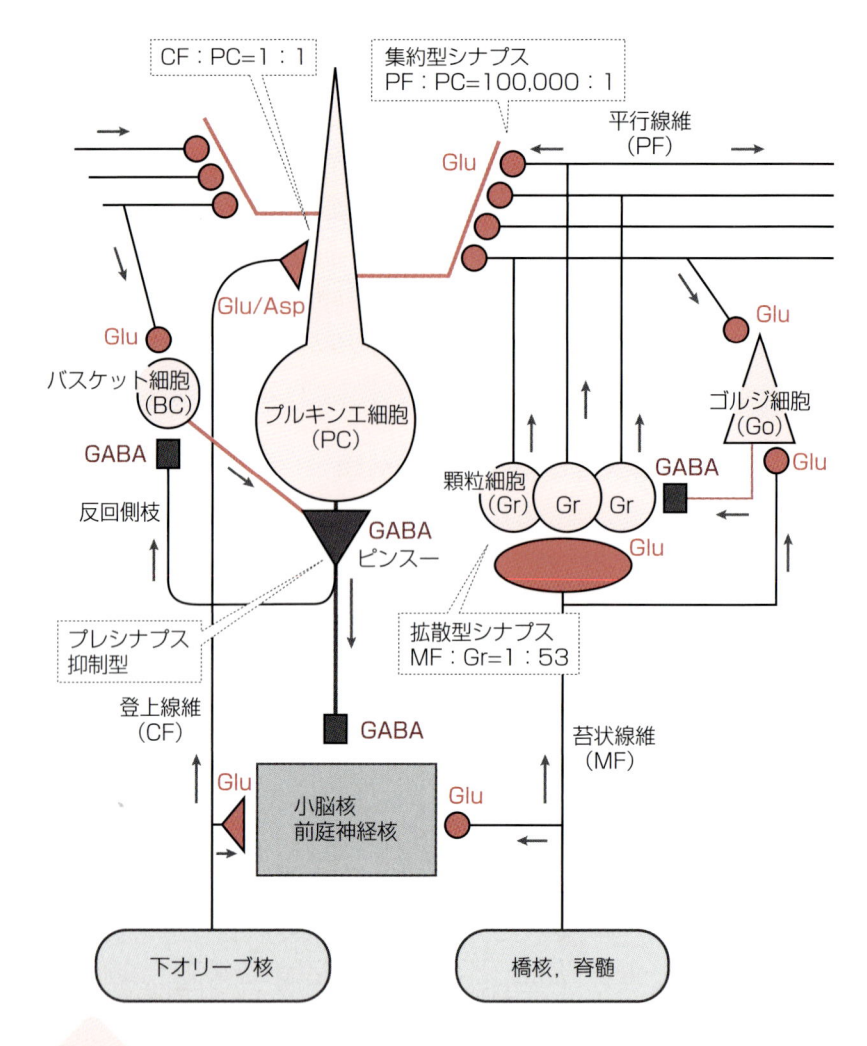

図2-10 小脳のシナプス回路

拡散，集約，プレシナプス抑制などのシナプスの微小回路の基本的パターンが存在する．グルタミン酸とGABAを伝達物質とするシナプス回路が，興奮と抑制からなる神経回路を形成している

与している[101]．

❷ 集約型

集約型（convergence）では，1個のニューロンに対して多数のプレシナプスがシナプスをつくる．この回路パターンは，多くの神経情報を統合して出力を出す投射ニューロンによくみられ，興奮性や抑制性入力の時間的および空間的な加算がその樹状突起で行われる．

苔状線維からの興奮性入力は，顆粒細胞の平行線維を介してプルキンエ細胞に伝えられる（平行線維・プルキンエ細胞シナプス，巻頭カラー図7A参照）．1個のプルキンエ細胞は，平均して10万本の平行線維とグルタミン酸作動性シナプスを形成している[102]．プルキンエ細胞では，この興奮性入力の1つ1つをスパインで受け，ここにAMPA型グルタミン酸受容体に加え，GluRδ2や代謝型グルタミン酸受容体mGluR1が局在し，小脳長期抑圧やシナプス形成に関与している[103)〜106]．

❸ プレシナプス抑制型

プレシナプス抑制型（presynaptic inhibition）は軸索–軸索間シナプスとしてみられる回路パターンである．小脳分子層の介在ニューロンであるバスケット細胞は，平行線維から興奮性入力を受け，GABAを含有する抑制性軸索をプルキンエ細胞の軸索初節に投射し，これを取り囲む．この終末構造はピンスー（pinceau）とよばれ，プルキンエ細胞の基底部に逆三角錐形の終末複合体を形成する（巻頭カラー図7Cを参照）．プルキンエ細胞の活動電位の発生に対して，ピンスーは強力な化学的（GABA性）および電気的（過分極）抑制をかけると考えられている[107]．しかし，これまでプルキンエ細胞の軸索初節にGABA受容体が発現するという報告はなく，主に電気的抑制を行っていると思われる．

XI. シナプス伝達とボリューム伝達

シナプスを介さずに，ニューロンの局所や全体に影響を与える情報伝達も行われている．そのような伝達様式を**神経調節**（neuromodulation）といい，そのような伝達を担う物質を**神経調節物質**（neuromodulator）とよんだりする．

現在，受容体や小胞膜トランスポーターの分子検出が可能になり，プレとポストの分子の位置関係が正確に捉えられるようになっている．確かに，ある伝達系では両者が近接して相互に向かい合う「シナプス伝達」的な位置関係をとっている．しかし，別の伝達系では両者に相関性がみられず，「神経調節」的な位置関係をとる．しばしば後者の伝達様式は，**ボリューム伝達**（volume transmission）とも表現される．ボリューム（体積）と情報伝達という次元の異なる概念は，少しわかりにくいかもしれない．しかし，終末部から周囲の細胞外空間へ伝達物質を撒き散らし，その環境濃度の増減を通してニューロンや領域の興奮性を調節するという意味において，まさに点対

体積の伝達様式といえる[108]．

❶ シナプス伝達 （巻頭カラー図7）

　　典型的なシナプス伝達では，神経伝達物質は終末部からシナプス間隙に放出され，受容体はそれに対向するポストシナプス膜上に密集し，厳密な点対点のシナプス伝達を行う．この様式は，**アミノ酸系伝達物質（グルタミン酸，GABA，グリシン）**とその**イオンチャネル型受容体**を介する伝達様式にほぼ限定される．下記の特性を通して，シナプス伝達は空間的に制限され，時間的には速いタイムスケールの情報の伝達を行う．

　特性を列挙すると，
- シナプス結合で結ばれた回路に沿って情報を伝達し，伝達物質の放出部位と受容体の発現部位とが20〜30 nmのシナプス間隙を挟んで向かい合う．このため，伝達物質の局所濃度は高く，受容体のリガンド結合親和性は低いことが多い．
- アミノ酸系のイオンチャネル型受容体の活性化を通して，速い興奮性もしくは抑制性のシナプス後電位を生成し，活動電位の発生に直接かかわる．
- 受容体は足場タンパクを介してPSDを有するポストシナプス膜に密集する．
- PSDにおける分子間の相互関連性が強いため，通常の免疫組織化学法では抗体が十分に浸透せず標的分子に結合することが困難となる．これは，分子検出の際に大きな問題となる．

❷ ボリューム伝達 （巻頭カラー図12）

　　典型的なボリューム伝達では，神経調節物質は終末部から放出されるが，構造的なシナプスをほとんどつくらない．従来の報告では，アセチルコリン作動性軸索やモノアミン作動性軸索が電顕的にシナプスを形成している事実も知られている．しかし，伝達の広がり全体からみればそれはかなり限定的で，シナプス結合部のポスト側に受容体の集積を示す研究データはほとんどない．

　　筆者は，**アセチルコリンとモノアミンを伝達物質とする伝達**や，**代謝型受容体を介する伝達**のほとんどは，ボリューム伝達様式をとると考えている．また，イオンチャネル型であるニコチン性アセチルコリン受容体やセロトニン受容体5-HT$_3$を介する伝達も，受容体はシナプス外や終末部に分布してボリューム伝達的であることが次第に明らかになっている．ボリューム伝達は，睡眠，覚醒，注意など，脳の広い領域を巻き込み，時間的にも長いタイムスケールの神経機能調節に関与する．

特性を以下に列挙する．
- 構造的にシナプスをつくらず，伝達物質の放出部位と受容体の発現部位までの距離が比較的長い伝達様式である．このため，伝達物質の局所濃度は低く，受容体のリガンド結合親和性は高いことが一般的である．
- セカンドメッセンジャーやイオンの出入りを介して，樹状突起や細胞体や終末部の興奮性を調節して活動電位の発生や伝達物質の放出に影響を与える．
- 受容体はシナプス膜からむしろ排除され，スパイン・樹状突起・細胞体・終末部などのシナプス外膜に広く，もしくはこれらの一部に分布する．
- 通常の免疫組織化学法で問題なく検出できる．

❸ 中間的な伝達様式

シナプス部に比べれば圧倒的に低濃度ではあるが，アミノ酸系イオンチャネル型受容体もシナプス外（extrasynapse）に広く分布している．したがって，神経活動の亢進によりアミノ酸系伝達物質のスピルオーバーが起こり，細胞外濃度が上昇すれば，シナプス伝達に加えボリューム伝達も同時に起こる．また代謝型受容体の中では，Gq共役型グルタミン酸受容体であるmGluR1とmGluR5はシナプス部とシナプス外の境界領域である**シナプス周囲部**（perisynapse）に集積する傾向がある．シナプス周囲部への集積度の違いから，mGluR1はよりシナプス伝達的であり，mGluR5はよりボリューム伝達的で，シナプス伝達とボリューム伝達の間は連続的なスペクトラムになっていると考えるべきである．

強力なアミノ酸系伝達物質以外に，なぜ多様な神経伝達物質が使われているのかという問いに対する答えの1つが，この2つの伝達様式を組合せることで多様な制御系が可能になるからであろう．つまり，脳機能レベルはいつも一定ではなく，状況に応じて刻々と変化する．例えば，注意機能レベルを上げるアセチルコリンの環境濃度が高いとき，グルタミン酸作動性の視覚情報や聴覚情報は記憶の回路に深く刻み込めるが，ボーッとしているときの情報はただ回路を通り過ぎ消えてゆく．このような違いを制御していると考えられる．

第2章

2 電気シナプスによる情報伝達

電気シナプス（electrical synapse）とは，細胞間を直接イオン（電流）が流れることによりシグナル伝達を行うことを指す．細胞間の距離が短いため化学シナプスよりも速いが，シナプス伝達のような伝達の方向性はなく，互いに連絡するネットワークを通して波紋のように伝達は広がる．無脊椎動物の神経系では一般的だが，脊椎動物の脳においては特定の領域の特定の細胞間に存在することがわかっている．この電気シナプスを世界で初めて観察したのは，1950年代，当時九州大学の助教授でワシントン州立大学のスタンレー・ベネットのもとに留学中の濱 清であった[109]．

Ⅰ．形態学的な実体はギャップ結合

電気シナプスの形態学的実体は**ギャップ結合**（gap junction）である（図2-11）．向かい合う上皮細胞の細胞膜同士が近接する部位で，2〜4 nmの狭い隙間（ギャップ）が存在するためこの名前が付けられた．

◆ コネキシン→コネキソン→ギャップ結合

この結合をつくる分子的単位は，細胞膜を4回貫通する**コネキシン**（connexin）である．これが六量体となってチャネルをつくり，複合体として細胞膜に埋め込まれたのが**コネキソン**（connexon）である．さらに，向かい合うコネキソン同士が合体して細胞膜間に通路を穿つギャップ結合となる．このチャネルは，Ca^{2+}濃度に応じてコネキソンが変形して開閉する．チャネルが開くと，分子量が1,000以下の小分子（イオン，cAMP，蛍光色素など）が，濃度勾配に従って拡散する．

Ⅱ．脳のギャップ結合

脳内で電気シナプスが高い密度で分布するのは延髄の**下オリーブ核**（inferior olive）のニューロンや，fast spiking neuronとして知られる海馬や大脳皮質の**パルブアルブミン陽性介在ニューロン**である．これらのニューロンの樹状突起やスパインの間に，**コネキシン36**（Cx36）からなるギャップ結合が

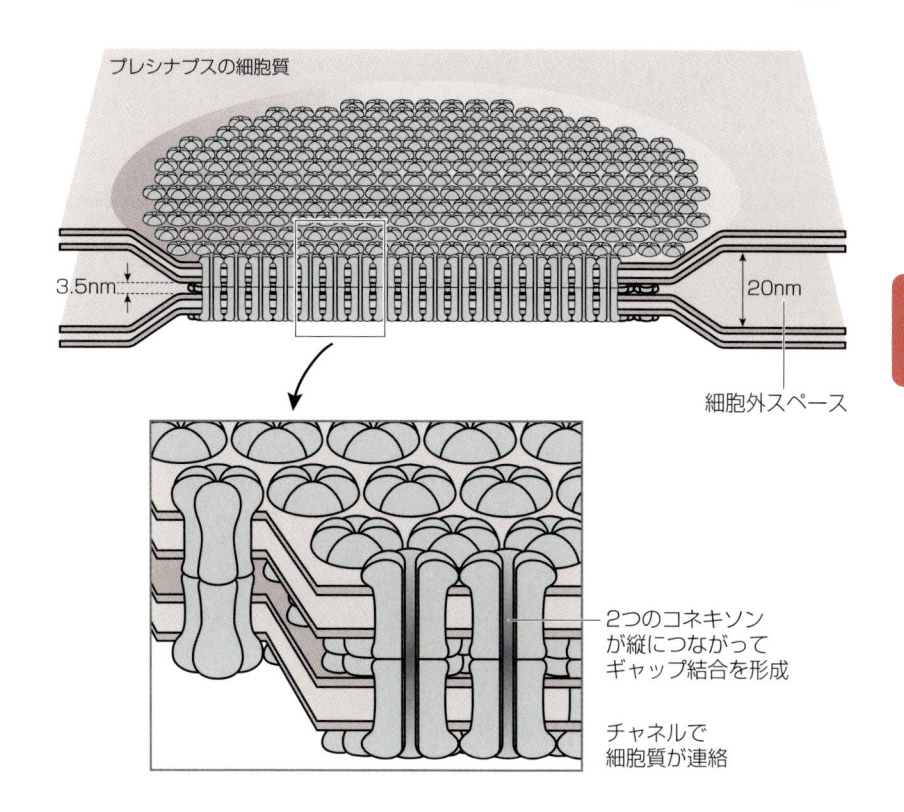

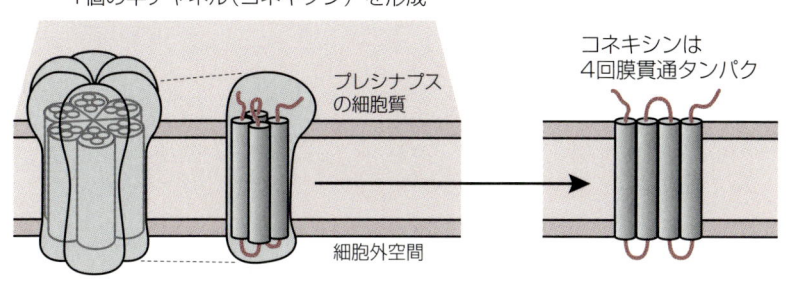

2 電気シナプスによる情報伝達

図2-11 ギャップ結合

ギャップ結合は電気シナプスの構造的実体である．参考図書1より改変

存在する[110) 111)]．これらのニューロン間の電気シナプスを介して，**神経活動の同期性**が形成され，**連続的な振動性**も維持される．網膜の**水平細胞間**にも存在し，光伝達に関与する．アストロサイト間にもギャップ結合があり，グリアのネットワークを広がる**Ca²⁺波**の発生に関与するが，ニューロンとは異なるコネキシンが使われている．

第3章

脳のシグナル伝達①：興奮と抑制の伝達

第3章では，グルタミン酸，GABA，グリシンの3種の神経伝達物質について，そのシグナル伝達システムの分子的構成，解剖学的特性，神経機能の観点から考えてみる．この3種の伝達システムは，狭いシナプス間隙を挟んでシグナル分子が集約的に配置し，イオンチャネル型受容体を介してEPSPやIPSPを発生させる．これらの代謝型受容体も，伝達物質放出部位から比較的近い場所に分布している．前章でも述べたように，もっとも典型的な「シナプス伝達」を介して，時間的にも空間的にもかなりコントロールされた強力な興奮性および抑制性シナプス伝達にかかわる．

第3章

1 グルタミン酸による興奮伝達

1954年，当時慶応大学医学部の林 髞は，グルタミン酸ソーダの投与がイヌの大脳皮質に強い興奮性作用を示すことを報告した．現在，グルタミン酸が活動電位の発生に導く速い興奮性伝達物質であることは周知の事実である．また，グルタミン酸シグナル伝達系は，シナプス可塑性の誘発作用を介して，記憶や学習などの神経高次機能やシナプス回路発達において中心的役割を担っている．反面，その強い興奮作用は，神経細胞を死へと導く強い神経毒性作用も発揮し，神経変性疾患の病因にもなる．

I．グルタミン酸シグナル伝達システム

グルタミン酸はタンパク質の材料となるアミノ酸で，すべての細胞の細胞質に普遍的に存在する．グルタミン酸を神経伝達物質とするグルタミン酸作動性ニューロンは，これを小胞に充填する小胞膜グルタミン酸トランスポーターを必ずもっている．また，グルタミン酸シグナル伝達の成立には，グルタミン酸受容体と，グルタミン酸の合成と分解にかかわるグルタミン酸の代謝酵素も必要である．さらに，細胞膜グルタミン酸トランスポーターにより細胞外グルタミン酸濃度を低く保つことにより，シナプス伝達機能を維持しニューロンを細胞死から守らなければならない．シグナル伝達とは，それぞれ必要なプレーヤーが過不足なくそろって初めて機能的なものとなる（図3-1）．

❶ グルタミン酸の合成と代謝

グルタミン酸は，ミトコンドリア内の**グルタミン酸脱水素酵素**（glutamate dehydrogenase）により，クエン酸回路の中間体αケトグルタル酸から合成される（図1-16，図3-1）．また，ミトコンドリア酵素の**グルタミナーゼ**（glutaminase）により，グルタミンからグルタミン酸へ変換される．グルタミナーゼには腎臓型と肝臓型の2つがあるが，脳に発現しているのは腎臓型である．また，グルタミン酸からグルタミンへの変換は，アストロサイトが発現する**グルタミン合成酵素**（glutamine synthetase）がもっぱら行っている．

1 グルタミン酸による興奮伝達

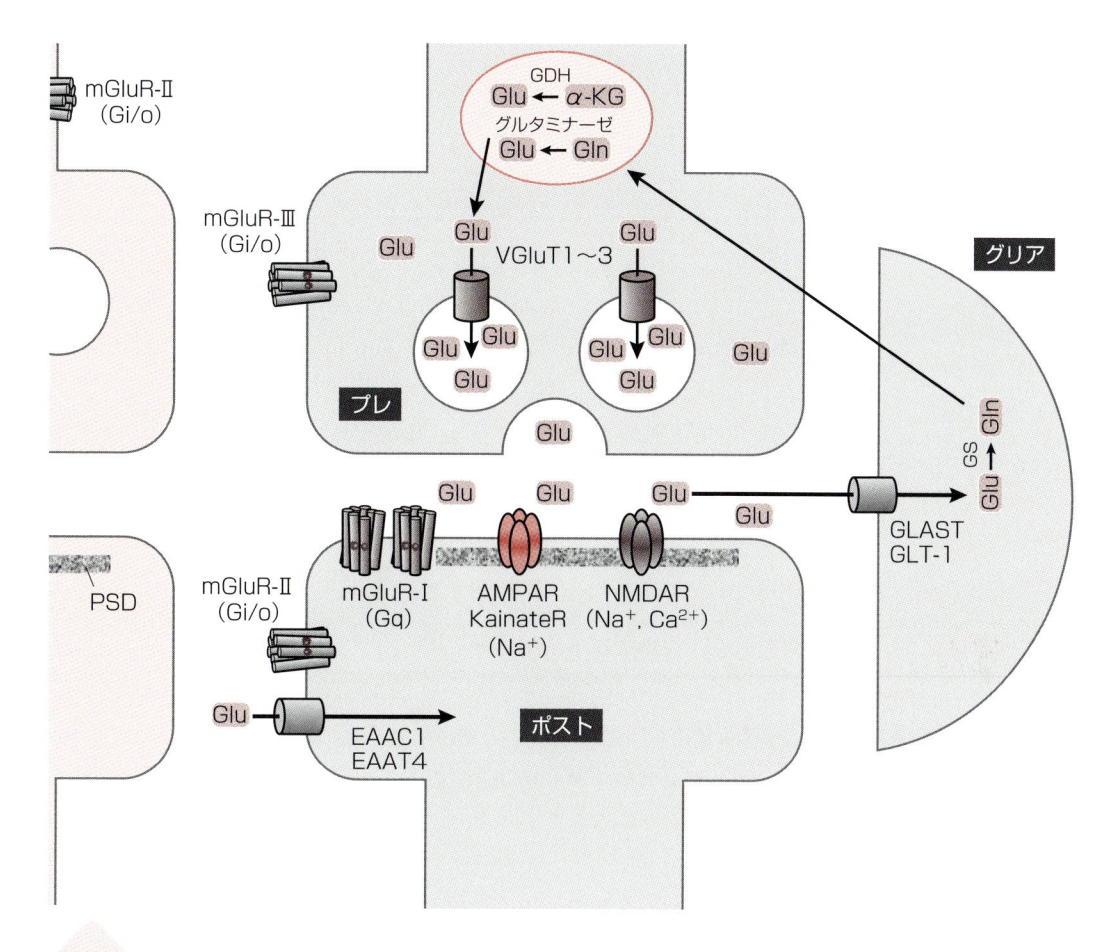

図3-1　グルタミン酸シグナル伝達機構

狭いシナプス間隙を挟んで，グルタミン酸受容体〔AMPA型受容体（AMPAR），NMDA型受容体（NMDAR），カイニン酸型受容体（KainateR），グループⅠ〜Ⅲ代謝型受容体（mGluR-Ⅰ/Ⅱ/Ⅲ）〕，グルタミン酸トランスポーター（GLAST, GLT-1, EAAC1, EAAT4, VGluT1〜3），グルタミン合成酵素（glutamine synthase：GS），グルタミン酸合成酵素〔グルタミナーゼ，グルタミン酸脱水素酵素（GDH）〕が集約的に配置している．α-KG：αケトグルタル酸

❷ グルタミン酸の小胞充填を担うトランスポーター

◆ グルタミン酸作動性ニューロンのVGluT1とVGluT2

　無機リン酸のトランスポーターとしてクローニングされていた**VGluT1**（BNPⅠ）と**VGluT2**（DNPⅠ）が，実は小胞膜グルタミン酸トランスポーターであることが後で判明した[112)〜115)]．このいずれかが，**古典的なグルタミン酸作動性ニューロン**（つまり昔からグルタミン酸作動性と考えられていたニューロン）に選択的に発現し，**非対称性シナプス**の神経終末部に分布している．GABA作動性ニューロンにこれらの分子を強制発現させると，GABAに加えグルタミン酸も神経伝達物質として放出されるようになる．つまり，

これらの小胞膜トランスポーターの発現の有無が，代謝性（細胞質）のグルタミン酸が伝達物質としてのグルタミン酸になるかどうかを決めている．

この2つのトランスポーターは機能的によく似ているが，発現するニューロンが異なっている（表2-1参照）．大脳や小脳などの可塑性に富む高次脳領域の興奮性ニューロンはVGluT1を使い，脳幹や脊髄など生命維持機能にかかわる脳領域のニューロンは主にVGluT2を用いている．例えば，プルキンエ細胞に投射するグルタミン酸作動性終末のうち，小脳由来の平行線維終末はVGluT1を発現し，平行線維シナプスにおいて小脳長期抑圧として知られるシナプス可塑性が発現する．一方，脳幹下オリーブ核ニューロン由来の登上線維はVGluT2を発現し，その強力なグルタミン酸放出作用により強い脱分極刺激をプルキンエ細胞に与える．これらの分子をマーカーとして利用すると，入力線維の染め分けができる（巻頭カラー図7A, B）．この2つのサブタイプが，どのような放出特性やそれによるシナプス機能の差異を反映しているのか，今後解決すべき点である．

◆ 非グルタミン酸作動性ニューロンにも発現するVGluT3

3つめのトランスポーター**VGluT3**も同定された[114)][115)]．不思議なことに，このトランスポーターは古典的なグルタミン酸作動性ニューロン以外のニューロン（縫線核の**セロトニン作動性ニューロン**，大脳基底部の**アセチルコリン作動性ニューロン**，海馬や大脳皮質の**コレシストキニン陽性のGABA作動性介在ニューロン**）に発現して，**対称性シナプス**をつくる神経終末部に局在している．これらの伝達物質に加え，グルタミン酸も共放出されている可能性が浮かび上がってきている．

❸ イオンチャネル型グルタミン酸受容体の種類と働き

アミノ酸配列の相同性，アゴニスト親和性，アンタゴニスト感受性，透過イオンの違いなどから，イオンチャネル型グルタミン酸受容体は，**AMPA型受容体**，**カイニン酸型受容体**，**NMDA型受容体**の3つのサブクラスに分類される（表2-3参照）．いずれも3回の**細胞膜貫通領域**（M1, M3, M4）とチャネル孔を形成する1個の**ヘアピンループ**（M2）をもつサブユニットが4つ会合して，四量体カチオンチャネルをつくる．AMPA型受容体とカイニン酸型受容体をまとめて，**non-NMDA型受容体**とよぶ．

◆ AMPA型受容体

AMPA型受容体は，カイニン酸型受容体とともに，グルタミン酸との結

合によりNa⁺とK⁺に対する透過性を増大させてニューロンやシナプスを脱分極させる受容体である．グルタミン酸の類似体であるキスカル酸やAMPAに高い親和性を有し，カイニン酸にも低親和性を示す．AMPA型受容体の阻害剤としてCNQXなどのアンタゴニストが広く使われていたが，カイニン酸型受容体も阻害する．より選択的なNBQXやGYKI 52466，GluR2サブユニットを含まないAMPA型受容体の阻害薬としてジョロウグモ毒JSTXも使われている．

- **GluR1～GluR4**の4種が構成サブユニットとなる，**四量体カチオンチャネル**．主要な投射ニューロンはGluR1～3のサブユニットを発現し，GluR1/GluR2やGluR3/GluR2のヘテロメリックチャネルや，GluR1やGluR4によるホモメリックチャネルとして存在していると考えられている．
- **速い興奮性シナプス伝達**の主体となる受容体である．
- シナプスにおけるこの受容体の数の増減が，長期増強や長期抑圧として知られる**シナプス可塑性の発現**となる．
- GluR2のQ/R部位のRNA編集はほぼ100％の効率で起こる．
- GluR2を含む受容体はCa²⁺透過性が低く，線形の電流−電圧特性を示す．錐体細胞などの投射ニューロンに発現する．
- GluR2を含まない受容体はCa²⁺透過性が高く，膜電位が正の状態ではほとんど電流が流れない内向き整流性を示す．主に抑制性介在ニューロンやグリアに発現する．
- 非対称性シナプスのポストシナプス膜に高濃度で局在する．シナプス外の細胞膜にも比較的豊富に分布している．
- **TARP**（transmembrane AMPA receptor regulatory protein）との共発現により，AMPA型受容体のチャネル機能が増強し，シナプス発現やリサイクリングが制御される．
- **GRIP**，**PICK1**，**SAP-97**，**ABP**などの足場タンパクと直接結合する．また，TARPを介して**PSD-95**とも連結し，GRIPを介して巨大な足場タンパク**Shank**と結合する．

◆ カイニン酸型受容体

カイニン酸型受容体も，グルタミン酸との結合によりNa⁺とK⁺に対する透過性を増大させて脱分極させる受容体である．そのサブユニットの単離同定により分子生物学的知見は飛躍的に増加したが，生体における存在様式や機能的役割については未だ不明な点が多い．

- **GluR5～7**，**KA1**，**KA2**の5種が構成サブユニットとなる，**四量体カチオ**

ンチャネル．
- GluR2ほど完璧ではないが，GluR5とGluR6のQ/R部位でRNA編集が起こり，Ca^{2+}透過性に影響を与える．GluR6には膜貫通領域M1領域に，さらに2カ所の編集部位がある．
- GluR5とGluR6の単独発現でイオンチャネルを形成するが，KA1もしくはKA2との共発現で活性が上昇し機能特性も変化する．なお，KA1もしくはKA2の単独発現では，機能的なイオンチャネルを形成しない．
- カイニン酸型受容体は，歯状回顆粒細胞の苔状線維終末に高濃度で存在し，自己が放出したグルタミン酸と自己回帰性に結合する．苔状線維終末の脱分極により，プレシナプスCa^{2+}流入量が増加し，連続して二発刺激を行った際の促通に関与する．
- 歯状回苔状線維は高レベルのカイニン酸結合部位として知られるが，これはGluR6の発現による．
- カイニン酸の腹腔投与によりてんかん発作が起こるが，これは顆粒細胞の投射を受ける海馬CA3領域の錐体細胞が**カイニン酸興奮毒性**による細胞死を起こすためである．カイニン酸は海人草に含まれる「虫下し」の有効成分で，回虫やギョウ虫の運動を興奮させのちに麻痺させる作用を利用して駆虫する．

◆ NMDA型受容体

NMDA型受容体はグルタミン酸を生理的アゴニストとする受容体であるが，その活性化には低濃度（1 μM以下）のグリシンの存在が必要である．さらに，この受容体の活性化には脱分極によるMg^{2+}阻害解除が必要である．これらのグルタミン酸/NMDA結合部位（AP5），グリシン調節部位，チャネル孔/Mg^{2+}結合部位（MK-801）に対する選択的な作動薬や阻害薬が研究や治療に使われている．

- NR1，NR2A〜D，NR3A，NR3Bの7種が構成サブユニットとなる，**四量体カチオンチャネル**．
- NR1は単一の遺伝子がコードするが，すべてのNMDA型受容体の**必須サブユニット**である．一方，NR2には4つの遺伝子〔NR2A〜D（GluRε1〜ε4）〕があり，種類によりチャネル活性，ゲート機能特性，リガンド親和性などが変化する**調節サブユニット**である．NR1/NR2からなる受容体にNR3を共発現させると，NMDA型受容体のチャネル活性は減少する．
- 高い**Ca^{2+}透過性**と**電位依存性Mg^{2+}阻害**を示す．この機能特性が，グルタミン酸受容体が活動じかけのCa^{2+}流入装置といわれるゆえんとなる（後

述).さらに,NMDA型受容体は**シナプス可塑性の誘発,シナプス回路改築,神経細胞死**などに深くかかわる.
- NR2はPSD-95,SAP102,PSD-93などの足場タンパクと直接結合し,興奮性シナプスのPSDに濃縮している.シナプス部に比べ,シナプス外の細胞膜にはかなり低い密度で分布する.

❹ 代謝型グルタミン酸受容体の種類と働き

イオンチャネル型と同様に,アミノ酸配列の相同性,共役するGタンパク,アゴニスト親和性,アンタゴニスト感受性などの違いから,代謝型グルタミン酸受容体を**グループⅠ,Ⅱ,Ⅲ**に分類する(表2-4参照).グループⅠ型はキスカル酸に親和性が高くGq型三量体GTP結合タンパクと共役する.グループⅡ型とⅢ型はともにGi/o型と共役する受容体であるが,前者はACPDに親和性が高く,後者はL-AP4に親和性が高い.

◆ グループⅠ代謝型グルタミン酸受容体

- **mGluR1**と**mGluR5**からなり,Gq共役型受容体でPLCβの活性化を介してIP$_3$とDAGを産生する.
- 当初単量体であると考えられていたが,mGluR1はホモ二量体を形成してグルタミン酸との結合とそれによる分子配置の変化にかかわったり,GABA$_B$受容体とヘテロ二量体を形成してmGluR1の機能を増強する[68) 69)].
- グループⅠ型受容体は,樹状突起やスパインなどのポストシナプスに豊富で,グルタミン酸作動性シナプスの**シナプス周囲部**(perisynapse)に集まっている(図3-1).イオンチャネル型グルタミン酸受容体の感受性を変化させるため,グループⅠ型受容体も,神経活動が上昇した際に活動依存的なシナプス伝達機能修飾にかかわるといえる.
- mGluR1は小脳・視床・嗅球に豊富で,IP$_3$を介する細胞内Ca^{2+}放出機能は,**小脳LTD(長期抑圧)の誘発や小脳プルキンエ細胞のシナプス回路発達**に関与する.
- mGluR5は大脳皮質・海馬・線条体・扁桃体などの終脳に豊富で,この領域の**シナプス可塑性発現**と**体性感覚系バレル形成**に関与する.

◆ グループⅡ代謝型グルタミン酸受容体

- **mGluR2**と**mGluR3**から構成され,Gi/o共役型受容体でcAMPを減少させる.
- グループⅡ型受容体はプレシナプスとポストシナプスの両者に分布する.

しかし，特にシナプスとの位置関係は乏しく，むしろシナプスから離れた軸索部に分布する（図3-1）．GABA作動性の軸索にもあり，この場合は周囲のグルタミン酸作動性シナプスから漏れ出てきたグルタミン酸をセンスして自らのGABA放出を抑制する**ヘテロ受容体**として機能している．

・加えて，ポストシナプスに分布するmGluR3は，グループⅠ型受容体と同様にグルタミン酸作動性シナプスのシナプス周囲部に集まっている．

◆ グループⅢ代謝型グルタミン酸受容体

・**mGluR4**，**mGluR6**，**mGluR7**，**mGluR8**から構成され，Gi/o共役型受容体でcAMPを減少させる．

・グループⅢ型受容体は，グルタミン酸作動性シナプスのプレシナプスに集積する．自己の放出したグルタミン酸と結合する**自己受容体**としてグルタミン酸放出をフィードバック抑制する．

・網膜には，光刺激で脱分極するON経路と過分極するOFF経路が備わっている．mGluR6は網膜の**ON型双極細胞**の樹状突起に発現してON反応を媒介する．

❺ グルタミン酸の除去

細胞内グルタミン酸濃度はニューロンで20 mM，グリアで0.1〜5 mMであるのに対して，細胞外グルタミン酸濃度は1 μM以下に保たれている．この細胞外グルタミン酸除去にかかわる**細胞膜グルタミン酸トランスポーター**には，発現する領域と細胞種が異なる5つのサブタイプがある．このうち，成体では**GLAST**は小脳に豊富な，**GLT-1**は大脳に豊富な，アストロサイト特異的な分子である．GLASTは発生段階を通してこのグリアに特異的であるが，GLT-1は最初に幼弱なニューロンに発現し，後にアストロサイトへ発現がスイッチする[118)][119)]．一方，**EAAC1**と**EAAT4**はニューロンのトランスポーターで，前者は脳に広く，後者は小脳プルキンエ細胞のスパインと樹状突起に選択的である．**EAAT5**は網膜に選択的で，視細胞と双極細胞の終末部に存在する．

❻ グルタミン酸-グルタミンサイクル：迅速な供給/除去機構

グルタミン酸は，主要な速い興奮性伝達物質であり，その枯渇は脳の活動低下を招く．そうならぬように，グルタミン酸の供給と小胞充填を効率よく行わなければならない．同時に，グルタミン酸は興奮毒性を有する物質でもあるため，シナプス間隙に放出されたら速やかに除去する必要がある．この

1 グルタミン酸による興奮伝達

両方を満足させるために，終末部とアストロサイトとの連携による**グルタミン酸-グルタミンサイクル**（glutamate-glutamine cycle）というシャトルシステムを形成している（図1-18，図1-21，図2-8，図3-1参照）．

◆ グルタミン酸-グルタミンサイクルの機構

細胞外のグルタミン酸は，アストロサイトの細胞膜上のグルタミン酸トランスポーター（GLASTとGLT-1）を使って速やかに取り込まれる．アストロサイトは，グルタミン合成酵素を選択的に発現しており，ATPを消費して毒性のないグルタミンに変換する．この代謝機能により，アストロサイト内ではつねにグルタミン酸濃度が低く保たれるため，グルタミン酸の取り込み能が維持される．次に，グルタミンは，グリアに発現する**システムN**や**システムASC**などの**アミノ酸トランスポーター**を介して細胞外に排出され，終末部はこれを取り込む．グルタミン酸作動性ニューロンのミトコンドリアには**グルタミナーゼ**が豊富に発現しており，グルタミンをグルタミン酸に変換する．小胞膜グルタミン酸トランスポーターはこれをシナプス小胞に充填する．

II. グルタミン酸受容体は活動じかけの Ca^{2+} 流入装置

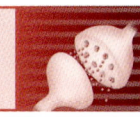

❶ non-NMDA型受容体とNMDA型受容体の異なる性質

イオンチャネル型グルタミン酸受容体は，Ca^{2+} 透過性が低いnon-NMDA型受容体と，高い Ca^{2+} 透過性と電位依存性 Mg^{2+} 阻害を特徴とするNMDA型受容体に大別される．**電位依存性 Mg^{2+} 阻害**（voltage-dependent Mg^{2+} block）とは何かというと，静止膜電位付近ではNMDA型受容体のチャネル孔に Mg^{2+} がはまり込んでいるため，グルタミン酸が受容体に結合してもイオンの流入は起こらない．ところが，non-NMDA型受容体の強い活性化により膜電位上昇するとこの Mg^{2+} 阻害がはずれるという，巧妙なしかけである．このnon-NMDA型受容体とNMDA型受容体の異なる性質に着目して，次のようなモデルが提唱された[120]．

❷ 刺激頻度による2つの伝達モード

◆ 低頻度刺激時は Na^+ 流入（興奮伝達モード）

低頻度刺激時では，グルタミン酸の放出によりもっぱらnon-NMDA型受容体のみが開口して，Na^+ 流入による脱分極性のシナプス後電位が発生す

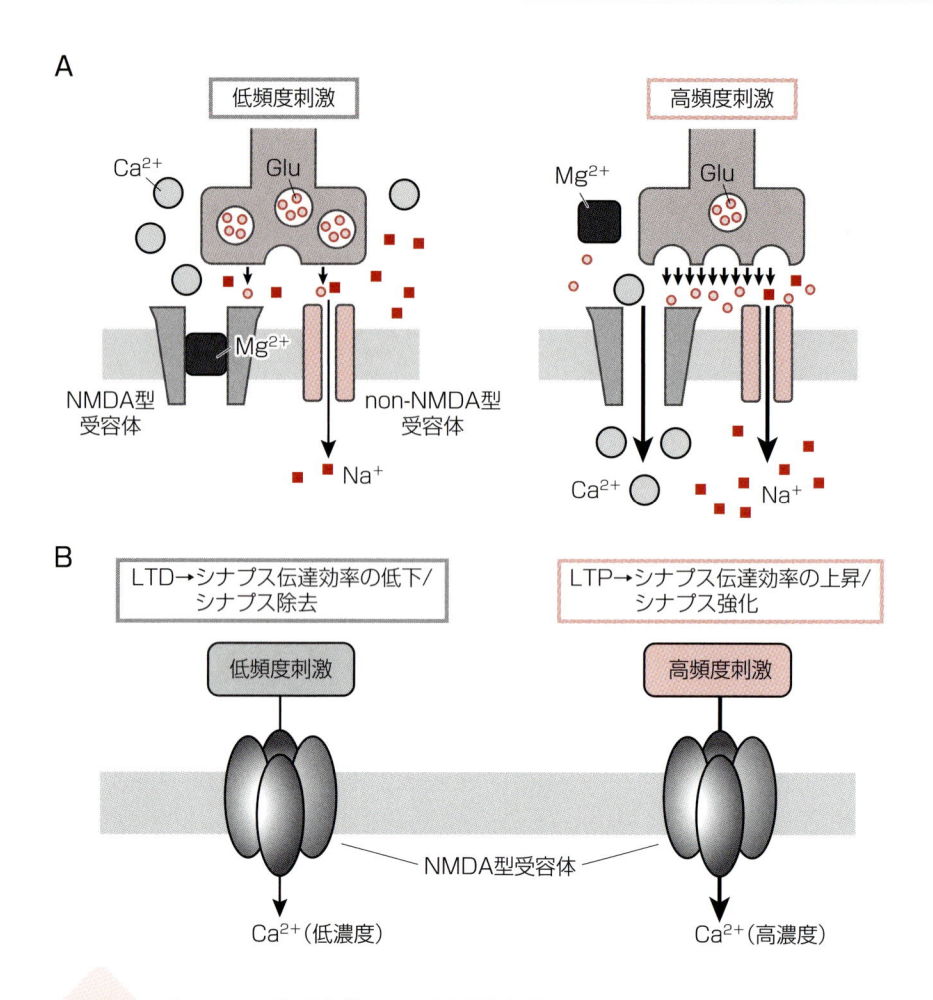

図3-2 グルタミン酸受容体による活動依存的なCa²⁺流入

A) 低頻度刺激時の興奮伝達モード（左）と高頻度刺激時の可塑性発現モード（右）．NMDA型とnon-NMDA型グルタミン酸受容体の連携プレイにより，興奮性シナプスは活動依存的に2つのモードを使い分けている．B) NMDA型グルタミン酸受容体がLTPとLTDの両方を誘発するメカニズム．これは，活動の強弱によるCa²⁺の流入量の多寡がシナプス可塑性の方向性を決めるとする仮説である．LTDが起こると，成体ではシナプス伝達効率が低下し情報伝達におけるそのシナプス回路の比重が低下し，発達期ではシナプス除去につながる（左）．LTPが起こると，成体ではそのシナプス回路の比重が増し，発達期で起こるとシナプス回路が強化され維持される

る．これが通常の興奮性シナプス伝達モードであり，伝達が終わるとNa⁺/K⁺-ATPaseの働きによりイオン濃度勾配ももとの状態に復帰する（図3-2A左）．

◆ 高頻度刺激時にCa²⁺流入（可塑性発現モード）

一方，高頻度刺激により大量のNa⁺が流入し膜電位上昇が閾値に達すると，NMDA型受容体の電位依存性Mg²⁺阻害が解除されCa²⁺流入が始ま

(図3-2A右)．次にCa^{2+}濃度依存的な**リン酸化酵素/脱リン酸化酵素**などが活性化され，細胞骨格タンパクや受容体やイオンチャネルのリン酸化/脱リン酸化反応を介してシナプス伝達効率が長期に渡って変化する（**シナプス可塑性**の発現）．

つまり，時限爆弾が時計じかけの発火装置であるならば，イオンチャネル型グルタミン酸受容体は，まさに**活動じかけのCa^{2+}流入装置**といえる．Gq共役型のグループⅠ代謝型グルタミン酸受容体も，細胞内Ca^{2+}ストアからのCa^{2+}放出を介してシナプス可塑性に関与する．

Ⅲ．グルタミン酸とシナプス可塑性

シナプス可塑性（synaptic plasticity）とは，神経の活動頻度や活動パターンに依存してシナプス伝達効率が可塑的に変化する現象である．つまり，シナプス伝達は，同じ大きさの入力刺激に対してつねに一定のポストシナプス応答が出るという固定的なものではなく，シナプスの使い方や経験により変化する．その変化の方向に増強型と抑圧型があり，その持続性に秒〜分単位の短期型と時間〜日単位の長期型がある．

記憶の基盤として注目されているのが，**長期増強**（long-term potentiation：**LTP**）と**長期抑圧**（long-term depression：**LTD**）である．もしもどちらか一方しかなければ，しだいにすべてのシナプスがLTPかLTDを起こして飽和状態に陥り，シナプス伝達効率は固定化してしまう．いったんLTPを起こしたシナプスにLTDが起きて基底状態に戻ることを**脱増強**（depotentiation），LTDを起こしたシナプスにLTPが起きて基底状態に戻ることを**脱抑圧**（dedepression）という．この両者の機能により，シナプス可塑性の誘導能は維持される．

❶ シナプス可塑性の発見

LTPを最初に報告したのはBlissとLømo（1973年）で，海馬の内嗅領皮質からの貫通線維と歯状回顆粒細胞の間のシナプスで発見した[121]．その後，他の海馬シナプスや，大脳皮質，扁桃体，小脳などのいろいろなニューロンのグルタミン酸作動性シナプスでも観察された．

スライスを用いた実験では，LTPは100 Hzのような**高頻度刺激**（**テタヌス刺激**）を入力線維に短時間与えることにより誘発できる．LTPが発生すると，ポスト側ニューロンで記録される電位の傾きや振幅が長期にわたって増強し，伝わりやすいシナプスになる（図3-3A）．

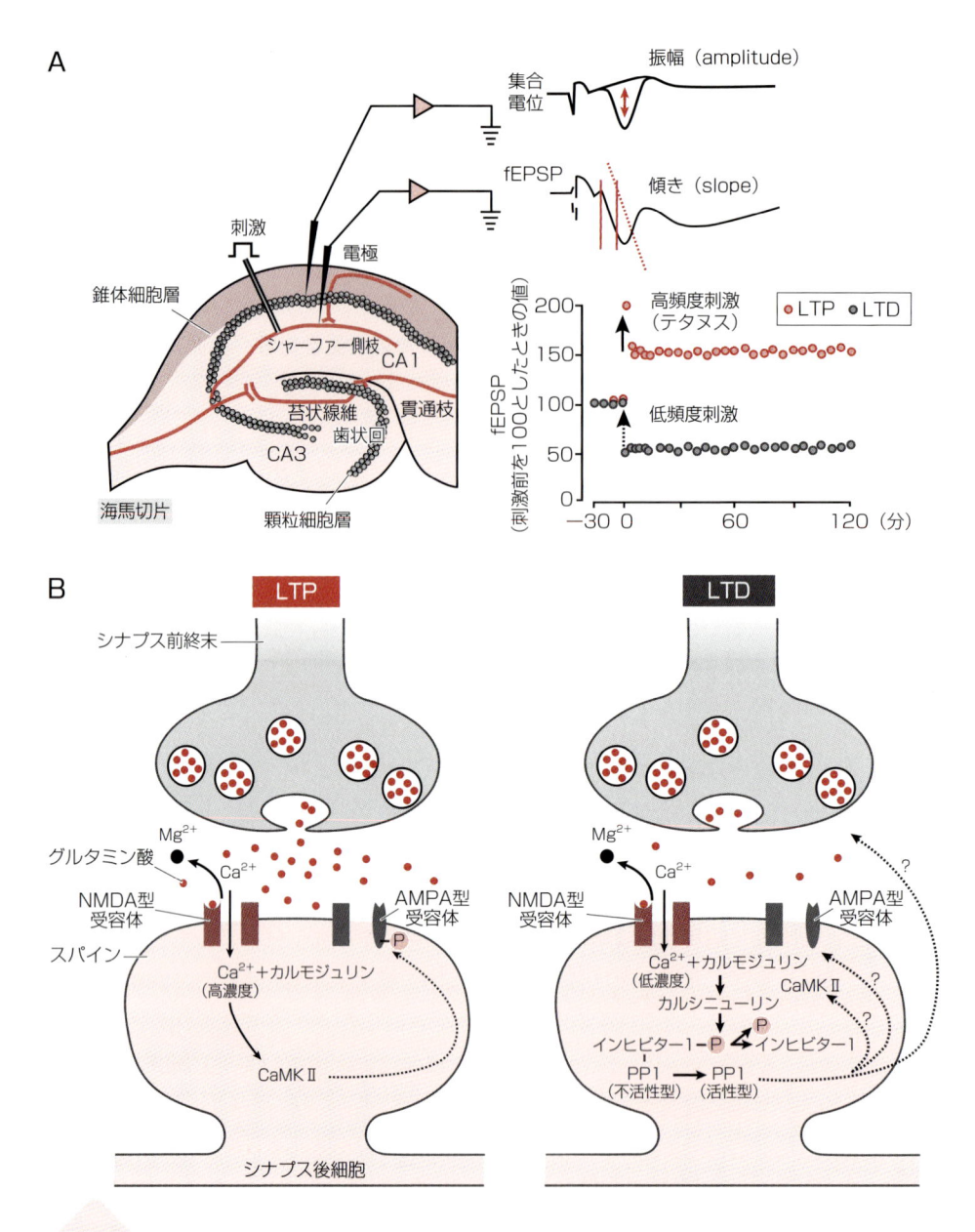

図3-3 海馬CA1領域の長期増強（LTP）と長期抑圧（LTD）

A）海馬はおおむね一方向性の線維結合を有するため，電気生理学的解析に向いている．シナプス伝達効率の変化は，集合電位の振幅や傾きの変化（増大や減少）として捉えることができる．長期増強LTPは高頻度のテタヌス刺激により，長期抑圧LTDは低頻度刺激により誘発する．刺激のプロトコールにより正反対の変化が発現するメカニズムとして，Bに示す分子機構が想定されている．参考図書2より

❷ シナプス可塑性の誘導と発現

シナプス可塑性の発生は，**誘導**（induction）と**発現**（expression）の2つのステップに分けて考える．

◆ Ca²⁺流入によるシナプス可塑性の誘導

ある入力線維の活動頻度が上昇したり，異なる入力線維が同期して活動すると，シナプス後電位が加重し，強い刺激を受けたポストシナプスでCa²⁺濃度上昇が起こる．これがシナプス可塑性の引き金となる[122)][123)]．この可塑性を誘発するCa²⁺濃度上昇において，**NMDA型グルタミン酸受容体**からのCa²⁺流入はもっとも重要である．また，Ca²⁺濃度上昇には，強い脱分極による**電位依存性Ca²⁺チャネル**からのCa²⁺流入，**IP₃受容体**の活性化による細胞内ストアからのCa²⁺放出（IP₃-induced Ca²⁺ release：**IICR**），リアノジン受容体活性化によるCa²⁺放出（Ca²⁺-induced Ca²⁺ release：**CICR**）など，別のルートもある．

◆ AMPA型受容体の増減によるシナプス可塑性の発現

ほとんどのシナプスにおいて，シナプス可塑性の発現は，Ca²⁺濃度上昇後に起こるポストシナプス膜上の**AMPA型受容体数の増減**である．シナプス可塑性の発現は，**スパインの肥大化**という形態学的変化も伴う．さらに，LTPの発現により，それまでNMDA型受容体のみ発現していた**サイレントシナプス**（silent synapse）にAMPA型受容体が挿入されて活性型シナプスへ転換することもある．例外的に海馬の苔状線維-CA3シナプスでは，LTPはプレシナプス側に発現する[124)][125)]（後述）．

LTPやLTDが発現して伝達効率が変化すると，神経情報の流れやすい，もしくは流れにくい回路が生じ，結果的に**シナプス回路の機能的選択**が行われる．同様のメカニズムが発達段階の未熟なシナプスに起こると，強化された回路は残り弱化された回路は削除されて，**シナプス回路の構造的選別**が行われる．

❸ LTPの発現メカニズム

◆ CaMKⅡとPKAによるGluR1リン酸化

CaMKⅡ（Ca²⁺/カルモジュリン依存性キナーゼⅡ）とPKA（Aキナーゼ）の活性化は，LTP発現の重要なメカニズムである．テタヌス刺激により，ポストシナプス上のNMDA型受容体から大量のCa²⁺が流入すると**CaMKⅡ**が活性化される[126)]（図3-3B左）．このキナーゼは，AMPA型受容

体サブユニットの **GluR1** の831番目のセリン残基をリン酸化し，シナプス膜への受容体挿入が起こる[127]．一方，**PKA** は845番目のセリン残基をリン酸化して，CaMKⅡ依存的なシナプス挿入をさらに促進する．これにより，ポストシナプス上のAMPA型受容体数が増加し，シナプス伝達効率の上昇すなわちLTPが発現する．

◆ CaMKⅡは記憶分子？

CaMKⅡの酵素活性は Ca^{2+} により活性化され，基質タンパクのリン酸化を起こす（図2-7）．重要なことは，CaMKⅡのリン酸化基質の1つがCaMKⅡ自身であり，286番目のスレオニン残基が自己リン酸化されると **常時活性型 CaMKⅡ** となり，Ca^{2+} 非存在下になってもその活性状態が持続する．このリン酸化状態は，LTP誘導刺激後も持続することから，「記憶分子」としての機能が提唱された[126]．事実，CaMKⅡの阻害剤投与や遺伝子を欠損させるとLTPが消失し，常時活性型CaMKⅡを導入するとAMPA型受容体を介した電流応答が増大する．

◆ 苔状線維-CA3シナプスLTPはPKAによるグルタミン酸放出量の増加が原因

これに対して，海馬の歯状回からCA3への **苔状線維-CA3シナプス** のLTPは，NMDA型グルタミン酸受容体には依存しない．プレシナプス側でcAMPが上昇して **PKA** を活性化し，これによりグルタミン酸放出量が増加することで発現する[128]．

❹ LTDの発現メカニズム

◆ 引き金はNMDA型受容体の活性化

ある入力線維に低頻度刺激（1 Hz, 5〜15分）を与えると，海馬や大脳皮質のシナプスにはLTDが起こる（図3-3A）．刺激を与えたシナプスに起こるためこれを homosynaptic LTD といい，やはりNMDA型受容体の活性化が引き金となる[129]．このLTDは，特に，新生児期のシナプスで容易に誘発されやすい[130]．

◆ NMDA型受容体がLTPとLTDの両方を起こせる理由

どうして同じシナプスで，NMDA型受容体がLTPとLTDの両方を起こせるのか？

この現象を説明するメカニズムとして次のようなシナリオが提唱されてい

る（図3-2B，図3-3B）[126]．高頻度刺激による大量のCa^{2+}流入は，CaMKⅡを活性化しAMPA型受容体のリン酸化によりLTP発現となる．一方，低頻度刺激による中等度のCa^{2+}流入は，むしろ**カルシニューリン**（calcineurin）を活性化する．カルシニューリンは，Ca^{2+}依存性の脱リン酸化酵素で，これがさらに**1型タンパク脱リン酸化酵素**（protein phosphataseⅠ：PP1）の脱リン酸化を介してこれを活性化する．これがCaMKⅡの脱リン酸化反応を引き起こし，シナプス上のAMPA型受容体を減少させLTDが発現すると想定されている．

◆ 小脳LTDはPKCによるGluR2リン酸化で起こる

小脳LTD（cerebellar LTD）は，伊藤らがプルキンエ細胞で発見したシナプス可塑性で，小脳運動学習の基盤と考えられている[131][132]．小脳LTDでは，登上線維（climbing fiber）と同期して発火した平行線維シナプス（parallel fiber）の伝達効率が長期に渡って減少する．したがって，異種シナプス間の活動の時間的一致性に基づいて発現するheterosynaptic LTDである（図3-4A）．小脳LTDの発現は，**PKC**（Cキナーゼ）によるAMPA型受容体の**GluR2**の880番目のリン酸化により起こる．これにより，このサブユニットが足場タンパクGRIPから解離して**受容体の内在化**（internalization）が起こり，平行線維シナプス上のAMPA型受容体数が減少してLTDが発現する．

◆ 小脳LTDの引き金はmGluR1

プルキンエ細胞は，NMDA型グルタミン酸受容体を発現しない例外的なニューロンである．代わりに，プルキンエ細胞にはグルタミン酸受容体**GluRδ2**や**mGluR1**が豊富に発現して，小脳LTDやシナプス回路発達に関与する[103][133]～[135]．

mGluR1の活性化はIP$_3$受容体を介して滑面小胞体からのCa^{2+}放出を引き起こし，**PKCを活性化する**（図2-7，図3-4A）．シナプス可塑性発現における滑面小胞体の重要性は，ミオシンⅤのミュータントラットおよびマウスの解析から示されている[136]．この動物のプルキンエ細胞では，滑面小胞体が樹状突起のシャフトにとどまりスパインの内部には入り込めない．このミュータントではLTDが発現しないが，このミュータントにcagedカルシウムを注入しスパインの局所でCa^{2+}濃度上昇を起こすと，小脳LTD発現が回復する．ゆえに，小脳LTDの発現には，mGluR1を介するスパイン内部での局所的Ca^{2+}放出が必須であり，これがPKCによるGluR2のリン酸化をトリガーすると考えられる（図3-4B）．

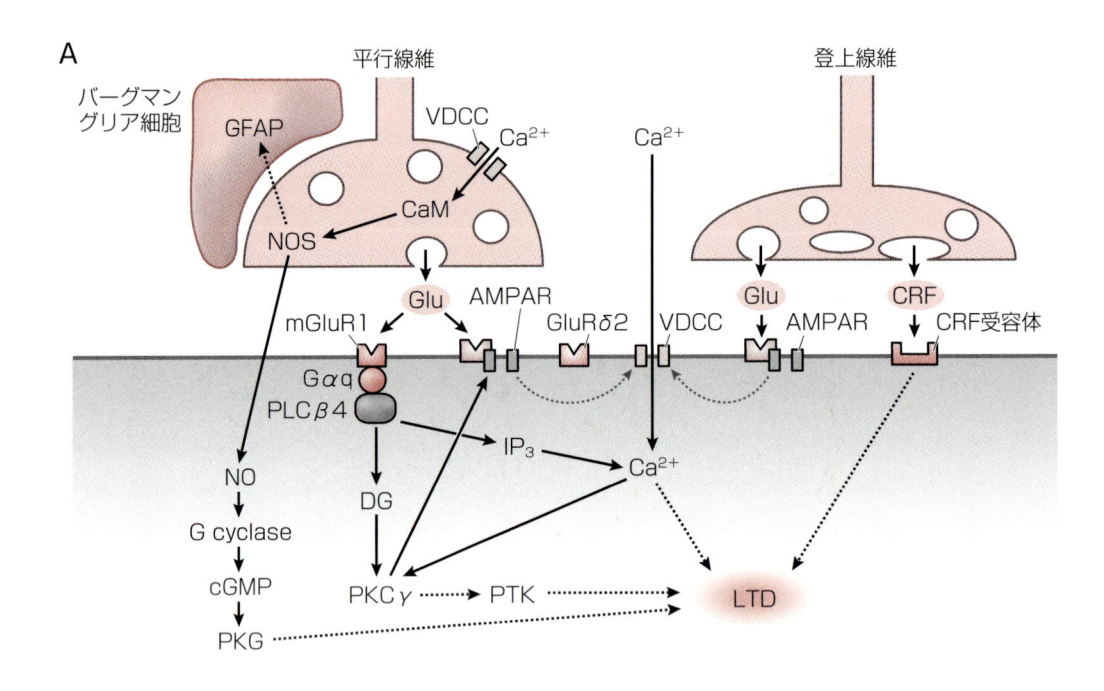

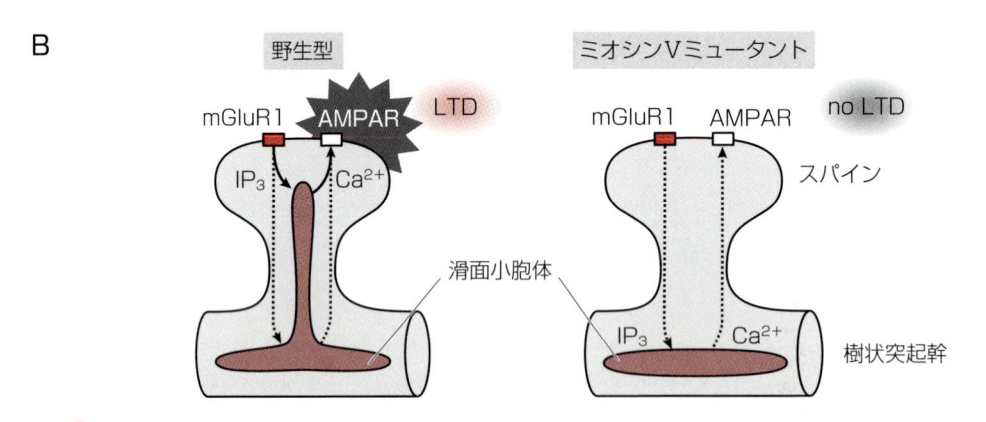

図3-4　小脳LTDとシナプス回路発達制御

A）LTD発現に関与するプルキンエ細胞シナプスの伝達分子機構．平行線維と登上線維のシナプス活動は，グルタミン酸受容体GluRδ2とmGluR1を介してLTDを発現する．GFAP：グリア線維性酸性タンパク，CaM：カルモジュリン，NOS：一酸化窒素合成酵素，VDCC：電位依存性Ca^{2+}チャネル，CRF：コルチコトロピン放出因子，AMPAR：AMPA型受容体，DG：ジアシルグリセロール，G cyclase：グアニル酸シクラーゼ，PKG：cGMP依存性プロテインキナーゼ，PTK：チロシンキナーゼ．B）細胞内Ca^{2+}ストアとLTD．ミオシンVミュータント動物では，スパイン内部へ滑面小胞体が侵入できず，LTDが発現しない

1 グルタミン酸による興奮伝達

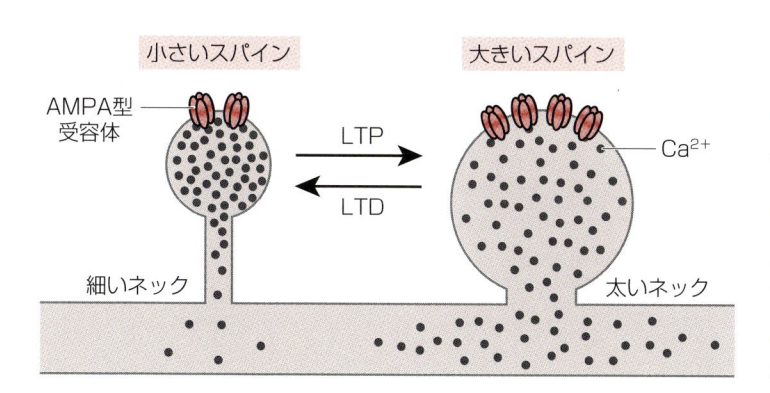

図3-5　LTP発現とスパインの形態変化

LTPの発現はAMPA型グルタミン酸受容体数の増加とスパインの肥大を伴って起こり，LTDはその逆の変化と考えられる．この構造変化に伴うスパインネックの形状が，スパイン内部でのCa^{2+}濃度上昇度に変化を与え，シナプス可塑性の方向を決定すると考えられる

❺ シナプス可塑性とスパインの形態変化

多数の入力線維を受ける投射ニューロンの樹状突起は，情報処理の中心的な役割を果たしている．このようなニューロンではスパインが発達し，そこにグルタミン酸作動性の興奮性シナプスを形成している（図1-3参照）．このため以前から，スパインは脳の高次機能との関連で注目される構造であったが[137)][138)]，その科学的根拠はなかなか得られなかった．河西らは，二光子顕微鏡とcagedグルタミン酸による単一スパインへの投与という全く新たな方法を用いてこの問題に答えを出した．

◆ LTP発現に伴うスパインの形態変化

LTPが起こるような条件で単一スパインをグルタミン酸で反復刺激すると，そのスパインヘッドが大きくなり，これに伴いグルタミン酸受容体の応答性も増大し，これが長期に渡って維持された．これは，LTP発現に伴うグルタミン酸受容体の増加とスパインの肥大化が連動して起こることを示し，メモリー素子としてのシナプスの機能形態基盤であると考えられる[139)]（図3-5）．

興味深いことに，LTPが発現するスパインはヘッドが小さくネックも細いものに限られ，すでに大きくなっているスパインには変化は起こらない．この所見から，小さなスパインでは，ネックの細さが抵抗部となって活動依存的なCa^{2+}濃度上昇が起こりやすく，LTPが起こりやすい．一方，すでに大きくなってしまったスパインでは，ネックが太くCa^{2+}の流出が起こりやいため，さらなるLTPの誘発が起こりにくくなると考えられる[140)]．

◆ LTP発現と新規タンパクのスパイン内合成

また，樹状突起には，ある種のmRNAやポリゾームが存在する．樹状突

起に分布するmRNAには，NMDA型受容体NR1サブユニット，CaMKⅡ，Gタンパクγサブユニット，カルモジュリン，IP$_3$受容体など，シナプス可塑性発現に関与する分子が多い．長期に渡るシナプス可塑性にはタンパクの新規合成が必要であることを考えると，LTPが起こるとそのスパインにだけタンパクの新規合成が誘導され，LTPの誘発や維持に関与しているのかもしれない．

Ⅳ．グルタミン酸と海馬と記憶・学習

❶ 記憶の3要素

　記憶（memory）とは，過去のエピソードや空間情報などが脳に格納された感覚体験である．記憶の3要素とは，**学習**し（learn），これを**保持**し（retain），必要に応じて**想起**する（recall）ことである．この脳機能により，過去よりも現在，現在よりも未来において，より的確な認知判断が可能になり，より適切な行動戦略が可能になる．巣の場所を覚えられない動物の種はたちまち子孫が途絶え絶滅するであろう．また，捕食者から身を守る術を上達できない動物はいずれ餌食になるだろうし，被食者をしとめる術が上達しない動物も飢え死にするだろう．その意味で，記憶とは，動物の種の保存と個体の維持と密接に関係する古くて重要な脳機能であるといえる．

❷ 記憶に関するDonald Hebbの仮説

　1949年，カナダの生理心理学者のDonald Hebbは，記憶に関する**ヘブの仮説**を提示した（図3-6）．今から振り返ると，まるで未来のNMDA型受容体の発見やシナプス可塑性の発見を予見したような仮説である．

- 記憶は個々のニューロンに蓄えられるのではなく，一群のニューロンネットワークに蓄えられる（**記銘**）．
- ニューロンAの軸索が繰り返しニューロンBを発火させると，その結合に成長的もしくは代謝的な変化が生じ，AがBを発火させる効率が上昇する（**ヘブの法則**）．
- 長期記憶として固定されると（記憶の座が形成されると），それはニューロン間の結合として脳に保存される（**保持**）．
- 時間経過とともにニューロン間の結合は次第に途切れ途切れとなっていくが，回路の一部が活性化されることにより回路全体が活性化され想起が起こる（**想起**）．

　しばらく会っていないと人の名前をなかなか思い出せず，これが年ととも

1 グルタミン酸による興奮伝達

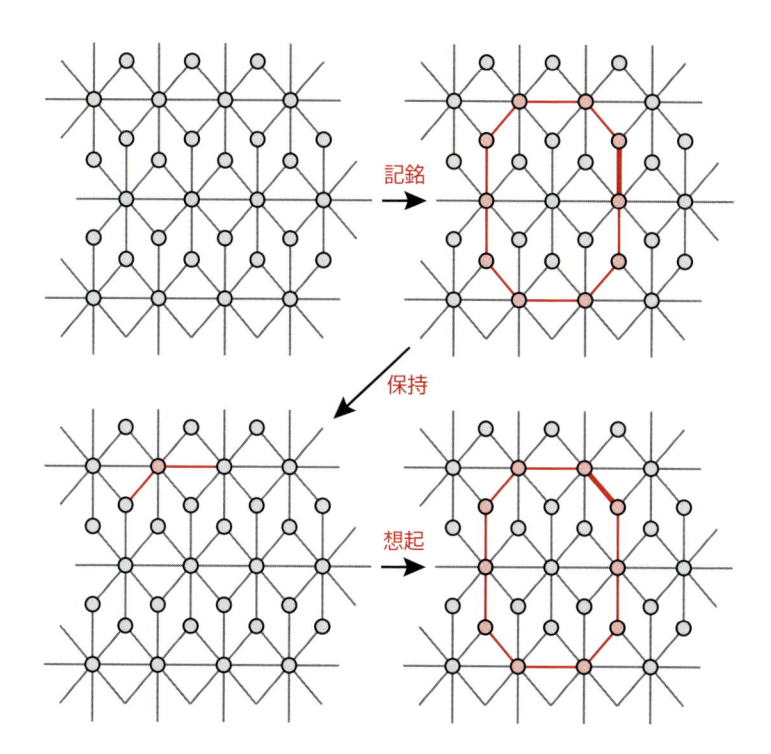

図3-6 記憶に関するDonald Hebbの仮説

シナプス結合の成長的もしくは代謝的な強化に基づくニューロンネットワークの形成が記憶の記銘であり，それが記憶の座として固定されるのが記憶の保持である．記憶回路の一部が活性化されることによりもとのネットワーク全体が活性化された状態が，記憶の想起となる

にどんどんひどくなる．思い出そうと努力してもすぐには思い出せず，あきらめて別なことをしているうちに「あっ」と突然思い出す．そのたびに，切れ切れとなっている記憶の残査回路にようやくヒットしたのだと，「ヘブの想起仮説」を思い出す．

❸ 記憶とシナプス可塑性の関係

記憶は，その感覚刺激の強度や反復により，また感情を揺り動かす情動刺激のような異種刺激の同期的付加により強化されることは，つねに実感するところである．その意味でhomosynapticおよびheterosynapticな活動特性を内包する脳機能であるといえる．そして，その細胞基盤がシナプス可塑性である．しばしば，「**LTPは記憶の形成，LTDは記憶の消去**」と単純化して表現される．過去の履歴をキャンセルする機能（脱増強や脱抑圧）があってしなやかなシナプス機能が維持できる点を考慮すれば，「記憶の形成は消去を伴い，記憶の消去機能があって新たな記憶もつくれる」ということなのだろう．どんなにつらく悲しいエピソードがあっても長い人生を全うできるのも，シナプス可塑性を基盤とする記憶の特性によるのかもしれない．

❹ 記憶の研究

現在，**海馬**（hippocampus）に発現する**NMDA型グルタミン酸受容体**が，**記憶の記銘と想起**に重要な役割を果たしていることは，脳科学に携わる者なら誰でも知っている．どうして，海馬が記憶や学習にかかわり，そこにグルタミン酸シグナル伝達系が重要であると考えられるようになったのか？そして，現在どこまでわかっているのか？参考となる研究成果をオムニバス的に紹介する．

◆ 海馬を含む側頭葉内側部の切除手術を受けた患者10名の健忘症の観察記録

1957年に発表されたこの論文で，海馬を含む側頭葉内側部の切除手術を受けた患者の1人H.M.は，感覚，知能，行動，運動学習などの非陳述性記憶，子供の頃の陳述性記憶，短期記憶などはすべて正常であった．しかし，いったん注意が他に向けられるとその前に見たヒトや数字を思い出せず，人に会ったことや何をやっていたのかという出来事すら覚えていなかった（**前行性健忘症**）．この観察から，側頭葉内側部には短期記憶を長期記憶に変換する能力（記憶の記銘・固定）があると考えられた[141]．

◆ 脳虚血発作を起こし2年後に死亡した健忘症患者R.B.の記載

2年前に虚血発作を発症したR.B.は，認知機能や他の記憶は正常であるが，顕著な前行性健忘症があった．検査において，手本の線画を見ながらであれば上手に描けるが，手本を隠してから10～20分後に思い出して書いてもらうとほとんど再現できなかった（図3-7A）．死後の剖検により，両側海馬のCA1領域にほぼ限局した損傷が見つかった[142]．

◆ ラットの海馬損傷実験

海馬に損傷を与えたラットでは，空間学習能力や嗅覚識別能力に障害が出た[143]．

◆ 水迷路課題によるNMDA型受容体アンタゴニスト投与実験

Morrisは，NMDA型グルタミン酸受容体アンタゴニストAP5を脳室投与したラットを用いて，**水迷路**（water maze）による空間学習テストを行った．AP5投与群では，水中のプラットホームの場所に関する空間学習能力に障害が現れ，海馬CA1のLTPが消失していた（図3-7B）[144]．

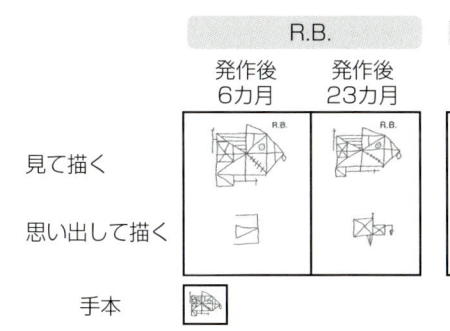

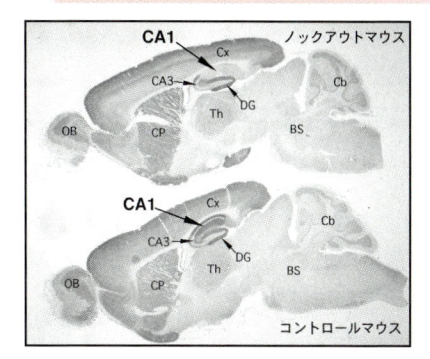

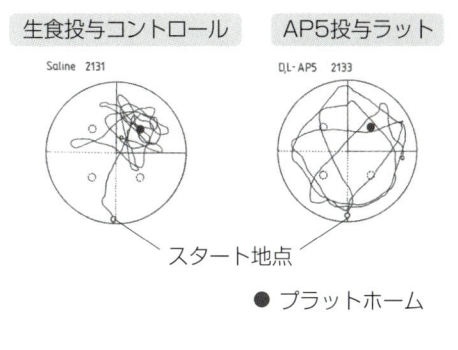

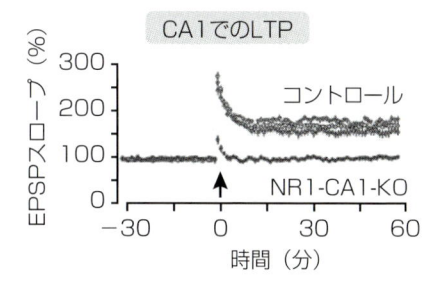

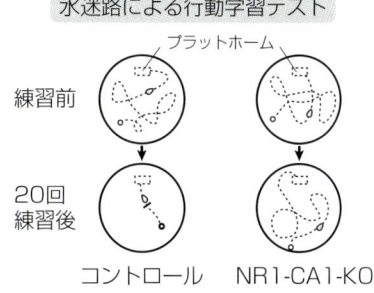

1 グルタミン酸による興奮伝達

図3-7 海馬と記憶に関する研究

記憶は，海馬のNMDA型グルタミン酸受容体が関与する脳機能である．この結論を導くために，患者の観察記録（A），ラットを用いた学習行動実験（B），遺伝子改変マウスを用いた電気生理学的解析や学習行動実験（C）などが精力的に行われた．Aについては文献142，Bについては文献144，Cについては文献148を参照

◆ 完全欠失型遺伝子ノックアウトマウスの表現型解析

マサチューセッツ工科大学の利根川らはCaMKⅡαを，東京大学の三品らはNMDA型受容体GluRε1（NR2A）を完全欠失させたノックアウトマウスを作製した．このマウスでは，海馬CA1のLTPが消失もしくは減少し，空間学習能力に障害が起こった[145)〜147)]．

◆ 条件的NMDA型受容体遺伝子ノックアウトマウスの表現型解析

　　1996年，利根川らはCre-loxPシステムを利用して，NMDA型受容体NR1を**海馬CA1領域**でノックアウトする**NR1-CA1-KOマウス**を開発した（**図3-7C**）．このマウスではCA1選択的にLTPが完全消失し，学習（記憶の記銘）が障害され，CA1領域内の場所ニューロン（place cell）による空間表現パターンの形成が障害された[148)～150)]．

　　2002年，利根川らは次いで**海馬CA3領域**で選択的に欠損する**NR1-CA3-KOマウス**を開発した．このマウスでは，CA3選択的にLTPが完全消失し，学習は正常に起こった．しかし，学習時に使った空間手がかりを減らしていくにつれ，空間学習行動に障害が出てきた[151)]．これらの研究成果に基づき，**CA1領域のNMDA型受容体は記憶の記銘**に，**CA3のNMDA型受容体は記憶の想起**に重要な役割を果たしていると結論した．

V. グルタミン酸とシナプス回路発達

　　遺伝子ノックアウトマウスの登場は，グルタミン酸受容体が発達期におけるシナプス回路発達も制御していることも明らかにした．「**大人の学習のメカニズムは，脳の発達にも使われているか？**[152)]」という基本的命題は，現在，具体例をもって支持されている．これも，シナプス伝達機能を可塑的に強めたり弱めたりするグルタミン酸シグナル伝達系の機能特性による（**図3-2**）．

❶ シナプス回路のリファインメント

　　重複が多く特異性に乏しい初期回路は，生後の活動依存的な選別過程を経て機能的で特異性を備えた成熟回路へと改築される．

◆ 未熟な初期シナプス回路

　　羊水という安定な環境に囲まれて健やかに成長する胎児では，主に遺伝子の時空間的発現プログラムの進行に従ってシナプス回路形成が実行される．初期シナプス回路は，過剰で重複が多く特異性に乏しい未熟な回路である．しかし，未熟な回路であっても，プログラム進行が攪乱されないかぎりこの段階の回路形成は保障されることになる．

◆ 活動依存的なシナプスリファインメント

　　出生後，新生児や乳児は過酷ともいえる大量の感覚刺激に暴露され，皮膚・粘膜・特殊感覚器などで変換された電気信号が，大量の神経情報として

1 グルタミン酸による興奮伝達

脳と脊髄に届けられるようになる．このような生後早期において，神経活動の量やパターンに応じたシナプス回路の改築が始まり，これを**シナプスリファインメント**（synapse refinement）という[153)][154)]．

ここでは，強い刺激を受けた回路が機能的に強化され，そうでない回路は機能的弱化を経て解剖学的に除去される．この**シナプスの刈込み**（pruning）により，支配様式は**重複支配から分離支配へ**，**多重支配から単一支配へ**移行する（図3-8A左）．同時に，特に可塑性に富む大脳皮質では，優勢な投射系は拡大し，劣勢なものは縮小するという**改築**（remodeling）も起こる（図3-8A右）．これらの再編成により，その個体の生活履歴を反映した個性的な脳が発達し，「三つ子の魂百まで」の神経基盤が形成されていく．

このような生後早期の競合過程を経て，過剰で混線の多い初期シナプス回路は機能的なシナプス回路へと再編・改築され，情報処理システムとしての回路機能が格段に進化する．

◆ シナプスリファインメントとシナプス密度の減少

シナプスリファンメントは，盆栽に例えるとわかりやすい．最初はどんどん枝を成長させ，次に必要な枝を残し不要な枝を剪定して，ある特徴を備えた形ができあがる．そうであれば，成長とともにシナプスの数や密度は減少するはずである．これを証明したのが，Huttenlocherら[155)]のヒト一次視覚野のシナプス密度の研究である．この研究によれば，シナプス密度は生後急激に増え，生後6〜8カ月にピークを迎える（図3-8B）．脳機能が飛躍的に発達する幼児期や学童期では，むしろシナプス密度は減少し続ける．

◆ シナプスリファインメントにおける競合原理

発生過程におけるこの競合原理は，次のように考えられている．

同期して発火する入力線維群は，ポスト側のニューロンに対して強い脱分極と大きな細胞内Ca^{2+}濃度上昇を及ぼす結果，「強化シグナルとしてのアメ」をもらう．反対に，小さな脱分極しか起こせない**同期して活動しない入力線維**は「弱化シグナルとしてのムチ」を受ける．

一体，何がアメで何がムチなのか，その分子的実体はほとんどわかっていない．しかし，視覚野，体性感覚系，小脳などの回路発達研究から，活動じかけのCa^{2+}流入装置としてのグルタミン酸受容体がシナプスリファインメント，特に活動依存的なシナプス刈込みの引き金となっていることがわかっている．

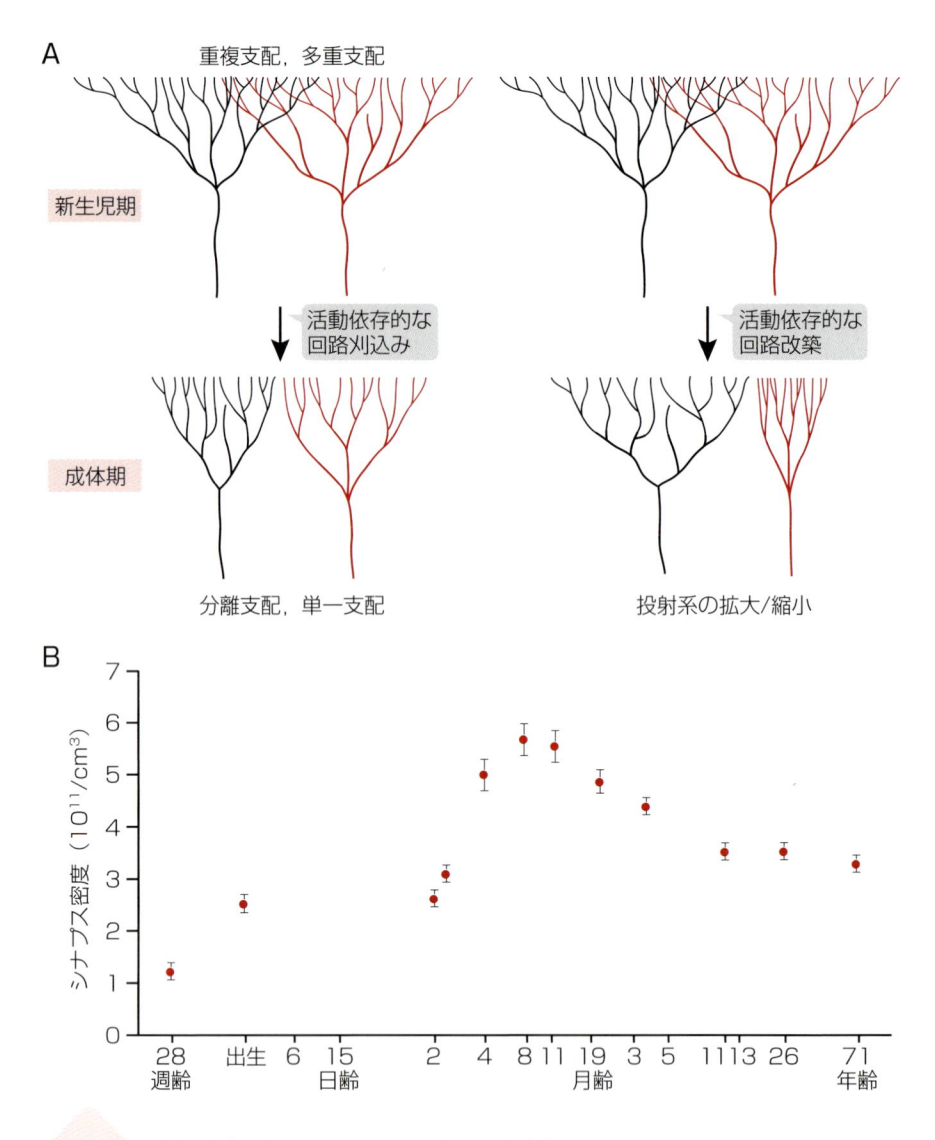

図3-8 生後発達過程におけるシナプス回路改築

A) シナプスリファインメント．臨界期においてシナプス回路は，活動依存的な刈込みによる投射様式の変化（重複支配→分離支配，多重支配→単一支配など）と，活動依存的な投射系の拡大/縮小が起こる．B) 成長に伴う視覚野シナプス密度の変化．文献155より

❷ 視覚野における優位眼球柱の形成

◆ 視覚野における両眼性投射から片眼性投射への移行

大脳皮質では，似た性質をもったニューロンが垂直方向に伸びた領域（コラム）に固まって存在し，神経情報処理のユニットになっている．これが最初に見つかったのが一次視覚野で，最近では連合野などでも見つかっている．

1 グルタミン酸による興奮伝達

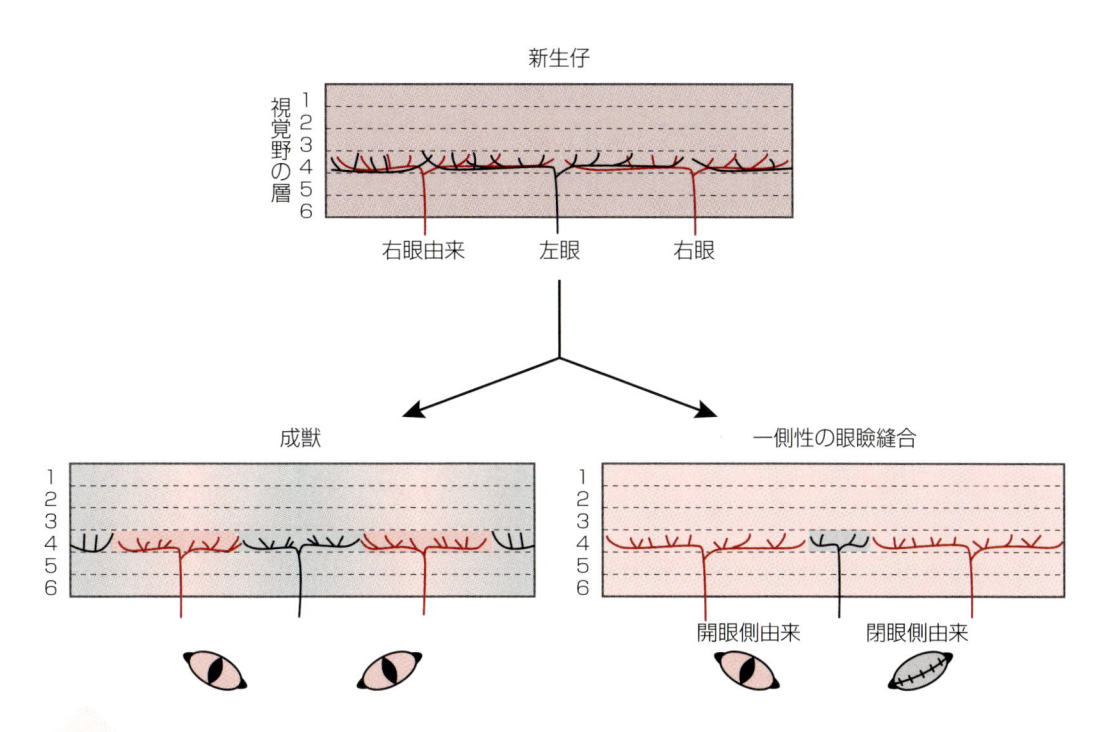

図3-9 優位眼球柱の形成に及ぼす一側性眼瞼縫合の影響

正常発達過程において，混在している視覚線維の視覚野投射は活動依存性のシナプスリファインメントを経て，左右の線維投射が分離し優位眼球柱が完成する（左）．しかし，発達段階で一側性に視覚刺激を奪取すると，閉眼側由来の視覚線維の領域が減少し，開眼側由来の線維投射が拡大する（右）．シナプスリファインメントが，神経活動依存性であることを示す実験的証左である．参考図書11より

　皮質表面での1つのコラムの広がりは，ネコやサルでは0.5 mm程度である．
　優位眼球柱（ocular dominance column）はこのようなコラム構造の1つで，両眼視を行っている成熟動物の一次視覚野に存在する．ここでは，左右の網膜に由来する視覚線維が視床の外側膝状体で中継した後，視覚野の第4層で互いに隣り合うよう投射している（図3-9下左）．一方，新生仔期では，視覚野ニューロンの多くは両側の網膜からの投射を受けている（図3-9上）．つまり優位眼球柱は，まず特定の視覚野ニューロンに対する両眼性投射を特徴とする初期投射回路が形成され，次に一側眼球からの視覚入力が優勢化し他側のそれを除去することにより片眼性投射へ移行することによりできる．
　優位眼球柱が，入力線維間の競合原理によって後天的につくられるものであることは，HubelとWieselが行った**一側の眼瞼縫合実験**より解明され，ノーベル賞を受賞した．新生仔期に片眼遮蔽を行うと，一次視覚野では開眼側網膜からの視覚入力を受けるニューロンが増加（眼球柱が拡大）し，閉眼側に反応するものは減少（縮小）する[156]（図3-9下右）．

◆ **NMDA型受容体と優位眼球柱形成**

　グルタミン酸は，視覚系も含めすべての感覚性上行路で使われている神経伝達物質である．優位眼球柱の形成が入力線維の神経活動に依存することは，フグ毒であるテトロドトキシンTTX（電位依存性Na$^+$チャネル阻害剤）や，ムシモール（GABA受容体アゴニスト）の投与により活動電位の発生を阻害すると，視覚野での両眼性から片眼性への発達変化が起こらなくなることからわかる[157]．さらに，優位眼球柱の形成がNMDA型受容体の活性化を通して起こることは，このブロッカー投与実験により示された[158)159]．

◆ **ニューロトロフィンと優位眼球柱形成**

　一方，優位眼球柱の形成には，ニューロトロフィン（neurotrophin）を介するシグナル伝達機構も重要である[160]．神経成長因子NGFの発見に始まるニューロトロフィンにはNGF，BDNF，NT-3，NT-4があり，これに対する受容体には低親和性型（p75NTR）と高親和性型（TrkA，TrkB，TrkC）がある．発達期の視覚野に**BDNF**を外来性に過剰投与すると優位眼球柱の形成が阻害される．同様の阻害は，BDNFを吸着除去して減少させても起こる．この事実は，NMDA型受容体によるCa^{2+}依存的な競合だけでなく，限られた量のニューロトロフィンをめぐる競合も，視覚野のシナプスリファインメントの原動力となっていることを示している．

❸ 大脳体性感覚野のシナプス回路発達

◆ **げっ歯類の洞毛とバレル・バレロイド・バレレット**

　ヒトを除く哺乳類の顔面には，一般毛とははっきりと区別できる長く特殊な触覚毛が生えている．この触覚毛は**洞毛**（whisker）とよばれ，それはこの毛包が拡張した静脈洞により囲まれているためである．洞毛は三叉神経由来の豊富な知覚神経終末の支配を受け，横紋筋の働きでwhiskingとよばれるある周期で前後に動かす洞毛特有の運動ができる．特に，目と鼻の間の上顎部には長い洞毛が規則正しく配列し，上唇部や下唇部にも短い洞毛が密集している．

　この洞毛の配列パターンに対応した中枢のモジュール構造が，三叉神経核の**バレレット**（barrelette），視床後内側腹側（VPM）核の**バレロイド**（barreloid），体性感覚野の**バレル**（barrel）である（図3-10A）．これらの構造は，1本の洞毛に由来する感覚神経のシナプスの集合形態を反映し，電気生理学的だけでなく形態学的にも可視化できるため実験解析のよいモデルとなる．また，シナプスの集合形態であるため，シナプスの構成要素を染め出す

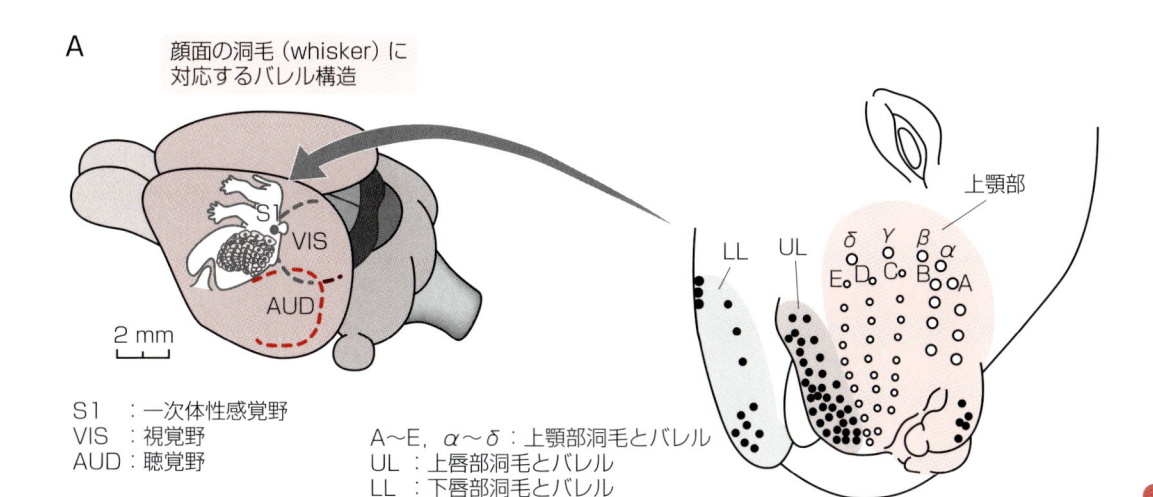

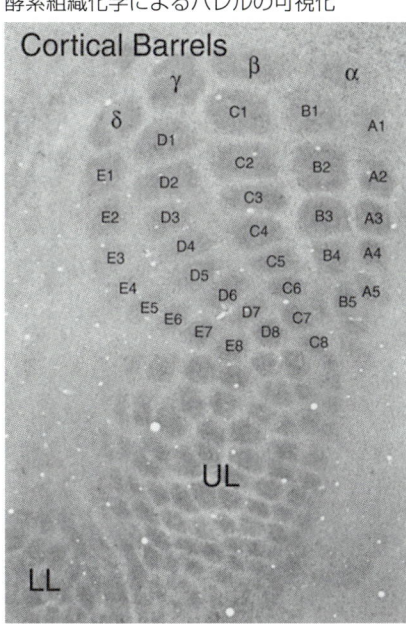

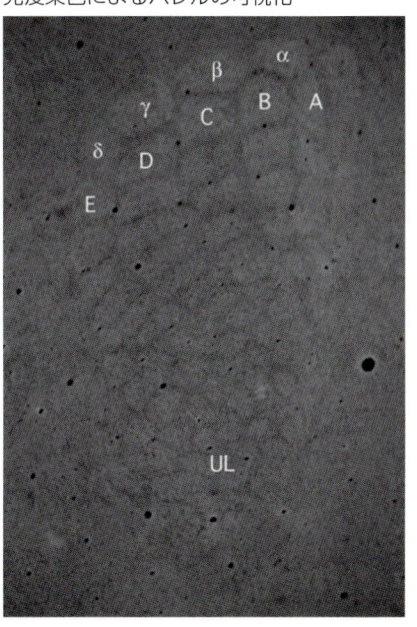

1 グルタミン酸による興奮伝達

図3-10 げっ歯類における顔面触覚毛と体性感覚野のバレル

A）体表を一般毛で被われた四足歩行の哺乳類では，上顎部顔面に洞毛とよばれる特殊で長い触覚毛が整然と並んでいる．発達段階に起こる活動依存性のシナプスリファインメントは，洞毛の空間的配置に対応した体性感覚系の脳地図（大脳皮質の一次体性感覚野にはバレル，視床にはバレロイド，三叉神経核にはバレレット）を形成する．B）これらの構造はミトコンドリア酵素の組織化学や，シナプス要素に体する免疫組織化学により見ることができる．ここでは，チトクロムオキシダーゼに対する酵素組織化学と，視床皮質線維の終末マーカーのVGluT2でバレルパターンを可視化している

プレシナプスマーカー，ポストシナプスマーカー，グリアマーカーなどで簡単に可視化できる（図3-10B右）．古典的には，シナプスではエネルギー代謝レベルが高くミトコンドリアの代謝関連酵素の活性が高いため，**チトクロムオキシダーゼ（図3-10B左）やスクシニル酸脱水素酵素**などミトコンドリア酵素組織化学により，このモジュール構造を可視化してきた．

視覚野の優位眼球柱の形成過程と同様に，体性感覚系のモジュール構造も最初は洞毛に由来する感覚神経投射が重複し合い，これを受ける皮質ニューロンも複数の洞毛からの投射を受けている（図3-8A）．この未熟な初期回路が，強化と除去を基盤としたシナプスリファインメントを経て，末梢と中枢の間に点対点の対応関係が完成する．その結果，マウスでは生後4日までに，バレレット，バレロイド，バレルの順に出現する．

◆ 体性感覚野の脳地図の特性

体性感覚野のバレルは，**ペンフィールドの「感覚の小人」**とよばれるヒト体性感覚野の脳地図と相同で，哺乳類の脳に共通したマップ構造である（図3-11A）．どちらも，下肢や尻尾が大脳皮質の内側面に向かうマップの先端とすれば，口は外側面に向かうもう1つの先端である．どちらも，脳地図に占める各部のプロポーションは実際の体のプロポーションとは異なっており，面白い点は，それが触覚や痛覚などの体性感覚の鋭敏さを反映している点である．

哺乳類の新生児に共通して備わっているのが，**吸啜反射**（きゅうせつはんしゃ）（suckling reflex）である．乳首が口唇領域に触れるとそれに吸い付き，舌と頬のリズミカルな反射運動が起こって母乳を摂取する．このため，**口唇部と舌**の鋭敏さはすべての哺乳類動物に共通で，脳地図における口唇部と舌の占める面積は大きく拡大している（図3-11B）．さらに，二足歩行となったヒトでは手指が鋭敏な感覚装置となり，**指**が占める脳地図面積も広くなり，その結果，道具の作製使用や書字も器用に行えるようになった．一方，体表面が濃い体毛で被われた四足歩行動物では，感覚器としての手指の役割は小さく，脳地図における面積も狭い．その代わり，洞毛の集まる上顎部の面積が顕著に拡大する．ちょうどこの部位は，運動方向の先頭に位置し，洞毛は触覚アンテナとして機能的に重要であることを物語る．

敏感な部位とは，感覚神経の分布密度が高い部位であり（図6-7A参照），それに対応する体性感覚野は大量の神経投射と神経活動情報が届く部位でもある．つまり，末梢からの神経活動量の多寡が，脳地図上のプロポーションの大小に反映されているのである．

1 グルタミン酸による興奮伝達

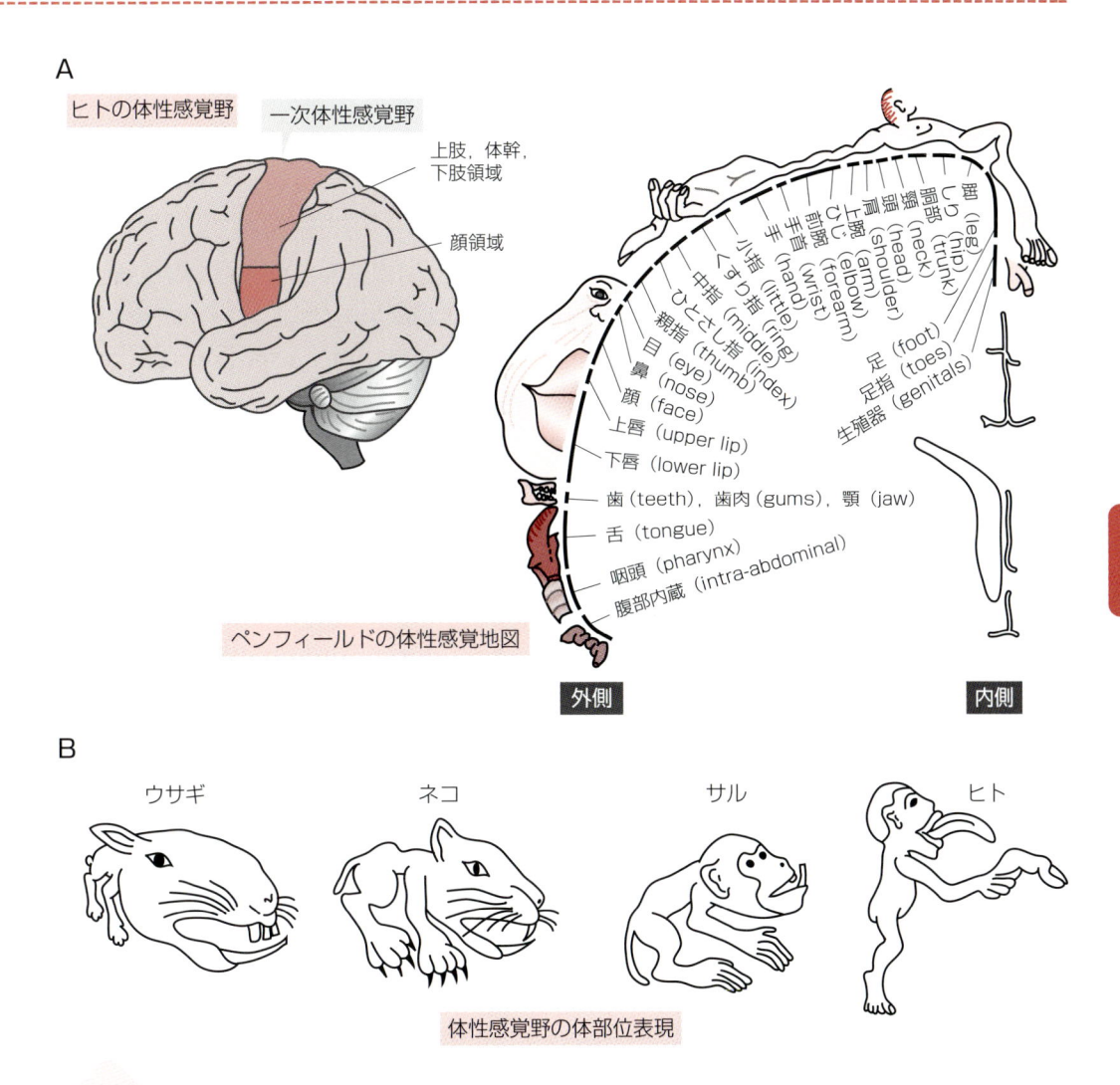

図3-11 ヒト一次体性感覚野の「感覚の小人」(A) と哺乳類間脳地図比較 (B)

A) 中心溝の後方の中心後回には，一次体性感覚野が存在する．ここに存在する感覚の小人は，大脳縦裂側に下肢領域があり外側に口唇領域がある．この大まかな体部位の配置は，図3-10A左のげっ歯類の感覚性脳地図と同じである．種により異なっているのは部位間の比率である．B) 体部位表現の面積が変わらないようにして，その種の外形に再構成している．ヒトで指や舌や口唇の比率が高いのに対して，ウサギやネコでは洞毛が生えている目と鼻の間が拡大していることがわかる．参考図書1より

◆ 脳地図の形成にかかわるNMDA型受容体/mGluR5-PLCβ1

　遺伝子ノックアウトマウスを用いた研究から，NMDA型グルタミン酸受容体と代謝型グルタミン酸受容体mGluR5がバレルの形成に不可欠であることが実証された[161〜164]．mGluR5は，大脳皮質に豊富に発現するGq共役型受容体である（図2-7参照）．さらに，mGluR5の下流に位置する効果器酵

素PLCβ1の遺伝子欠損マウスでも，同様のバレル形成障害が起こる[165]．特に，大脳皮質でこれらの分子を欠損するマウスでは，視床から視床皮質線維のバレル様クラスターは形成されているが，この入力を受け取る皮質ニューロンのパターンが全くできていない[164)165)]．したがって，これらの受容体活性化に伴うポスト側ニューロンでのCa^{2+}濃度上昇が，プレ側の活動パターンに対応したポスト側のパターンへと翻訳されていき，これが下位から上位へと順に進行することを示している．

❹ 小脳プルキンエ細胞におけるシナプス回路発達

大脳皮質と小脳皮質では，使われているシグナル分子や，シナプス回路の構成などの点において対照的な部分も多い．例えば，NMDA型受容体が大脳におけるシナプス可塑性やシナプス回路発達に重要であるのに対して，小脳プルキンエ細胞はNMDA型受容体を発現しない．その代わり，プルキンエ細胞には特異的な分子が与えられ，それらが強化と除去に基づいた競合的なシナプス回路発達を制御している．

◆ 平行線維と登上線維によるシナプス形成

小脳プルキンエ細胞は，その特徴的な扇型の樹状突起を矢状面に沿って広げ，シナプスを介して大量の神経情報を受け取っている（**巻頭カラー図2E，図1-2参照**）．この神経情報は，平行線維と登上線維から放出されるグルタミン酸と，プルキンエ細胞のスパイン上に発現するグルタミン酸受容体を介して伝達される．**平行線維**（parallel fiber）は小脳顆粒細胞の軸索で，**苔状線維**（mossy fiber）を経由して大脳皮質由来の運動情報と脊髄・脳幹由来の感覚情報を運んでくる（**図2-10**）．平行線維は，多数集まってプルキンエ細胞の遠位樹状突起を支配し，プルキンエ細胞あたり約10万個ものシナプスを形成する．しかし，1本の平行線維は特定のプルキンエ細胞に対して1〜2個シナプスを形成するだけである．

一方，**登上線維**（climbing fiber）は延髄下オリーブ核からの投射軸索で，運動機能の精緻化や円滑化に重要な誤差信号をプルキンエ細胞に運んでくる．成熟した脳では，多くのプルキンエ細胞は1本の登上線維による**単一支配**（mono-innervation）を受けている．単一支配とはいえ，プルキンエ細胞の近位樹状突起にハシゴをかけてよじ登るように巻き付き，数百にも及ぶシナプスを形成するため，登上線維の発火は支配するプルキンエ細胞に対して'全か無か'の応答を引き起こす強い脱分極を与える．その結果，プルキンエ細胞上の**電位依存性Ca^{2+}チャネル**が活性化され，細胞外Ca^{2+}が大量に

流入する．

◆ 平行線維シナプス形成と余剰な登上線維の除去

生まれたばかりのげっ歯類では，1個のプルキンエ細胞は4～6本の登上線維がその細胞体を**多重支配**（multiple innervation）している．生後第1週は，プルキンエ細胞の樹状突起も未熟で緩やかに発達が進行するが，その水面下において1本の強い登上線維とそれ以外の弱い登上線維へと機能的な分化が進行する．

ダイナミックな小脳回路形成と改築は，生後第2週に起こる．まず，プルキンエ細胞の樹状突起が勢いよく伸び出し，下から押し上げるようにして小脳分子層を拡大させていく．また，顆粒細胞の数も爆発的に増え，プルキンエ細胞の遠位樹状突起を標的として莫大な数の平行線維シナプスを形成する．同時に，バーグマングリアの棒状突起から薄片状突起が伸び出し，できたばかりのシナプスを次々と被っていく[51]．この平行線維シナプスの形成と成熟に伴って，機能的に劣勢な登上線維が除去され，同時に，1本の優勢な登上線維が細胞体から樹状突起へとトランスロケートして支配領域を拡大していく．生後第3週の終わりまでに多くのプルキンエ細胞では単一支配へと移行する．

平行線維シナプス形成が障害されている古典的な小脳奇形マウスの研究から，余剰な登上線維除去には平行線維シナプス形成が重要であることがわかっていた．遺伝子ノックアウトマウスによる研究が主流となった現在，グルタミン酸受容体がこのシナプス回路発達を制御していることを明らかにした．

◆ GluRδ2とCbln1による平行線維シナプス形成強化

GluRδ2は，そのアミノ酸配列の相同性からイオンチャネル型グルタミン酸受容体サブユニットファミリーのメンバーである．この分子はプルキンエ細胞に選択的で，平行線維シナプスにのみ局在する分子である．一方，**Cbln1**は顆粒細胞特異的な分泌性タンパクである．

これらの遺伝子のいずれかが欠損しても，平行線維終末とプルキンエ細胞スパインとの間の結合が不完全となり，平行線維シナプス数が半分程度にまで減少する．シナプス結合ができなくてもプルキンエ細胞のスパインはそのまま残るため，小脳分子層にはシナプス結合をもたない**フリースパイン**（free spine）が多数出現する．また，シナプス結合をもっているシナプスでも，その一部はプレシナプス側のアクティブゾーンとポストスナプス側のPSDとがずれる**ミスマッチシナプス**（mismatched synapse）が起こる．これらの

観察結果から，この２つの分子は平行線維終末とプルキンエ細胞スパインの間の結合を選択的に強化する分子機構の要であることがわかった[102) 166) 167)]．

興味深いことに，このフリースパインをターゲットとして登上線維支配の遠位化が起こり，本来平行線維が支配すべきフリースパインを横取り的に支配していく．これが，周囲のプルキンエ細胞の遠位樹状突起にも及ぶことにより，登上線維の多重支配があちらこちらで頻発するようになる．したがって，この平行線維シナプス強化機構は，同時に，登上線維支配の過度な遠位化を防止し，それによる遠位樹状突起を標的とした多重支配を防止する分子機構としても機能しているのであった[168)]．

◆ mGluR1による平行線維シナプス依存的な登上線維除去

これに対して，**mGluR1**およびその下流分子（**Gαq**，**PLCβ4**，**PKCγ**）を欠失するノックアウトマウスでは，平行線維シナプス形成は正常に起こるものの，登上線維による多重支配が残存する．この事実は，平行線維シナプスが形成されるだけなく，このシナプスでmGluR1シグナル伝達系を活性化することが，余剰な登上線維除去に不可欠であることを示唆している[169)〜172)]（図3-12）．

◆ P/Q型Ca²⁺チャネルと優勢な単一登上線維による排他的支配

登上線維の活動は，プルキンエ細胞シナプス上のAMPA型受容体を活性化させて強い脱分極を発生させる．この脱分極により，細胞体や樹状突起上の**P/Q型Ca²⁺チャネル**が活性化し，大量のCa²⁺流入が起こる．このCa²⁺チャネルを欠損するマウスでは，GluRδ2/Cbln1欠損マウスとは正反対の表現型が生じる．つまり，樹状突起に対する登上線維の支配が弱まって退縮する一方，平行線維シナプスは増加し近位樹状突起や細胞体まで支配領域が拡大する．ここで注目すべきポイントは，P/Q型Ca²⁺チャネルがなくなると，本来近位樹状突起を独占すべき優勢な登上線維の支配力が弱まり，本来除去されるべき余剰な登上線維支配と本来遠位部へと駆逐されるべき平行線維支配が共存することである．まさに，このチャネルを介するCa²⁺流入が，「強き（優勢な１本の登上線維）を助け，弱き（余剰な登上線維と平行線維）をくじく」ような選別機構となっている[173)]．

結局，GluRδ2，Cbln1，mGluR1，P/Q型Ca²⁺チャネルが揃うことにより，平行線維と登上線維間の競合が適正に行われて両線維による**テリトリー支配**（遠位樹状突起を平行線維，近位を登上線維支配）が完成し，登上線維同士の競合も適正に行われて**登上線維の単一支配**が完成するのである．

1 グルタミン酸による興奮伝達

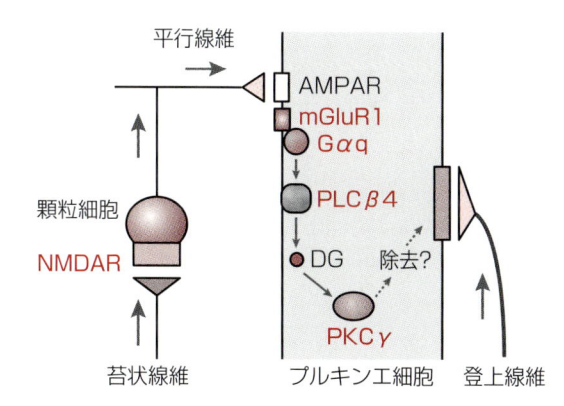

図3-12 mGluR1を介した登上線維の排除
登上線維の多重支配から単一支配への成熟過程に関与する分子機構．苔状線維・顆粒細胞シナプスのNMDA型受容体（NMDAR）の活性化，平行線維・プルキンエ細胞シナプスのmGluR1シグナリングが登上線維の排除にかかわっていると考えられている

❺ 臨界期と臨界期可塑性：幼少期ほど脳力が向上する

◆ 臨界期とは

神経機能の発達には，外界刺激に対して敏感な時期，いわゆる**臨界期**（critical period）や**敏感期**（sensitive period）が存在する．臨界期は，ヒトにのみ備わっているのではない．例えば，**刷込み**（imprinting）として有名な孵化まもないアヒルの動的物体に対する行動親和性の獲得は，生後1日を過ぎると急速に失われる[174]．視覚野の優位眼球柱や体性感覚系のバレルの発達にも，臨界期が存在する．新生仔期の除毛や神経切断などにより神経活動を奪うと，障害された洞毛に対応するバレルが縮小したり，場合によっては全く消失してしまう．ところが，臨界期を過ぎると，外界刺激に対する変化も起こりにくくなり，実験処置による影響も出にくくなり，バレルや優位眼球柱などのシナプス構築パターンは永続的に維持される．

ダイナミックな神経活動依存的回路改築が起こるのは，グルタミン酸作動性のシナプス回路である．その回路改築を促進する原動力がグルタミン酸シグナル伝達機構であるのだから，臨界期の時間的制御にも同様の分子細胞機構が関与している可能性はある．しかし，これまでもっとも解析が進んでいる視覚野の**眼優位性可塑性**（ocular dominance plasticity，本項V-❷）の臨界期は，グルタミン酸ではなく，むしろその回路機能を抑制するGABA作動性ニューロンが制御している（第3章-2-Vを参照）．

◆ 臨界期可塑性と障害誘導性可塑性

このような臨界期において，外界刺激によって中枢の構築や機能が変化しやすいことを，**臨界期可塑性**（critical period plasticity）という．例えば，臨界期である幼少期から楽器に親しんだヒトは難しい演奏を行うことができるが，それを可能にする指の感覚運動機能にかかわるシナプス回路がそのよ

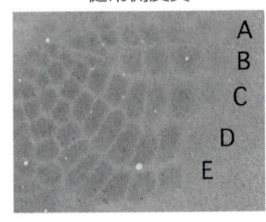

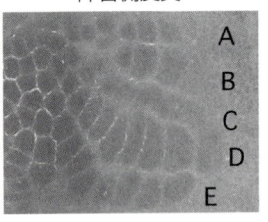

健常側皮質　障害側皮質

図3-13　障害バレルの縮小と健常バレルの拡大

マウス体性感覚野における障害誘導性可塑性．臨界期の中にある生後2日齢マウスのC列洞毛を除毛すると，障害則のC列バレルが縮小・癒合し，周囲のB/D列バレルが拡大する

うに発達したことを反映している．事実，非侵襲的脳機能イメージングにより，年少期に弦楽器練習を始めたヒトほど大脳皮質における小指の領域が拡大している．

このような臨界期における可塑性は，末梢に部分的な実験的障害を与えるとより，もっと明瞭に観察することができる．例えば，臨界期において一部の洞毛を抜くことにより，障害バレルが縮小すると同時に，その空いた皮質スペースを埋めるかのように近隣の健常バレルの拡大が起こる（図3-13）．これを**障害誘導性の可塑性**（lesion-induced plasticity）とよぶ[175]．この現象は，高い細胞内Ca^{2+}濃度上昇を起こす相手との結合を強めることを原則としている皮質ニューロンが，活動レベルが低下した障害入力線維との結合を解消し，活動性のより高い周囲の健常線維との結合を強化したと解釈される．この柔軟な機構により，臨界期において神経活動状況に変動が起きても，皮質ニューロンはつねにもっとも強い相手との連結をつくり直すことにより，自らを有効なネットワークに組み入れようとする．この可変性こそ，まさに臨界期において進行するダイナミックな改築である．最近の研究からバレルの障害誘導性の可塑性発現に，**細胞膜グルタミン酸トランスポーター**による細胞外濃度調節機構が関与していることが示された[176]．

◆ **ヒトの臨界期**

このような臨界期や臨界期可塑性は，ヒトでは「**小さいときは覚えも早く，上達も早い**」という成長期の子供たちを見て実感するところである．臨界期は，ほとんどすべての脳機能の発達過程に現れる現象である．それは，楽器，スポーツ，言語，書字，両眼視，絶対音感，性格，社会性などに及ぶ．また，臨界期は，「**書き換えが容易に起こる時期**」でもある．幼児期から学童期に猛烈な勢いで脳力を向上させてきたにもかかわらず，そのときの私たちの記憶はおぼろげである．不幸にして臨界期初期に異国に置き去られたりすると，それまで獲得していた母国語能力は失われ，異国の言語や文化に適応していく．一方，臨界期の後期に海外で生活するとバイリンガルにな

りやすいが，臨界期を過ぎてからは新たな言語や文化を受け入れることが困難になっていく．

　大脳皮質が最大に発達したヒトでは，脳機能の種類により臨界期の時期は大きく異なり，個人差もかなり大きい．視覚能力の臨界期は，ネコやサルで生後数カ月である，ヒトは生後2〜3年が重要な時期と考えられる．絶対音感の形成は3〜6歳，弦楽器演奏で使用する左手小指の運動領域が拡大するのは5〜10歳，語学の習得は小学校中学年から中学・高校期が臨界期と考えられている．シナプス密度が減少する時期とおおむね一致する．

◆ どうしていつまでも臨界期が続かないのか？

　よく受ける質問の1つが，「どうしていつまでも臨界期が続かないのか？」である．それに対して，「社会の構成員がみんな臨界期の中にいたり，みんなが臨界期を終えていたら，一体どうなるだろうか？」と，質問を投げ返すことにしている．

　臨界期の中では，シナプスの使用状況に応じた競合と淘汰の原理が働いている．この過程を経ることにより，初期段階において用意された過剰で混線の多いシナプス回路が，経験や経歴を反映する神経回路へと改築される．その結果，1人1人の脳が個性的に発達し，それぞれが置かれた環境に適応できる能力を身に付けることができる．これを社会的にみれば，さまざまな社会状況や環境変化に対応できる多様な脳（人材）をつくりあげる仕組みとして機能している．ちょうど，幕末の風雲急を告げる社会情勢が，日本史上まれに見る雄偉な人材を多数輩出させた原動力となったのであろう．そして臨界期が終わると，それまでに育まれた脳を基盤にして，たとえ新たな能力を身に付ける能力は低下しても，知恵を働かせ経験を生かすことで社会や環境と共存し，それを維持する社会的存在となっていく．社会や文化の健全な発展には，因習や伝統に縛られずにブレークスルーを起こせる若いパワーと，秩序や組織を上手に維持し伝承していく老練な知恵の両方が必要なのは，古今東西変わらない．

Ⅵ．グルタミン酸と神経細胞死

❶ 興奮性神経毒性とアポトーシス

　1978年，グルタミン酸などの興奮性アミノ酸を多量に投与すると，神経細胞の変性脱落の起こることが報告された[177]．この毒性は**興奮性神経毒性**（excitotoxicity）とよばれ，各種神経疾患の病因となりうる可能性が示され

た．グルタミン酸の強い興奮毒性は，特にNMDA型受容体からの大量のCa^{2+}流入が**カスパーゼ**（caspase）などのタンパク分解酵素の活性化を介して，細胞の自殺経路「**アポトーシス（apoptosis）**」を活性化させる．

アポトーシスは**プログラム細胞死**（programmed cell death）ともよばれ，指の形成の際の水かき領域の細胞死や，自己の組織を認識するリンパ球の除去など，生体の正常な形成と正常な機能を果たすために備わった細胞死の分子カスケードである．細胞外からのデスシグナル，細胞外ストレスによるミトコンドリアの異常，小胞体ストレスなどが引き金となってカスパーゼを活性化し，最終的にカスパーゼにより活性化されるDNA分解酵素（caspase-activated DNase：**CAD**）が活性化されてDNAが断片化される．さらにアポトーシスに陥った細胞の表面には，膜脂質のホフファチジルセリンが外に向かって露出するようになり，これが「**私を食べてシグナル**（eat me signal）」となり，マクロファージによって認識され貪食処理される．まさに，死後の処理までプログラムされた，用意周到な細胞の死にざまである．

❷ グルタミン酸トランスポーターによる細胞死の防御

グルタミン酸興奮毒性の防御因子として重要なのが，細胞膜グルタミン酸トランスポーターである．これにより，シナプス間隙に放出されたグルタミン酸は主にグリア細胞に取り込まれ，シナプス間隙や細胞外のグルタミン酸濃度を低く保つ．1分子のグルタミン酸（酸性アミノ酸なので陰性荷電）を細胞内に取り込むために，3個のNa$^+$流入と1個のK$^+$流出が共役して起こる．この過程は，全体として陽性荷電が1個細胞内へ移動（電子なら1個細胞外へ移動）するため，**起電的**である．このため，**イオン濃度勾配と電気的勾配の形成と維持はグルタミン酸取り込みの駆動力**となる．

脳血管が障害されると，その先の領域が低酸素や低グルコースに陥る．このような低エネルギー環境下では，Na$^+$/K$^+$-ATPaseによるポンプ力が低下して，イオン濃度勾配が崩れ，膜電位が上昇し，グルタミン酸トランスポーターの機能が著しく低下する．これにより細胞外グルタミン酸濃度が上昇し，NMDA型受容体の活性化が起こりやすくなる．さらに，低エネルギー環境は細胞内のCa^{2+}-ATPaseやNa$^+$/Ca^{2+}交換系による細胞内Ca^{2+}の汲み出し機能も低下する．これらにより，**アポトーシスの経路が活性化**されニューロンは細胞死に至る．

第3章

2 GABA（γアミノ酪酸）による抑制伝達

ストレス社会で闘う私たちをターゲットとしたGABAを高濃度に含むチョコレートやココアなどが大ヒットし，GABAは今や日本で一番有名な神経伝達物質となっている．GABA作動性ニューロンはグルタミン酸作動性ニューロンに次いで多く，ニューロンの約20〜30％を占める．イオンチャネル型GABA受容体は強力な過分極作用によりIPSPを発生させ，代謝型GABA受容体はアデニル酸シクラーゼ抑制作用により，シナプスやニューロン機能を強力に抑制する．GABA受容体は麻酔薬や抗けいれん薬などの中枢抑制薬の作用点になる．

Ⅰ．GABAシグナル伝達システム

GABAは中枢神経系に豊富な物質で，広く動植物界に存在する．しかし，GABAは血液脳関門を通らないため経口摂取によるものは脳に移行できず，GABAを伝達物質として使うには，中枢神経系内での合成が不可欠である．GABAは中枢以外でも使われ，消化管の神経や膵島インスリン細胞などの内分泌細胞にも含有されている．

❶ GABAの合成と代謝

GABAは抑制性の神経伝達物質である．**グルタミン酸脱炭酸酵素（GAD）** により神経終末部でグルタミン酸から合成される（図3-14）．一方，ミトコンドリアの**GABAトランスアミナーゼ**（GABA transaminase）によって分解され，コハク酸（succinic acid）となる．

GABAの合成酵素には2つのアイソフォームが存在する．それぞれの分子量を付して**GAD65**と**GAD67**とよばれる．2種の細胞発現はおおむねオーバーラップするが，若干の違いもみられる．海馬において，錐体細胞の細胞体に強力な抑制をかけるパルブアルブミン陽性介在ニューロン（本項Ⅱ-❷参照）はGAD67を強く発現し，その細胞内分布は終末部に強く，弱いが細胞体にも検出できる．一方，GAD65は，樹状突起に対する抑制性投射の終末部に限局し，パルブアルブミン陽性介在ニューロンでは弱い[178]．胎仔期におけるGABAは主にGAD67により合成され，その遺伝子ノックアウトマウスの新生仔では脳のGABA含量が10％以下にまで減少し，生まれると間も

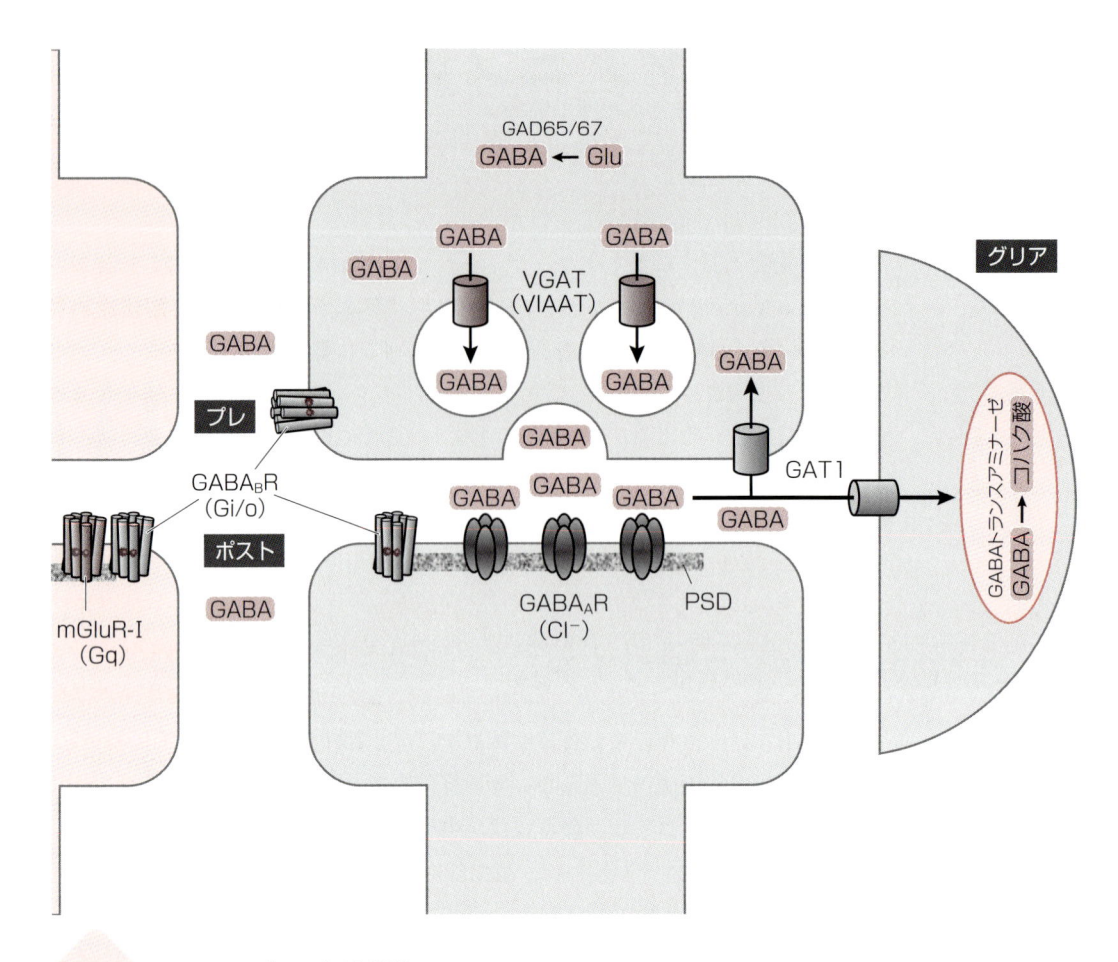

図3-14 GABAシグナル伝達機構

狭いシナプス間隙を挟んで，GABA_A 受容体（GABA_AR），GABA_B 受容体（GABA_BR）やGABA トランスポーター（GAT1, VGAT）が集約的に配置している．mGluR-I：グループⅠ代謝型グルタミン酸受容体

なく死んでしまう．一方，GAD65の遺伝子欠損マウスは生存可能だが，GABA含量が半分に減少してんかん発作が起こり，不安や恐怖などの情動にも異常が起こる[179]．

❷ GABAの小胞充填を担うトランスポーター

GABAの小胞充填は**小胞膜GABAトランスポーターVGAT**〔グリシンも輸送するのでvesicular inhibitory amino acid transporter（**VIAAT**）ともよばれる〕により行われる．VGATは，線虫の遺伝学的解析からGABA輸送能に障害をもつ変異体の原因遺伝子として同定された，10回膜貫通型の輸送体である．VGATによるGABA輸送は，プロトンATPaseによって形成され

るプロトン濃度勾配と電位勾配に同程度に依存して行われる．他の小胞膜トランスポーターと比較すると，アセチルコリンやモノアミン輸送はプロトン濃度勾配に大きく依存し，グルタミン酸は電位勾配に大きく依存する．

❸ GABA受容体の種類と活性化

GABA受容体は，イオンチャネル型の**GABA_A受容体**と**GABA_C受容体**（表2-3参照），代謝型の**GABA_B受容体**とに大別される（表2-4参照）．

◆ GABA_A受容体

- 4回膜貫通領域をもつサブユニットが形成する**五量体Cl⁻チャネル**である．
- GABA_A受容体の構成サブユニットは，6種のαサブユニット（$\alpha1 \sim \alpha6$），4種のβサブユニット（$\beta1 \sim \beta4$），4種のγサブユニット（$\gamma1 \sim \gamma4$），1種のδサブユニット（$\delta1$）である．脳では，$\alpha\beta\gamma$の組合わせ，特に$2\alpha \cdot 2\beta \cdot \gamma$より形成されるGABA_A受容体が多い．また$\gamma$サブユニットの中では，$\gamma2$が脳に豊富である．リガンドとなるGABAは，$\beta$サブユニットに結合する．
- 受容体の活性化により**速い抑制性シナプス後電位**が生じて過分極となる．これにより**抗けいれん作用・抗不安作用・鎮静作用・睡眠作用**など神経活動抑制作用を発揮する．
- **ベンゾジアゼピン**（benzodiazepine）はGABA_A受容体を活性化するアゴニスト（agonist）の1つで，αサブユニットに結合する．この結合によりGABAと受容体との結合親和性が増強し，開口頻度を上昇させて内在的なGABA伝達作用を増強する．古典的なベンゾジアゼピンである**ジアゼパム**（diazepam）は，$\alpha1 \sim 3$と$\alpha5$を含む受容体には結合するが，$\alpha4$と$\alpha6$を含むものには結合しない．この結合の有無は，ある特定の部位のヒスチジン残基の有無により決まる．この薬剤は，抗けいれん薬，抗不安薬（マイナートランキライザー），睡眠薬，筋弛緩剤として使用される．
- **バルビツール酸誘導体**（barbiturate）もGABA_A受容体のアゴニストであるが，ベンゾジアゼピンとは作用機序が異なる．バルビツール酸誘導体はGABA_A受容体の開口時間を大幅に延長させる．この強力な作用に加え，**脂質溶解性**が高いため短時間で中枢神経系に到達しやすく，静脈麻酔薬として使用される．抗けいれん作用も強い．
- しばしば研究で用いられる薬剤に**ムシモール**（muscimol）があり，GABA_A受容体の強力なアゴニストである．微量の脳内投与により局所の神経活動を抑制できるため，その局所の脳機能を調べることができる．一方，**ビク**

クリン（bicuculline）とピクロトキシン（picrotoxin）は，それぞれ競合的，非競合的に受容体機能を抑制するアンタゴニストである．競合的とは，本来のリガンド（この場合はGABA）の結合部位を奪い合うことにより受容体機能を阻害するという意味である．

◆ GABA_C受容体

- 網膜の双極細胞で発見されたイオンチャネル型GABA受容体で，網膜に豊富であるが脳にも広く発現する．
- 3種のρ（ロー）サブユニット（ρ1〜ρ3）が，ホモメリックもしくはヘテロメリックな五量体Cl⁻チャネルを構成する．
- この受容体のIPSPはGABA_A受容体より遅く始まり長く続き，遅い抑制性シナプス後電位を発生させる．
- ベンゾジアゼピン，バルビツール誘導体，ビククリンなどへの感受性は低い．

◆ GABA_B受容体

- GABA_BR1とGABA_BR2から構成されるヘテロ二量体で，前者はリガンド結合による活性化に，後者は細胞表面への輸送やGタンパクとの結合に必須である．
- Gi/o共役型受容体で，アデニル酸シクラーゼの抑制を介してcAMPを減少させる．
- GABA_B受容体は，シナプスのプレシナプス側にもポストシナプス側にも広く分布する[180]．GIRKなどのK⁺チャネル活性化や終末部のCa²⁺チャネル抑制を通して，ニューロンの興奮性を抑制し伝達物質放出を抑制する．GABA作動性軸索の終末部の受容体は，自己受容体としてGABAの放出抑制にかかわっている．
- この受容体は，グルタミン酸作動性シナプスのポスト側にも豊富に分布する[181]（図3-14）．例えば，平行線維とプルキンエ細胞の間のグルタミン酸作動性シナプスの，ポストシナプスの周囲部に分布する．GABA作動性シナプスの活動レベルをセンスして，グルタミン酸作動性シナプスの興奮性を調節していると考えられる．ちょうどグループII代謝型グルタミン酸受容体がGABA作動性の軸索に発現している場合と相同で，ヘテロ受容体として機能している（第3章-1-I-❹参照）．
- バクロフェン（baclofen）はこの受容体機能を促進するアゴニストである．

2 GABA（γアミノ酪酸）による抑制伝達

❹ GABAの除去

細胞膜GABAトランスポーターには，GAT1，GAT2，GAT3，BGT1の4種があり（マウスではGAT1～4），領域や細胞種で異なる発現をとる（表2-5）．GABAの取り込みは，Na^+とCl^-のイオン濃度勾配を利用して，細胞内への3者の共輸送（2個のNa^+と1個のCl^-と1分子のGABA）により行われる．このうち，脳のもっとも主要なタイプは**GAT1**で，GABA作動性ニューロンの軸索と終末，およびアストロサイトに分布し，全体の75％の取り込みを行っている．GAT1の遺伝子欠損マウスでは，細胞外のGABA濃度上昇を介して，ポストシナプスの$GABA_A$受容体とプレシナプスの$GABA_B$受容体の活性増強が起こる[182]．

II．GABAを放出する抑制性介在ニューロン

GABA作動性ニューロンの中には，例えば小脳のプルキンエ細胞や線条体の中型有棘細胞や中隔野のニューロンのような投射ニューロンもあるが，多くは局在ニューロンである**抑制性介在ニューロン**（inhibitory interneuron）として存在する（図1-2参照）．

❶ 抑制性介在ニューロンの多様性

抑制性介在ニューロンは，発現する**神経ペプチド**や**Ca^{2+}結合タンパク**の種類，入出力の解剖学的特性，発火活動パターンといった機能的特性などで分類される，多様なニューロン群から構成される．例えば海馬では，少なくとも16種以上のニューロンタイプが同定されている．

錐体細胞の樹状突起を支配する介在ニューロンは，グルタミン酸作動性シナプスにおける情報伝達と可塑性，その統合性に強い影響を与える．一方，錐体細胞の細胞体を支配する介在ニューロンは，活動電位の発生や錐体細胞集団の同期性に強い影響を与える．さらに，介在ニューロンの種類により，発現する受容体やイオンチャネルの種類が違っており，これは睡眠覚醒などの活動状況や行動状況によって異なる調節を受けることを示している．つまり，抑制性介在ニューロンの多様性は，興奮性ニューロンによる情報処理と統合機能の進化を反映している．

❷ 2つのタイプのバスケット細胞

抑制性介在ニューロンの一部に，他のニューロンの細胞体周囲に強力な抑制性シナプスによる囲い込みを形成するものがあり，これを**バスケット細胞**

(basket cell）と総称する．大脳皮質や海馬には，Ca^{2+}結合タンパクの1つである**パルブアルブミン**（parvalbumin：**PV**）を選択的に発現する**PVバスケット細胞**と，神経ペプチドの1つである**コレシストキニン**（cholecystokinin：**CCK**）を発現する**CCKバスケット細胞**が存在し，面白い組合せとなって神経活動を調節していると考えられている（図3-15）[183]．

◆ PVバスケット細胞（図3-15左）

このタイプは，電気生理学的には**fast-spiking**ニューロンに分類され，強い興奮性入力を受けると40〜150 Hzの高頻度で突然に発火活動を開始し，強力な抑制性出力を生み出す．この高頻度活動には，この細胞に高く発現し，速い活性化および不活性化キネティックスを付与する**電位依存性K^+チャネルKv3.1**が深くかかわっている．**神経調節物質に対する受容体をあまりもたないため，皮質下からやってくる他の伝達システムの影響を受けにくい**．また，Ca^{2+}チャネルがアクティブゾーンに集中しているため**高いCa^{2+}センサー機能**をもち，活動電位と伝達物質放出の連関が強い．さらに，このニューロンは，**ギャップ結合**で相互に連絡し合い活動を同期させることができる．一方，このバスケット細胞から抑制性入力を受ける興奮性の錐体細胞では，**α1サブユニット**を含有するGABA_A受容体で情報を受け取る．このような細胞特性から，PVバスケット細胞は，周囲の興奮性ニューロンネットワークの振動的活動や同期性を効果的かつ忠実に制御する「**振動発生器（oscillator）**」と考えられている．

◆ CCKバスケット細胞（図3-15右）

一方，このタイプは**non-fast spiking**ニューロンで，Ca^{2+}センサー連関が弱く，伝達物質放出に影響する種々の受容体を発現している．例えば，**カンナビノイド受容体CB1**や**GABA_B受容体**はGABA放出を抑制する．CCKバスケット細胞は，同期性が比較的弱く，モチベーション・感情・気分などの「**内的状況に応じて微調整される抑制性出力**」を送り出していると考えられている．このバスケット細胞から入力を受ける興奮性の錐体細胞では，**α2サブユニット**含有GABA_A受容体で抑制性情報を受け取る．

❸ 脳波の変化を調節する

睡眠/覚醒や行動により，皮質の興奮性ニューロンの全体的活動の反映である**脳波**（electroencephalogram）の周期が変化する．この振動の発生や変化には，抑制性介在ニューロンの活動性亢進と，それによる興奮性ニューロ

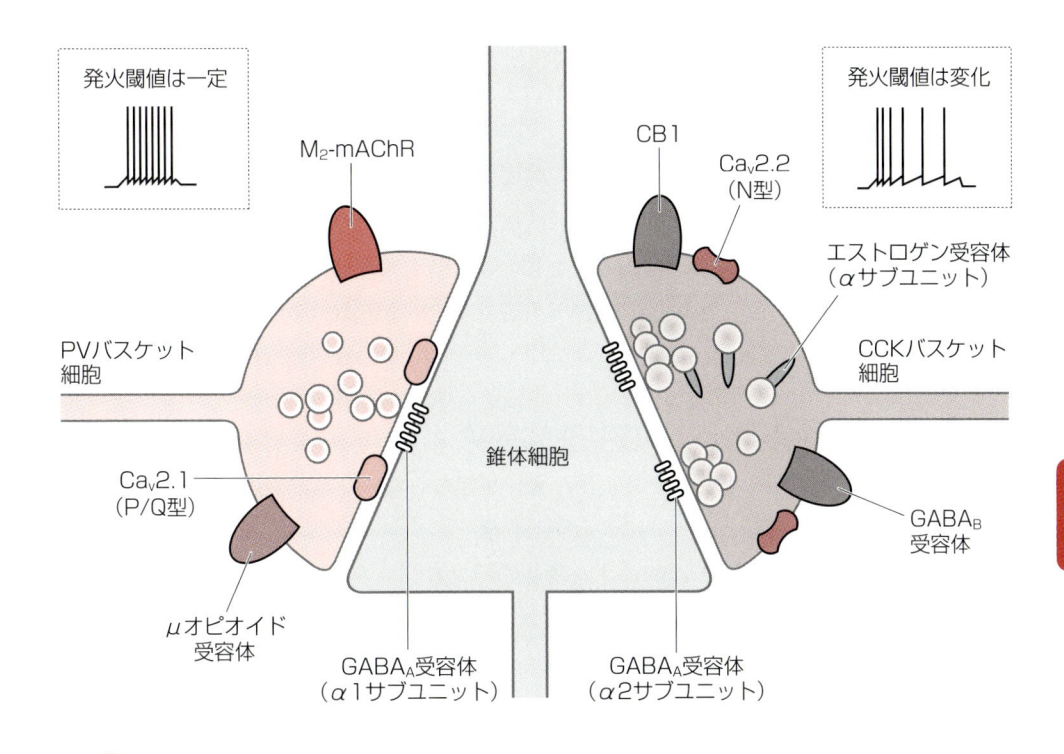

2 GABA（γアミノ酪酸）による抑制伝達

図3-15 PVバスケット細胞とCCKバスケット細胞

2つのバスケット細胞は，発現する受容体，Ca^{2+}結合タンパク，神経ペプチド，Ca^{2+}チャネルなどが異なり，発火特性も異なる．このような特性から，PVバスケット細胞は錐体細胞による興奮性活動の振動や同期性を忠実に制御する「統率的」な役割を担い，CCKバスケット細胞は微妙な内的状況の変化に応じて微調整に働く「コーディネーター的」役割を担うと考えられている．$Ca_v2.1$，$Ca_v2.2$：電位依存性Ca^{2+}チャネル．M_2-mAChR：M2ムスカリン性アセチルコリン受容体．文献183より

ン活動の統合的制御が重要である．また，睡眠覚醒状況で活動性が変動する皮質下のアセチルコリン作動性やノルアドレナリン作動性のニューロン活動も，抑制性介在ニューロンの活動に影響を与えている．睡眠覚醒や活動状況に伴い，脳波の周期は以下のように変化する．

> δ波：1～3 Hz，ノンレム睡眠，徐波睡眠
> θ波：4～7 Hz，レム睡眠，探索行動
> α波：8～13 Hz，安静・閉眼・覚醒状態
> β波：14～30 Hz，通常の活動
> γ波：30 Hz～，感情の高揚

III. GABAとてんかん

てんかん（epilepsy）とは，ニューロンネットワークに起こる異常な電気活動により，**てんかん発作**（seizure attack）をきたす疾患または症状を指す．けいれんなどの不随意運動や，けいれんを伴わない意識障害や昏倒などが生じる．発作の始まりから大脳皮質全域に渡る発作を**全般発作**（generalized seizure），脳の一部のみで始まるものを**部分発作**（partial or focal onset seizure）という．

❶ てんかん発生防止の生理的機序

正常な脳でてんかん発作が起こらない生理的機序は，**イオンチャネルの不応期とGABAによる抑制機構**である．このため，現在使用されている抗てんかん薬は，**Na$^+$チャネルブロッカー**（カルバマゼピン，フェニトイン），樹状突起へのCa^{2+}流入を媒介する低閾値型である**T型Ca^{2+}チャネルブロッカー**（バルプロ酸ナトリウム），**GABA機能増強剤**（ジアゼパム，フェノバルビタール）である．

❷ 成人で起きやすい側頭葉てんかん

成人では，海馬と扁桃体は脳の中でももっともてんかんが起こりやすく，ここを原発として始まる部分発作を**側頭葉てんかん**（temporal lobe epilepsy）という．突然動作が停止し，やがて口をぺちゃぺちゃしたり，手をもぞもぞさせる独特の**自動症**（automatic behavior）が起こる．この間，てんかん患者は発作の内容を全く記憶していない．薬剤でコントロールされない難治性てんかんの場合は外科的治療が行われる．

海馬は**NMDA型グルタミン酸受容体**がもっとも豊富な脳領域である．特に，海馬CA3領域の錐体細胞は，CA1領域や対側のCA3領域に投射するだけでなく，同側のCA3領域に対して**自己再帰的回路**を数多くつくっている（図6-42）．この解剖学的特性が，記憶の**想起神経回路**として想定され，利根川博士をして検証へと向かわせた．このような海馬の特性が，CA3錐体細胞が**バースト発火**を起こしやすい回路環境を提供し，海馬が側頭葉てんかんの原発部位となっていると考えられている．さらに，てんかん発作が重積すると，抑制性介在ニューロンが細胞死を起こして消失することが知られており，興奮と抑制のバランスがさらに崩れていく．

Ⅳ. GABAと感覚性ゲート

　子供の眠りは深く，目覚まし時計が鳴っても，体を揺り動かしても，なかなか眠りから覚めない．オネショをしていても，すやすやと寝ていられる．しかし，年をとるにつれ，微かな音や体内環境の変化により，簡単に眠りが覚めてしまう．このような違いは，**感覚性ゲート**（sensory gating）の違いによる．

❶ 視床の感覚性ゲート
◆ 視床のGABA作動性ニューロンが司る

　視覚，聴覚，触覚などの感覚入力はいったん視床に集まってから，**視床皮質ニューロン**（thalamocortical neuron）が大脳皮質に伝達する．視床には，特定の感覚情報を特定の大脳皮質領域に送り届ける**中継核**（**特殊核**），大脳の広範な領域と関連する汎性投射核（**非特殊核**），皮質に投射しない**網様核**などがある．これらの核のGABA作動性ニューロンの活動により感覚性ゲートが制御される．

　網様核には多数のPV陽性のGABA作動性ニューロンが集まり，視床の各部に強力な抑制性出力を行う．中継核と非特殊核では，興奮性の視床皮質ニューロンに混じって**GABA作動性介在ニューロン**が散在している．中継核のそれは特定の感覚入力伝達処理機能に対して抑制を与えるが，非特殊核のそれは網様核と同様に視床の全般的な抑制を行う．これにより，睡眠時には視床の感覚性ゲートが遮断して感覚情報が大脳皮質に届かなくなる．反対に，覚醒時には感覚入力を通過させ，注意行動時には特定の感覚入力を選択的に強化する．年をとるにつれ感覚性ゲートの閾値が下がって鋭敏になり，簡単に目覚めるようになるのであろう．

◆ 覚醒・睡眠と感覚性ゲート

　睡眠状態に移行すると，視床内の抑制性介在ニューロンが活性化し視床皮質ニューロンの膜電位は過分極側にシフトする．この抑制が，視床非特殊核を介して全体に及ぶと，脳幹からの上行性入力が視床皮質ニューロンを活性化できなくなり，皮質への信号伝達が遮断される．これに伴い，脳波は次第に**δ波優位**となり**徐派睡眠**状態になっていく．

　一方，睡眠から覚醒状態に向かう過程では，まず抑制性介在ニューロンの抑制解除が起こり，視床皮質ニューロンの膜電位は脱分極側へシフトし，視床から皮質へ信号伝達が開始する．次に，賦活化された大脳皮質の**皮質視床**

ニューロンは視床に興奮性出力をフィードバックし，代謝型グルタミン酸受容体の活性化を介して視床皮質ニューロンをさらに活性化する．このポジティブフィードバックループが回ることで，覚醒レベルがしだいに上昇して，γ波が発生する．

◆ 覚醒の合図は脳幹アセチルコリン作動性ニューロンによる抑制解除

覚醒時に，抑制性介在ニューロンの抑制解除を指令するのが，**中脳橋被蓋**（背外側被蓋核，脚橋被蓋核）の**アセチルコリン作動性ニューロン**である（第4章-1-Ⅲ，-Ⅳ参照）．このニューロンは，覚醒時とレム睡眠時に活動が上昇し，徐波睡眠時に低下する．このニューロンの活動上昇が，**ムスカリン性アセチルコリン受容体**の活性化を介して視床の抑制性介在ニューロン活動を抑制し，上述の覚醒過程が開始する．

❷ 嗅覚の感覚性ゲート

視床を経由しない嗅覚系においても，睡眠時と覚醒時で嗅覚情報の認知機能は大きく変化する．覚醒状態では嗅皮質ニューロンの細胞膜は脱分極にシフトしているが，深い睡眠状態になると過分極状態が出現し，脱分極状態と周期的に繰り返すようになる[184]．

V．GABAと視覚野の臨界期

視覚野では，抑制性回路機能の成熟が**眼優位性可塑性**（ocullar dominance plasticity）の時間的特性の制御要因となっている[185]．

❶ GABAによる眼優位性可塑性の時間的制御

生後早期の視覚野は，視覚刺激に応じて細胞特性の変化や局所回路の再構成が起こりやすい．片方の目の眼瞼を縫合して視覚機能を奪うと，閉眼側からの視覚野への投射が機能的にも形態的にも縮小し，開眼側の投射が優勢になる（図3-9）．マウス視覚野では，このような可塑性は生後28日前後に訪れる．ヘンシュらは，この単眼遮蔽による影響が**GAD65欠損マウス**では全くみられないことを見つけた．興味深いのは，GABA_A受容体アゴニストであるジアゼパムを投与して抑制作用を増強すると，GAD65欠損マウスにも臨界期が訪れ，野性型マウスでは臨界期の到来が早まる．つまり，GABAによる抑制機能が，視覚野の眼優位性可塑性の臨界期が訪れる時期を制御している．

❷ 抑制機構の本体はα1サブユニット含有GABA_A受容体

　　PVバスケット細胞は強力な抑制作用を興奮性ニューロンの細胞体に及ぼす．その情報をポストシナプスで受けるGABA_A受容体は**α1サブユニット**を含んでいる．ベンゾジアゼピン結合部位のヒスチジンをアルギニンに置換した変異α1サブユニットをもつノックインマウスでは，生後28日前後になると正常に臨界期が訪れる．生後15日の野性型マウスならジアゼパムを投与すれば臨界期が早まるのに，この変異マウスではそのような効果はみられない．このような研究を通して，眼優位性可塑性を制御している抑制機構の本体は，**α1サブユニットを含有するGABA_A受容体**であることが突き止められた．

❸ ニューロトロフィンが抑制性ニューロンの分化を促進

　　ニューロトロフィンの1つである**脳由来神経栄養因子**（brain-derived neurotrophic factor：**BDNF**）を過剰に発現させると臨界期の訪れが早まり，暗闇環境で飼育すると臨界期の訪れが遅れる．BDNFは興奮性ニューロンに発現し，その発現レベルは視覚刺激など活動依存的に増強する．一方，抑制性ニューロンはBDNFを発現せず，BDNFの高親和性受容体である**TrkB**を豊富に発現している．BDNFのノックアウトマウスでは抑制性ニューロンの成熟が阻害され，過剰発現マウスで成熟が促進される．これらの事実から，グルタミン酸を伝達物質とする視覚線維の活動増加に伴って，興奮性ニューロンでのBDNF発現量が増える．これが抑制性ニューロンに発現するTrkBを介して抑制性ニューロンの成熟を促し，臨界期可塑性の時間的制御を行っていると考えられている[186]．

第3章

3 グリシンによる抑制伝達

グリシンは脊髄や下位脳で使われ，GABAとともにIPSPの発生にかかわる．遺伝子変異によるグリシン伝達系の異常は，びっくり病とよばれる遺伝性疾患の原因となる．細胞内Cl^-濃度が高い胎児期や新生児期では，これらの抑制性伝達物質はEPSPを発生させ興奮作用も発揮する．

I．グリシンシグナル伝達システム

グリシンはもっとも単純なアミノ酸で，甘エビに豊富に含まれる甘いアミノ酸である．抑制性伝達物質として，またNMDA型グルタミン酸受容体のコアゴニスト（coagonist）として機能する．

❶ グリシンの合成と代謝

グリシンは体内で十分量合成される非必須アミノ酸の1つである．解糖系の中間産物3-ホスホグリセリン酸からセリンがつくられ，**セリンヒロドキシメチルトランスフェラーゼ**によりセリンとグリシンは相互変換する（図3-16）．また，グルコースからグリオキシル酸を経てグリシンが合成される．

❷ グリシンの小胞充填を担うトランスポーター

GABAと同じように，**VGAT**がグリシンの小胞充填を行う（第3章-2-Ⅰ-❶参照）．このため，脳部位によってGABAとグリシンを共放出するニューロンがいたり，どちらか単独を放出するニューロンがいたりする．さらに，発達段階でGABA→GABA/グリシン→グリシンへと，使用する伝達物質の種類がスイッチするニューロンもいる[187]．

❸ グリシン受容体の種類と活性化

イオンチャネル型グリシン受容体のみ存在する．$GABA_A$受容体サブユニットと同じで，膜4回貫通領域をもち**五量体Cl^-チャネル**を形成する．4種のαサブユニット（GlyRα1〜4）と1種のβサブユニット（GlyRβ）が存在する．新生児期はα2サブユニットのホモメリックチャネルで，成熟期では3個のα1サブユニットと2個のβサブユニットからなるヘテロメリック

3 グリシンによる抑制伝達

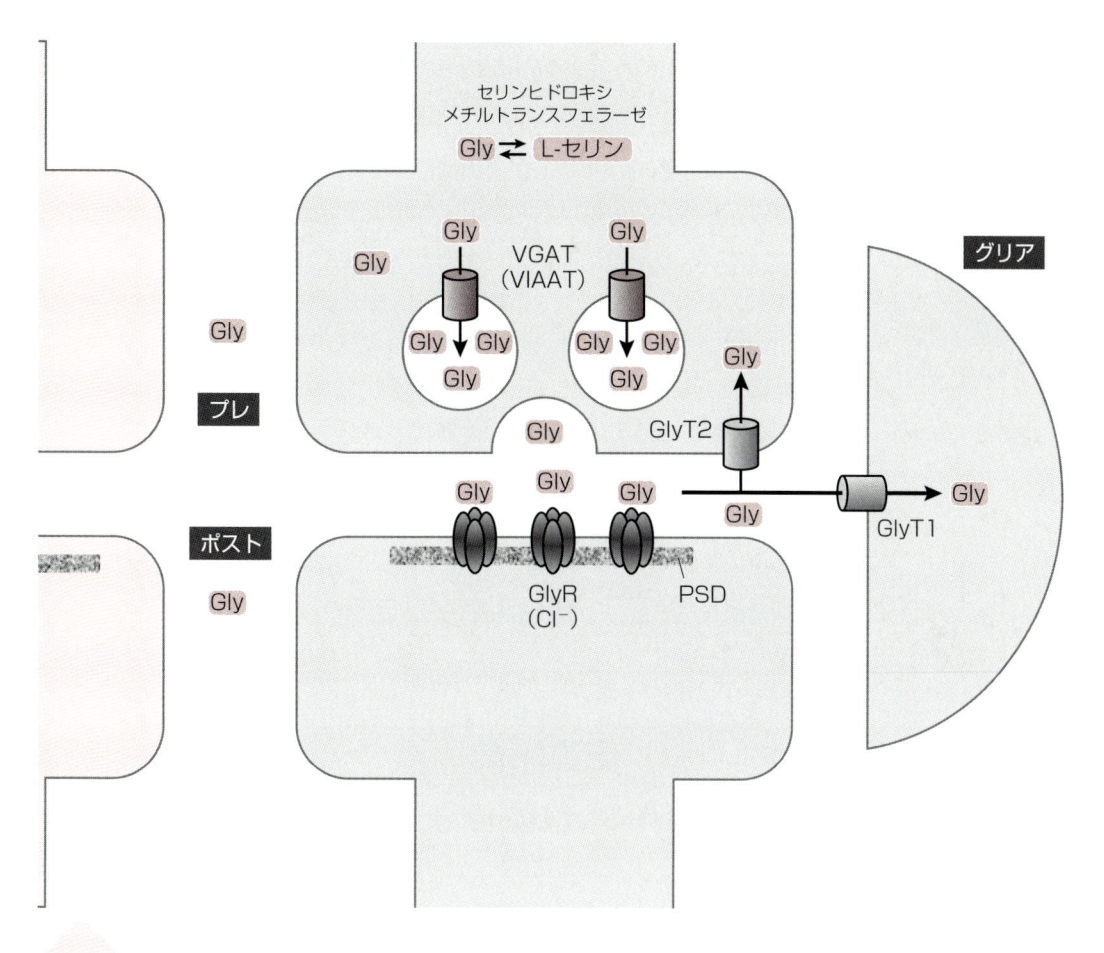

図3-16 グリシンシグナル伝達機構
狭いシナプス間隙を挟んで，グリシン受容体（GlyR）やグリシントランスポーター（GlyT，VGAT）が集約的に配置している

　チャネル（3α1・2β）になる．αサブユニットはリガンド結合に，βサブユニットは受容体の局在に重要である．足場タンパクの**ゲフィリン**（gephyrin）はこのβサブユニットと結合する．

　グリシン受容体は**ストリキニン**（strychnine）により阻害され，この投与により脊髄が興奮し，激しい**強直性けいれん**や**後弓反張**（opisthotonus）が起こる．後弓反張とは，頸部，背部，四肢の筋の筋緊張が亢進したり，またはけいれんにより頸部を強く背屈させ，全身が後方へ弓形にそりかえる状態を指す．

❹ グリシンの除去

　Na$^+$/Cl$^-$依存的な**細胞膜グリシントランスポーター**に**GlyT1**と**GlyT2**がある．GlyT1はアストロサイトに選択的で，グリシンの取り込みだけでなく放出も行う．一方，GlyT2はグリシン作動性ニューロンに選択的で軸索に分布し，このニューロンや終末のよいマーカーとして利用される．

　グリシンを小胞に充填するのは，GABAを充填するトランスポーターと同じVGATであり，グリシン作動性終末にもこのVGATが備わっている．グリシンは，グルタミン酸のような興奮毒性もなく，細胞質に豊富に存在している．なのに，どうしてグリシン作動性ニューロンに選択的なトランスポーターGlyT2が必要なのだろうか？　VGATは効率的にGABAを充填するが，グリシンに対しては輸送効率はかなり低い．グリシンが効率的に小胞充填されるためにはグリシンの細胞内濃度を上げる必要があり，このためグリシン作動性終末にGlyT2とVGATとが共発現することが必要条件となっているのである[188]．

II．びっくり病とグリシン伝達機構

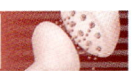

　だれでも，予想外の事態が突然に起こるとびっくりするが，転倒するにいたるまでびっくりすることはない．しかし，**びっくり病**（startle disease/hyperekplexia）ではそれが起こる疾患で，グリシン受容体とグリシントランスポーターの遺伝子変異が原因となって起こる遺伝性疾患である．不意に声をかけられたり，ポンと背中を叩かれたり，何かにつまづいりすると，驚いて全身の筋肉が硬直して棒のように倒れてしまう．倒れてしまうと筋緊張は消失し，普通に起き上がれる[189]．

参考図書・参考文献

参考図書

1）「Principles of Neural Science」（Kandel ER, Schwartz JH, Jessell TM/著），Elsevier，1991
2）「脳神経科学イラストレイテッド」（森 寿，真鍋俊也，渡辺雅彦，岡野栄之，宮川 剛/編），羊土社，2000
3）「一目でわかるニューロサイエンス」（Barker RA, Barasi S/著・服部孝道/監訳），メディカル・サイエンス・インターナショナル，2000
4）「入門組織学」（牛木辰男/著），南江堂，1989
5）「第1解剖講義ノート 神経解剖学篇」（寺島俊雄/著），神戸大学医学部テキスト，2001
6）「Cytology and Cellular Pathology of the Nervous System vol.7」（Penfield W/編），Hafner，1932
7）「Human Anatomy」（Martini FH, Timmons MJ, McKinley MP/著），Prentice Hall，2000
8）「日本人体解剖学」（金子丑之助/原著），南山堂，2000
9）「コアテキスト 神経解剖学」（Carpenter/著・嶋井和世/監訳），広川書店，1987
10）「立体組織学図譜 I．細胞篇」（Kristic RV/著・藤田恒夫/監訳），西村書店，1981
11）「Fundamental Neuroscience」（Zigmon MJ, Bloom FE, Landis SC, Roberts JL, Squire LR/著），Academic Press，1999
12）「Cranial Nerves」（Wilson-Pauwels, Akesson, Stewart, Spascy/著），BC Decker，2002
13）「神経解剖学」（佐野 豊/著），南山堂，1974
14）「ニューロンから脳へ 第3版」（Nicholls JG, Martin AR, Wallace BG/著・金子章道，赤川公朗，河村 悟，渡辺修一/共訳），広川書店，1999
15）「神経科学－形態学的基礎：I．ニューロンとグリア」（佐野 豊/著），金芳堂，1995
16）「神経解剖学：テキストとアトラス」（Martin JH/著・野村 嶬，金子武嗣/監訳），西村書店，2007
17）「脳神経科学」（伊藤正男/監修），三輪書店，2003
18）「標準生理学 第6版」（本郷利憲，広重 力，豊田順一/監修），医学書院，2005
19）「生化学 第4版」（ストライヤー），トッパン，1996
20）「システム神経生理学」（有田秀穂/著），CLINICAL NEUROSCIENCE，中外医学社
21）「統合基礎神経学－神経系の構造を中心に」（井上芳郎/著），北海道大学医学部テキスト，2001
22）「ラングマン人体発生学」（Sadler TW/著・安田峯生/訳），メディカル・サイエンス・インターナショナル，2006

参考文献

■ 第1章

1）D'Arcangelo G, et al：A protein related to extracellular matrix proteins deleted in the mouse mutant reeler. Nature, 374：719-723, 1995
2）Ogawa M, et al：The reeler gene-associated antigen on Cajal-Retzius neurons is a crucial molecule for laminar organization of cortical neurons. Neuron, 14：899-912, 1995
3）Patil N, et al：A potassium channel mutation in weaver mice implicates membrane excitability in granule cell differentiation. Nat Genet, 11：126-129, 1995
4）Hamilton BA, et al：Disruption of the nuclear

hormone receptor RORalpha in staggerer mice. Nature, 379：736-739, 1996

5) Harris KM & Kater SB：Dendritic spines: Cellular specializations imparting both stability and flexibility to synaptic function. Annu Rev Neurosci, 17：341-371, 1994

6) Berridge MJ：Inositol trisphosphate and calcium signaling. Nature, 361：315-325, 1993

7) Inoue T, et al：Type 1 inositol 1,4,5-trisphosphate receptor is required for induction of long-term depression in cerebellar Purkinje neuons. J Neurosc, 18：5366-5373, 1998

8) Kakizawa S, et al：Junctophilin-mediated channel crosstalk essential for cerebellar synaptic plasticity. EMBO J, 26：1924-1933, 2007

9) Nonaka N, et al：Recruitment of cohesin to heterochromatic regions by Swi6/HP1 in fission yeast. Nat Cell Biol, 4：89-93, 2002

10) Ogawa S, et al：Ischemia-induced neuronal cell death and stress response. Antioxid Redox Signal, 9：573-587, 2007

11) Yoshimura T, et al：GSK-3β regulates phosphorylation of CRMP-2 and neuronal polarity. Cell, 120：1371-1349, 2005

12) 廣川信隆：神経細胞内の物質輸送.「脳神経科学」(伊藤正男/監修), pp84-97, 三輪書店, 2003

13) Hara T, et al：Suppression of basal autophagy in neural cells causes neurodegenerative disease in mice. Nature, 441：885-889, 2006

14) Komatsu M, et al：Loss of autophagy in the central nervous system causes neurodegeneration in mice. Nature, 441：880-884, 2006

15) Nishiyama J, et al：Aberrant membranes and double-membrane structures accumulate in the axons of Atg5-null Purkinje cells before neuronal death. Autophagy, 3：591-596, 2007

16) Toyoshima C, et al：Lumenal gating mechanism revealed in calcium pump crystal structures with phosphate analogues. Nature, 432：361-368, 2004

17) Salzer JL：Clustering sodium channels at the node of Ranvier: close encounters of the axon-glia kind. Neuron, 18：843-846, 1997

18) Takamori S, et al：Molecular anatomy of a trafficking organelle. Cell, 127：831-846, 2006

19) Verkhratsky A & Kettenmann H：Calcium signalling in glial cells. Trends Neurosci, 19：346-352, 1996

20) 平野朝雄：Astrocyte－主に病気から見た.「Glia細胞」(生田房弘/編著), pp111-131, クバプロ, 1999

21) Yamada K & Watanabe M：Cytodifferentiation of Bergmann glia and its relationship with Purkinje cells. Anat Sci Int, 77：94-108, 2002

22) Furuya S, et al：L-serine and glycine serve as major astroglia-derived trophic factors for cerebellar Purkinje neurons. Proc Natl Acad Sci USA, 97：11528-11533, 2000

23) Yamasaki M, et al：3-Phosphoglycerate dehydrogenase, a key enzyme for L-serine biosynthesis, is preferentially expressed in the radial glia/astrocyte lineage and olfactory ensheathing glia in the mouse brain. J Neurosci, 21：7691-7704, 2001

24) Furuya S & Watanabe M：Novel neuroglial and glioglial relationships mediated by L-serine metabolism. Arch Histol Cytol, 66：109-121, 2003

25) Tsacopoulos M & Magistretti PJ：Metabolic coupling between glia and neurons. J Neurosci, 16：877-885, 1996

26) Voutsinos-Porche B, et al：Glial glutamate transporters mediate a functional metabolic crosstalk between neurons and astrocytes in the mouse developing cortex. Neuron, 37：275-286, 2003

27) Kasischke KA, et al：Neural activity triggers neuronal oxidative metabolism followed by astrocytic glycolysis. Science, 305：99-103, 2004

28) Magistretti PJ, et al：Energy on Demand. Science, 283：496-497, 1999

29) Newman E & Reichenbach A：The Muller cell: a functional element of the retina. Trends Neurosci, 19：307-312, 1989

30) Nagelhus EA, et al：Aquaporin-4 water channel protein in the rat retina and optic nerve: polarized expression in Müller cells and fibrous astrocytes. J Neurosci, 18：2506-2519, 1998

31) Manley GT, et al：Aquaporin-4 deletion in mice reduces brain edema after acute water intoxication and ischemic stroke. Nature Med, 6：159-163, 2000

32) Tachikawa M, et al：Distinct cellular expressions of creatine synthetic enzyme GAMT and creatine kinases uCK-Mi and CK-B suggest novel neuron-glial relationship for brain energy homeostasis. Eur J Neurosci, 20：144-160, 2004

33) Streit WJ & Kreutzberg GW：Response of endogenous glial cells to motor neuron degeneration induced by toxic ricin. J Comp Neurol, 268：

248-263, 1988

34) Graeber MB, et al：Microglial cells but not astrocytes undergo mitosis following rat facial nerve axotomy. Neurosci Lett, 85：317-321, 1988

35) Yamashita N, et al：Selective expression of L-serine synthetic enzyme 3PGDH in Schwann cells, perineuronal glia, and endoneurial fibroblasts along sciatic nerves and its upregulation after crush injury. Arch Histol Cytol, 66：429-436, 2003

36) Takahashi-Iwanaga H：Three-dimensional microanatomy of longitudinal lanceolate endings in rat vibrissae. J Comp Neurol, 426：259-269, 2000

37) Takahashi-Iwanaga H, et al：Scanning and transmission electron microscopy of Ruffini endings in the periodontal ligament of rat incisors. J Comp Neurol, 389：177-184, 1997

38) Doucette R：PNS-CNS transitional zone of the first cranial nerve. J Comp Neurol, 312：451-466, 1991

39) Franklin RJ & Barnett SC：Olfactory ensheathing cells and CNS regeneration: the sweet smell of success? Neuron, 28：15-18, 2000

40) Berry M, et al：Cytology and lineage of NR2-positive glia. J Neurocytol, 31：457-467, 2002

41) Belachew S, et al：Postnatal NG2 proteoglycan-expressing progenitor cells are intrinsically multipotent and generate functional neurons. J Cell Biol, 161：169-186, 2003

42) Bergles DE, et al：Glutamatergic synapses on oligodendrocyte precursor cells in the hippocampus. Nature, 405：187-191, 2000

43) Christensen HN：Role of amino acid transort and countertransport in nutrition and metabolism. Physiol Rev, 70：43-77, 1990

44) Cornford EM & Hyman S：Blood-brain barrier permeability to small and large molecules. Adv Drug Deliv Rev, 36：145-163, 1999

45) 佐々木 宏：Astrocyteの形.「Glia細胞」(生田房弘／編著), pp89-110, クバプロ, 1999

46) Tao-Cheng JH, et al：Astrocytic orthogonal arrays of intramembranous particle assemblies are modulated by brain endothelial cells in vitro. J Neurocytol, 19：143-153, 1990

47) Shimizu H, et al：Glial Nax channels control lactate signaling to neurons for brain ［Na^+］sensing. Neuron, 54：59-72, 2007

■ 第2章

48) Spacek J：Three-dimensional analysis of dendritic spines. Ⅲ. Glial sheath. Anat Embryol, 171：245-252, 1985

49) Ventura R & Harris KM：Three-dimensional relationships between hippocampal synapses and astrocytes. J Neurosci, 19：6897-6906, 1999

50) Oliet SH, et al：Control of glutamate clearance and synaptic efficacy by glial coverage of neurons. Science, 292：923-926, 2001

51) Yamada K, et al：Dynamic transformation of Bergmann glial fibers proceeds in correlation with dendritic outgrowth and synapse formation of cerebellar Purkinje cells. J Comp Neurol, 418：106-120, 2000

52) Iino M, et al：Glia-synapse interaction through Ca^{2+}-permeable AMPA receptors in Bergmann glia. Science, 292：926-929, 2001

53) Sawada K, et al：Identification of a vesicular nucleotide transporter. Proc Natl Acad Sci USA, 105：5683-5686, 2008

54) Miyaji T, et al：Identification of a vesicular aspartate transporter. Proc Natl Acad Sci USA, 105：11720-11724, 2008

55) Zeilhofer HU, et al：Glycinergic neurons expressing enhanced green fluorescent protein in bacterial artificial chromosome transgenic mice. J Comp Neurol, 482：123-141, 2005

56) Takayanagi Y, et al：Pervasive social deficits, but normal parturition, in oxytocin receptor-deficient mice. Proc Natl Acad Sci USA, 102：16096-16101, 2005

57) Gallopin T, et al：Cortical sources of CRF, NKB, and CCK and their effects on pyramidal cells in the neocortex. Cereb Cortex, 16：1440-1452, 2006

58) Cunha-Reis D, et al：VIP enhances both pre- and postsynaptic GABAergic transmission to hippocampal interneurones leading to increased excitatory synaptic transmission to CA1 pyramidal cells. Br J Pharmacol, 143：733-744, 2004

59) Beck B：Neuropeptide Y in normal eating and in genetic and dietary-induced obesity. Philos Trans R Soc Lond B Biol Sci, 361：1159-1185, 2006

60) Chemelli RM, et al：Narcolepsy in orexin knockout mice: molecular genetics of sleep regulation. Cell, 98：437-451, 1999

61) Lin L, et al：The sleep disorder canine narcolepsy is caused by a mutation in the hypocretin (orexin) receptor 2 gene. Cell, 98：365-376, 1999

62) Sakurai T, et al：Orexins and orexin receptors: a family of hypothalamic neuropeptides and G protein-coupled receptors that regulate feeding behavior. Cell, 92：573-585, 1998

63) Kawahara Y, et al：Glutamate receptors: RNA editing and death of motor neurons. Nature, 427：801, 2004

64) Green WN & Millar NS：Ion-channel assembly. Trends Neurosci, 18：280-287, 1995

65) McIlhinney RA, et al：Assembly intracellular targeting and cell surface expression of the human N-methyl-D-aspartate receptor subunits NR1a and NR2A in transfected cells. Neuropharmacology, 37：1355-1367, 1998

66) Standley S, et al：PDZ domain suppression of an ER retention signal in NMDA receptor NR1 splice variants. Neuron, 28：887-898, 2000

67) Fukaya M, et al：Retention of NMDA receptor NR2 subunits in the lumen of endoplasmic reticulum in targeted NR1 knockout mice. Proc Natl Acad Sci USA, 100：4855-4860, 2003

68) White JH, et al：Heterodimerization is required for the formation of a functional GABA(B) receptor. Nature, 396：679-682, 1998

69) Kaupmann K, et al：GABA(B)-receptor subtypes assemble into functional heteromeric complexes. Nature, 396：683-687, 1998

70) Kunishima N, et al：Structural basis of glutamate recognition by a dimeric metabotropic glutamate receptor. Nature, 407：971-977, 2000

71) Tabata T, et al：Ca2+ activity at GABAB receptors constitutively promotes metabotropic glutamate signaling in the absence of GABA. Proc Natl Acad Sci USA, 101：16952-16957, 2004

72) Hirai H：Modification of AMPA receptor clustering regulates cerebellar synaptic plasticity. Neurosci Res, 39：261-267, 2001

73) Hata Y, et al：Synaptic PDZ domain-containing proteins. Neurosci Res, 32：1-7, 1998

74) Sheng M & Sala C：PDZ domains and the organization of mupramolecular complexes. Annu Rev Neurosci, 24：1-29, 2001

75) Kornau H-C, et al：Domain interacting between NMDA receptor subunits and the postsynaptic density protein PSD-95. Science, 269：1737-1740, 1995

76) Dong H, et al：GRIP: a synaptic PDZ domain-containing protein that interacts with AMPA receptors. Nature, 386：279-284, 1997

77) Brakeman PR, et al：Homer: a protein that selectively binds metabotropic glutamate receptors. Nature, 386：284-288, 1997

78) Srivastava S, et al：Novel anchorage of GluR2/3 to the postsynaptic density by the AMPA receptor-binding protein ABP. Neuron, 21：581-591, 1998

79) Naisbitt S, et al：Shank, a novel family of postsynaptic density proteins that binds to the NMDA receptor/PSD-95/GKAP complex and cortactin. Neuron, 23：569-582, 1999

80) Migaud M, et al：Enhanced long-term potentiation and impaired learning in mice with mutant postsynaptic density-95 protein. Nature, 396：433-4439, 1998

81) Tsunoda S, et al：A multivalent PDZ-domain protein assembles signalling complexes in a G-protein-coupled cascade. Nature, 388：243-249, 1997

82) Essrich C, et al：Postsynaptic clustering of major GABAA receptor subtypes requires the gamma 2 subunit and gephyrin. Nat Neurosci, 1：563-571, 1998

83) Kneussel M, et al：Gephyrin-independent clustering of postsynaptic GABA(A) receptor subtypes. Mol Cell Neurosci, 17：973-982, 2001

84) Yu W, et al：Gephyrin clustering is required for the stability of GABAergic synapses. Mol Cell Neurosci, 36：484-500, 2007

85) Jamain S, et al：Paris Autism Research International Sibpair Study. Mutations of the X-linked genes encoding neuroligins NLGN3 and NLGN4 are associated with autism. Nat Genet, 34：27-29, 2003

86) Durand CM, et al：Mutations in the gene encoding the synaptic scaffolding protein SHANK3 are associated with autism spectrum disorders. Nat Genet, 39：25-27, 2007

87) Lisé MF & El-Husseini A：The neuroligin and neurexin families: from structure to function at the synapse. Cell Mol Life Sci, 63：1833-1849, 2006

88) Watanabe M, et al：Selective scarcity of NMDA

receptor channel subunits in the stratum lucidum (mossy fibre-recipient layer) of the mouse hippocampal CA3 subfield. Eur J Neurosci, 10：478-487, 1998

89) Fukaya M & Watanabe M：Improved immunohistochemical detection of postsynaptically-located PSD-95/SAP90 protein family by protease section pretreatment: A study in the adult mouse brain. J Comp Neurol, 426：572-586, 2000

90) Yamada K, et al：NMDA receptor subunits GluRε1, GluRε3, and GluRζ1 are enriched at the mossy fiber-granule cell synapse in the adult mouse cerebellum. Eur J Neurosci, 13：2025-2036, 2001

91) Oshima S, et al：Early onset of NMDA receptor GluRε1 (NR2A) expression and its abundant postsynaptic localization in developing motoneurons of the mouse hypoglossal nucleus. Neurosci Res, 43：239-250, 2002

92) Fritschy J-M, et al：Synapse-specific localization of NMDA and GABA$_A$ receptor subunits revealed by antigen-retrieval immunohistochemistry. J Comp Neurol, 390：194-210, 1998

93) Landsend AS, et al：Differential localization of delta glutamate receptors in the rat cerebellum: coexpression with AMPA receptors in parallel fiber-spine synapses and absence from climbing fiber-spine synapses. J Neurosci, 17：834-842, 1997

94) Chaudhry FA, et al：Glutamate transporters in glial plasma membranes: highly differentiated localizations revealed by quantitative ultrastructural immunocytochemistry. Neuron, 15：711-720, 1995

95) Watase K, et al：Motor discoordination and increased susceptibility to cerebellar injury in GLAST mutant mice. Eur J Neurosci, 10：976-988, 1998

96) Tanaka K, et al：Epilepsy and exacerbation of brain injury in mice lacking the glutamate transporter GLT-1. Science, 276：1699-1702, 1997

97) Minelli A, et al：GAT-1, a high-affinity GABA plasma membrane transporter, is localized to neurons and astroglia in the cerebral cortex. J Neurosci, 15：7734-7746, 1995

98) Miller JW, et al：Cloned sodium- (and chloride-) dependent high-affinity transporters for GABA, glycine, proline, betaine, taurin, and creatine. "Neurotransmitter transporters" (Reith ME/ed), pp101-150, Humana Press, 1997

99) Beaulieu C & Collonier M：The number of neurons in the different laminae of the binocular and monocular regions of area 17 in the cat. J Comp Neurol, 217：337-344, 1983

100) Jakab RL & Hamori J：Quantitative morphology and synaptology of cerebellar glomeruli in the rat. Anat Embryol, 179：81-88, 1988

101) D'Angelo E, et al：Evidence for NMDA and mGlu receptor-dependent long-term potentiation of mossy fiber-granule cell transmission in rat cerebellum. J Neurophysiol, 81：277-287, 1999

102) Kurihara H, et al：Impaired parallel fiber-Purkinje cell synapse stabilization during cerebellar development of mutant mice lacking the glutamate receptor δ2 subunit (GluRδ2). J Neurosci, 17：9613-9623, 1997

103) Aiba A, et al：Deficient cerebellar long-term depression and impaired motor learning in mGluR1 mutant mice. Cell, 79：377-388, 1994

104) Kashiwabuchi N, et al：Impairment of motor coordination Purkinje cell synapse formation and cerebellar long-term depression in GluRδ2 mutant mice. Cell, 81：245-252, 1995

105) Kano M, et al：Persistent multiple climbing fiber innervation of cerebellar Purkinje cells in mice lacking mGluR1. Neuron, 18：71-79, 1997

106) Ichise T, et al：mGluR1 in cerebellar Purkinje cells essential for long-term depression synapse elimination and motor coordination. Science, 288：1832-1835, 2000

107) Korn H & Axelrad H：Electrical inhibition of Purkinje cells in the cerebellum of the rat. Proc Natl Acad Sci USA, 77：6244-6247, 1980

108) Agnati LF, et al：Intercellular communication in the brain: Wiring versus volume transmission. Neuroscience, 69：711-726, 1995

109) 濱　清：顕微鏡下の一期一会.「生命誌 15」, JT生命誌研究館, 1997
http://www.brh.co.jp/s_library/j_site/scientistweb/no15/index.html

110) Fukuda T, et al：Gap junctions among dendrites of cortical GABAergic neurons establish a dense and widespread intercolumnar network. J Neurosci, 26：3434-3443, 2006

111) Placantonakis DG, et al：Continuous electrical oscillations emerge from a coupled network: a

study of the inferior olive using lentiviral knockdown of connexin36. J Neurosci, 26：5008-5016, 2006

■ 第3章

112) Takamori S, et al：Identification of a vesicular glutamate transporter that defines a glutamatergic phenotype in neurons. Nature, 407：189-194, 2000

113) Takamori S, et al：Identification of differentiation-associated brain-specific phosphate transporter as a second vesicular glutamate transporter (VGLUT2). J Neurosci, 21：RC182：1-6, 2001

114) Bellocchio EE, et al：Uptake of glutamate into synaptic vesicles by an inorganic phosphate transporter. Science, 289：957-9960, 2000

115) Fremeau RT Jr, et al：The expression of vesicular glutamate transporters defines two classes of excitatory synapse. Neuron, 31：247-260, 2001

116) Fremeau RT Jr, et al：The identification of vesicular glutamate transporter 3 suggests novel modes of signaling by glutamate. Proc Natl Acad Sci USA, 99：14488-14493, 2002

117) Gras C, et al：A third vesicular glutamate transporter expressed by cholinergic and serotoninergic neurons. J Neurosci, 22：5442-5451, 2002

118) Shibata T, et al：Glutamate transporter GLAST is expressed in the radial glia-astrocyte lineage of developing mouse spinal cord. J Neurosci, 17：9212-9219, 1997

119) Yamada K, et al：Glutamate transporter GLT-1 is transiently localized on growing axons of the mouse spinal cord before establishing astrocytic expression. J Neurosci, 18：5706-5713, 1998

120) Bliss TVP & Collingridge GL：A synaptic model of memory: long-term potentiation in the hippocampus. Nature, 361：31-39, 1993

121) Bliss TV & Lomo T：Long-lasting potentiation of synaptic transmission in the dentate area of the anaesthetized rabbit following stimulation of the perforant path. J Physiol, 232：331-256, 1973

122) Manabe T & Nicoll RA：Long-term potentiation: Evidence against an increase in transmitter release probability in the CA1 region of the hippocampus. Nature, 265：1888-1992, 1994

123) Neveu D & Zucker R：Postsynaptic levels of [Ca^{2+}]i needed to trigger LTD and LTP. Neuron, 16：619-629, 1996

124) Zalutsky RA & Nicoll RA：Comparison of two forms of long-term potentiation in single hippocampal neurons. Science, 248：1619-1924, 1990

125) Kandel ER & O'Dell TJ：Are adult learning mechanisms also used for development? Science, 258：243-245, 1992

126) Lisman J：The CaM kinase II hypothesis for the storage of synaptic memory. Trends Neurosci, 17：405-4412, 1994

127) Hayashi Y, et al：Driving AMPA receptors into synapses by LTP and CaMKII: requirement for GluR1 and PDZ domain interaction. Science, 287：2262-2267, 2000

128) Weisskoph MG, et al：Mediation of hippocampal mossy fiber long-term potentiation by cyclic AMP. Science, 265：1878-1882, 1994

129) Bear MF & Abraham WC：Long-term depression in hippocampus. Annu Rev Neurosci, 19：437-462, 1996

130) Feldman DE, et al：Long-term depression at thalamocortical synapses in developing rat somatosensory cortex. Neuron, 21：347-357, 1998

131) Ito M：Long-term depression. Annu Rev Neurosci, 12：85-102, 1989

132) Miyata M, et al：Local calcium release in dendritic spines requires for long-term synaptic depression. Neuron, 28：233-244, 2000

133) Araki K, et al：Selective expression of the glutamate receptor channel δ2 subunit in cerebellar Purkinje cells. Biochem Biophys Res Commun, 197：1267-1276, 1993

134) Masu M, et al：Sequence and expression of a metabotropic glutamate receptor. Nature, 349：760-765, 1991

135) Shigemoto R, et al：Distribution of the mRNA for a metabotropic glutamate receptor (mGluR1) in the central nervous system: an in situ hybridization study in adult and developing rat. J Comp Neurol, 322：121-135, 1992

136) Miyata M, et al：Local calcium release in dendritic spines requires for long-term synaptic depression. Neuron, 28：233-244, 2000

137) Harris KM & Kater SB：Dendritic spines: Cellular specializations imparting both stability and flexibility to synaptic function. Annu Rev Neurosci, 17：341-371, 1994

138) Steward O & Schuman EM：Protein synthesis at synaptic sites on dendrites. Annu Rev Neurosci, 24：299-325, 2001

139) Matsuzaki M, et al：Structural basis of long-term potentiation in single dendritic spines. Nature, 429：761-766, 2004

140) Noguchi J, et al：Spine-neck geometry determines NMDA receptor-dependent Ca2+ signaling in dendrites. Neuron, 46：609-622, 2005

141) Scoville WB & Milner B：Loss of recent memory after bilateral hippocampal lesions. J Neurol Neurosurg Psychiatry, 20：11-21, 1957

142) Zola-Morgan S, et al：Human amnesia and the medial temporal region: enduring memory impairment following a bilateral lesion limited to field CA1 of the hippocampus. J Neurosci, 6：2950-2967, 1986

143) Morris RG, et al：Place navigation impaired in rats with hippocampal lesions. Nature, 297：681-683, 1982

144) Morris RG：Synaptic plasticity and learning: selective impairment of learning rats and blockade of long-term potentiation in vivo by the N-methyl-D-aspartate receptor antagonist AP5. J Neurosci, 9：3040-3057, 1989

145) Silva AJ, et al：Deficient hippocampal long-term potentiation in alpha-calcium-calmodulin kinase II mutant mice. Science, 257：201-206, 1992

146) Silva AJ, et al：Impaired spatial learning in alpha-calcium-calmodulin kinase II mutant mice. Science, 257：206-211, 1992

147) Sakimura K, et al：Reduced hippocampal LTP and spatial learning in mice lacking NMDA receptor $\varepsilon 1$ subunit. Nature, 373：151-155, 1995

148) Tsien JZ, et al：The essential role of hippocampal CA1 NMDA receptor-dependent synaptic plasticity in spatial memory. Cell, 87：1327-1338, 1996

149) McHugh TJ, et al：Impaired hippocampal representation of space in CA1-specific NMDAR1 knockout mice. Cell, 87：1339-1349, 1996

150) Rampon C, et al：Enrichment induces structural changes and recovery from nonspatial memory deficits in CA1 NMDAR1-knockout mice. Nat Neurosci, 3：238-244, 2000

151) Nakazawa K, et al：Requirement for hippocampal CA3 NMDA receptors in associative memory recall. Science, 297：211-218, 2002

152) Kandel ER & O'Dell TJ：Are adult learning mechanisms also used for development? Science, 258：243-245, 1992

153) Shatz CJ：Impulse activity and the patterning of connections during CNS development. Neuron, 5：745-756, 1990

154) Constantine-Paton M & Cline HT：LTP and activity-dependent synaptogenesis: the more alike they are, the more different they become. Curr Opin Neurobiol, 8：139-148, 1998

155) Huttenlocher PR, et al：Synaptogenesis in human visual cortex—evidence for synapse elimination during normal development. Neurosci Lett, 33：247-252, 1982

156) Hubel DH & Wiesel TN：The period of susceptibility to the physiological effects of unilateral eye closure in kittens. J Physiol, 206：419-436, 1970

157) Stryker MP & Harris WA：Binocular impulse blockade prevents the formation of ocular dominance columns in cat visual cortex. J Neurosci, 6：2117-2133, 1986

158) Tsumoto T, et al：NMDA receptors in the visual cortex of young kittens are more effective than those of adult cats. Nature, 327：513-514, 1987

159) Reiter HO & Stryker MP：Neural plasticity without postsynaptic action potentials: less-active inputs become dominant when kitten visual cortical cells are pharmacologically inhibited. Proc Natl Acad Sci USA, 85：3623-3627, 1988

160) Huang E & Reichardt LF：Neurotrophins: Roles in neuronal development and function. Annu Rev Neurosci, 24：677-736, 2001

161) Li Y, et al：Whisker-related neuronal patterns fail to develop in the trigeminal brainstem nuclei of NMDAR1 knockout mice. Cell, 76：427-437, 1994

162) Iwasato T, et al：NMDA receptor-dependent refinement of somatotopic maps. Neuron, 19：1201-1210, 1997

163) Kutsuwada T, et al：Impairment of suckling response, trigeminal neuronal pattern formation, and hippocampal LTD in NMDA receptor $\varepsilon 2$ subunit mutant mice. Neuron, 16：333-344, 1996

164) Iwasato T, et al：Cortex-restricted disruption of NMDAR1 impairs neuronal patterns in the barrel cortex. Nature, 406：726-731, 2000

参考図書・参考文献

165) Hannan AJ, et al：PLC-β1, activated via mGluRs, mediates activity-dependent differentiation in cerebral cortex. Nat Neurosci, 4：282-288, 2001

166) Takeuchi T, et al：Control of synaptic connection by glutamate receptor δ2 in the mature cerebellum. J Neurosci, 25：2146-2156, 2005

167) Hirai H, et al：Clbn1 is essential for synaptic integrity and information processing in the cerebellum. Nature Neurosci, 8：1534-1541, 2005

168) Ichikawa R, et al：Distal extension of climbing fiber territory and multiple innervation caused by aberrant wiring to adjacent spiny branchlets in cerebellar Purkinje cells lacking glutamate receptor GluRδ2. J Neurosci, 22：8487-8503, 2002

169) Kano M, et al：Impaired synapse elimination during cerebellar development in PKCγ mutant mice. Cell, 83：1223-1231, 1995

170) Kano M, et al：Persistent multiple climbing fiber innervation of cerebellar Purkinje cells in mice lacking mGluR1. Neuron, 18：71-79, 1997

171) Kano M, et al：Phospholipase Cβ4 is specifically involved in climbing fiber synapse elimination in the developing cerebellum. Proc Natl Acad Sci USA, 95：15724-15729, 1998

172) Offermanns S, et al：Impaired motor coordination and persistent multiple climbing fiber innervation of cerebellar Purkinje cells in mice lacking Gαq. Proc Natl Acad Sci USA, 94：14089-14094, 1997

173) Miyazaki M, et al：P/Q-type Ca^{2+} channel α1A regulates synaptic competition on developing cerebellar Purkinje cells. J Neurosci, 24：1734-1743, 2004

174) Ramsay AO & Hess EH：A laboratory approach to the study of imprinting. Wilson Bull, 66：196-206, 1954

175) Schlaggar BL, et al：Postsynaptic control of plasticity in developing somatosensory cortex. Nature, 364：623-626, 1993

176) Takasaki C, et al：Glutamate transporters magnify lesion-induced period plasticity in developing somatosensory cortex. J Neurosci, 28：4995-5006, 2008

177) Olney JW & de Gubareff T：Glutamate neurotoxicity and Huntington's chorea. Nature, 271：557-559, 1978

178) Fukuda T, et al：GABAergic axon terminals at perisomatic and dendritic inhibitory sites show different immunoreactivities against two GAD isoforms, GAD67 and GAD65, in the mouse hippocampus: a digitized quantitative analysis. J Comp Neurol, 395：177-194, 1998

179) Tsunekawa N, et al：Development of spontaneous mouth/tongue movement and related neural activity, and their repression in fetal mice lacking glutamate decarboxylase 67. Eur J Neurosci, 21：173-178, 2005

180) López-Bendito G, et al：Distribution of metabotropic GABA receptor subunits GABAB1a/b and GABAB2 in the rat hippocampus during prenatal and postnatal development. Hippocampus, 14：836-848, 2004

181) Luján R & Shigemoto R：Localization of metabotropic GABA receptor subunits GABAB1 and GABAB2 relative to synaptic sites in the rat developing cerebellum. Eur J Neurosci, 23：1479-1490, 2006

182) Jensen K, et al：GABA transporter-1 (GAT1) -deficient mice: differential tonic activation of GABAA versus GABAB receptors in the hippocampus. J Neurophysiol, 90：2690-2701, 2003

183) Freund TF & Katona I：Perisomatic inhibition. Neuron, 56：33-42, 2007

184) Murakami M, et al：State-dependent sensory gating in olfactory cortex. Neuron, 46：285-296, 2005

185) Hensch TK：Critical period plasticity in local cortical circuits. Nat Rev Neurosci, 6：877-888, 2005

186) Huang E & Reichardt LF：Neurotrophins: Roles in neuronal development and function. Annu Rev Neurosci, 24：677-736, 2001

187) Nabekura J, et al：Developmental switch from GABA to glycine release in single central synaptic terminals. Nat Neurosci, 7：17-23, 2004

188) Aubrey KR, et al：The transporters GlyT2 and VIAAT cooperate to determine the vesicular glycinergic phenotype. J Neurosci, 27：6273-6281, 2007

189) Eulenburg V, et al：Glycine transporters: essential regulators of neurotransmission. Trends Biochem Sci, 30：325-333, 2005

索 引

斜体数字：後編のページ数

数 字

1型タンパク脱リン酸化酵素	135
2-アラキドノイルグリセロール (2-AG)	87, 104, *250*
3a野	*309*
5-HT	*222*
5-HT$_1$	*224*
5-HT$_{1A}$	*227*, *228*
5-HT$_{2A}$	*224*, *230*
5-HT$_{2C}$	*224*
5-HT$_{5A/5B}$	*224*
10 nmフィラメント	57

欧 文

A

A2AR	*233*
Aキナーゼ	106
Aα線維	*279*
ABC（ATP binding cassette）ファミリー	40
Aβ線維	*279*, *284*
ABP	125
ACh	*208*
Aδ線維	*279*
ADPリボシル化	102
α2 A/B/C	*240*
α運動ニューロン	*321*
αサブユニット	101
α-ブンガロトキシン	*210*
α1アドレナリン受容体	*238*
ALS	99
AMPA型グルタミン酸受容体	*291*
AMPA型受容体	124, 133
ATP	87

B

BBB	57
BDNF	146, 167
βアミロイド	*216*
βダイノルフィン	93
BNP I	123

C

Cキナーゼ	103
C線維	*279*
Ca^{2+}	26, 85, 103, 126, 162, *253*, *300*, *313*
Ca^{2+}/カルモジュリン依存性キナーゼII	103
Ca^{2+}結合タンパク	161
Ca^{2+}チャネル	53, 85, 103, 133, 150, 152, 160
Ca^{2+}波	57, 119
CAD	156
CaMKII	103, 133, 134
CaMKIIα	141
cAMP	103
cAMP依存性キナーゼ	106
CB1受容体	162, *252*
CB2受容体	*252*
Cbln1	151
CCK	162
CCKバスケット細胞	162
cGMP	103
cGMP依存性カチオンチャネル	*290*
cGMPホスホジエステラーゼ (cGMP-PDE)	103, *290*
CICR	133
Cl$^-$チャネル	159, 160, 168
CREB	106
CRF	*242*
CRF作動性ニューロン	*242*
CSF	79

D

D1受容体	*236*, *326*
D2受容体	*236*, *326*
DAG	103
DAGリパーゼ	*251*
δ波	*217*
δ波優位	165
DGL	*251*
DNP I	123
DSE	*252*
DSI	*252*

E, F

EAAC1	128
EAAT4/5	128
EPSP	42, *252*
FAAH	*252*
fast-spikingニューロン	162
Furchgott	*261*

G

Gタンパク	101
Gタンパク共役型受容体	95, 101
GABA	44, 88, 89, 116, 164, *326*
GABA機能増強剤	164
GABA作動性介在ニューロン	124, 165
GABA作動性ニューロン	*363*
GABAトランスアミナーゼ	157
GABA$_A$受容体	111, 159, 167
GABA$_B$受容体	159, 160, 162
GABA$_B$R1/2	160
GABA$_C$受容体	159, 160
GAD	157
GAD65	157
GAD65欠損マウス	166
GAD67	157
Gαq	152
γアミノ酪酸	44, 89
ganglionic eminence	*363*
GAT1	161
Gennari線条	*294*
GFAP	57
Gi/o	102
GIRKチャネル	103, 106
GLAST	128
GLT-1	128
GluR1	125, 134
GluR2	125, 135
GluR3/4/5/6/7	125
GluRδ2	135
GluRε1	141
GlyT1/2	170
G$_{olf}$	*310*
GPCR	101
Gq	102

Gq共役型受容体活性化 ………… 253	mGluR1 …………… 127, 135, 152	Papezの情動回路 …………… 349
Gray I 型シナプス ……………… 112	mGluR2/3/5 …………………… 127	PDZドメイン …………………… 85
Gray II 型シナプス ……………… 112	mGluR4 ………………………… 128	PGOトリガーニューロン ……… 217
GRIP …………………………… 106, 125	mGluR6 …………………… 128, 292	PGO波 ………………………… 217
Gs …………………………………… 102	mGluR7/8 ……………………… 128	PICK1 …………………………… 125
GTP分解（GTPase）活性 ……… 102	MLF ……………………………… 308	PKA ……………………… 106, 134
	Moniz …………………………… 338	PKC ……………………… 104, 135
H	MSO …………………………… 303	PKCγ …………………………… 152
H1受容体 ……………………… 247	MT野 …………………………… 297	PLC ……………………………… 250
H2拮抗薬 ……………………… 246	Murad …………………………… 261	PLCβ ……………………… 103, 253
H3受容体 ……………………… 247		PLCβ4 ………………………… 152
homer/vesl …………………… 106	**N**	P/Q型Ca^{2+}チャネル …………… 152
homosynaptic LTD …………… 134	N-アシルトランスフェラーゼ … 251	PSD ……………………………… 84
Hortega ………………………… 68	N-エチルマレイミド感受性融合	PSD-95 ………………………… 125
HTT ……………………………… 225	タンパク ……………………… 53	PSD-95/SAP90タンパク
HPA axis ……………………… 242	Na$^+$チャネル …………………… 46, 48	ファミリー …………………… 106
	Na$^+$チャネルブロッカー ……… 164	PV ……………………………… 162
I	nAChR ………………………… 208	PVバスケット細胞 ……… 162, 167
Ignarro ………………………… 261	Na$^+$/K$^+$-ATPase ……………… 35	
IICR ……………………………… 133	NAPE-PLD ……………………… 251	**R, S**
inside-outパターン …………… 363	NG2 ……………………………… 71	Rakic …………………………… 363
IP$_3$ ……………………………… 103	NG2陽性グリア ………………… 71	REM …………………………… 217
IP$_3$受容体 ……………………… 103, 133	NK1受容体 …………………… 284	RNA編集機構 …………………… 98
IPSP …………………………… 42, 252	NKCC1 ………………………… 111	S1〜S6 ………………………… 39
	NMDA型グルタミン酸受容体	Sオプシン ……………………… 289
K	………… 85, 97, 133, 140, 164, 284	SAP-97 ………………………… 125
K$^+$ ……………………………… 48, 63, 300	NMDA型受容体	SERT …………………………… 225
K$^+$チャネル	…………………… 124, 126, 141, 142	Shank …………………… 106, 125
………………… 48, 160, 162, 213, 224	NO ……………………………… 87	SLC（solute carrier）ファミリー
KA1/2 …………………………… 125	NO合成酵素（NOS）…………… 259	…………………………………… 40
KCC2 …………………………… 111	Nobel …………………………… 260	SNAP …………………………… 53
KCNQファミリー ……………… 213	non-fast spikingニューロン … 162	SNAP-25 ……………………… 53
KIF ……………………………… 30	non-NMDA型受容体 ………… 124	SNAP受容体 …………………… 53
KIF遺伝子 ……………………… 30	NR1 …………………………… 126	SNARE ………………………… 53
Kv3.1 …………………………… 162	NR1-CA1-KOマウス ………… 142	SNARE複合体 ………………… 53
	NR1-CA3-KOマウス ………… 142	spine apparatus ……………… 26
L, M	NR2A …………………… 126, 141	storiola ………………………… 307
LGN …………………………… 293	NR2B/C/D …………………… 126	subsurface cistern …………… 26
LTD ……………………… 131, 139, 332	NR3A/B ……………………… 126	synthesis on demand様式 …… 250
LTP ……………………… 131, 139, 342	NSF ……………………………… 53	
Mオプシン ……………………… 289		**T**
M型神経節細胞 ………………… 294	**O, P**	T型Ca^{2+}チャネルブロッカー 164
M電流 …………………………… 212	OFF経路 ……………………… 291	TARP …………………………… 125
M1/2/3/5 ……………………… 212	ON型双極細胞 ………………… 128	θ波 ………………… 215, 217, 220, 228
M4 ……………………………… 212, 232	ON経路 ………………………… 291	θリズム ……………… 215, 220, 226
mAChR ………………………… 210	P型神経節細胞 ………………… 294	TrkB …………………………… 167
MGL …………………………… 252	P領域 …………………………… 39	TRPチャネル …………………… 284
	PAG …………………………… 229	

斜体数字：後編のページ数

TRPM8	*286*
TRPV1	*286*
TRPV4	*300*

V, W

V4/5	*297*
VA核	*323*
VGAT	158, *168*
VGluT1	123
VGluT2	123
VGluT3	124
VIAAT	158
Vicq d'Azyr線条	*294*
VIP	93
VL核	*323*
VMAT1	*222*
VMAT2	*222, 244*
what pathway	*297, 304*
where pathway	*297, 304*

和文

あ

アクアポリン4	65
アクチン細線維	25
アクティブゾーン	84
足場タンパク	25, 84, 85
アストロサイト	55, 75
アセチルコリン	87, 89, 116, *208*
アセチルコリンエステラーゼ	110, *214*
アセチルコリン作動性ニューロン	124, 166, *218, 219*
アセチルコリン投射	*327*
アデニル酸シクラーゼ	103, 104
アデノシン受容体	*233*
アドレナリン	92, *231, 240*
アトロピン	*213*
アナンダミド	*250*
アニオンチャネル	38
アポトーシス	156
アミノ酸系伝達物質	87, 116
アミノ酸トランスポーター	129
アミロイド仮説	*216*
アレルギー症状	*244*
アロディニア	*284*

アンギオテンシン	87
アンダーシュート	48
アンモン角	*339*

い

イオン選択性フィルター	39
イオンチャネル	164, *275*
イオンチャネル型グリシン受容体	168
イオンチャネル型グルタミン酸受容体	111
イオンチャネル型受容体	42, 95, 97, 116
イオン濃度勾配	35, 156
イオンポンプ	35
イオン輸送体	35
イオン輸送性ATPase	35
胃酸	*246*
意識レベル	*219*
一次運動野	*316, 330*
一次感覚ニューロン	*279*
一次求心性線維	*276, 279*
一次視覚野	*293*
一次体性感覚野	*281*
一酸化窒素	87
一酸化窒素合成酵素	*212*
一般感覚	*275*
イノシトール3リン酸	103
イノシトール3リン酸受容体	85
胃の壁細胞	*245*
飲小胞	69, 76
インスリンの分泌抑制	*240*
インドールアミン	90
イントロン	98
インポーチン	27

う

ウイリスの大脳動脈輪	74
ウエルニッケの聴覚性言語中枢	*304*
動きを認知する経路	*297*
宇宙酔い	*307*
運動学習	*331*
運動系	*274*
運動失調	*258*
運動性脳神経核［脳幹］	*337*
運動前野	*322, 330*
運動単位	*321*

運動ニューロン	34, *230*
運動の小人	*283, 316*
運動発現	*236*
運動野	*337*
運動野前皮質	*322*
運動抑制	*327*

え

エイコサノイド	87
衛星細胞	67, 70
エクソン	98
エレベーター運動	*361*
エンケファリン	93, *233, 286*
延髄	*265, 267, 365*
エンドサイトーシス	54
エンドルフィン	93, *286*

お

横橋線維	*352*
嘔吐	92, *224, 244*
黄斑	*287*
大型錐体細胞	*337*
大型有芯小胞	82
オータコイド	87, *261*
オートファゴゾーム	32
オートファジー	31
オーバーシュート	46
オキシトシン	92, *346*
音による空間認知	*304*
音の空間地図	*304*
オピエート	*286*
オピオイド受容体	*286*
オピオイドペプチド	*286*
オプシン	*289*
オリーブ	*265, 354*
オリーブ小脳路	*354*
オリゴデンドロサイト	55
オリゴデンドロサイト前駆細胞	71
オルテガ細胞	68
オレキシン	93, *257, 347*
オレキシンA	94
オレキシンB	94
音源定位	
水平方向の──	*302, 303*
垂直方向の──	*302*
温痛覚	*279*
温度覚	*277*

か

下位運動ニューロン ……… 320
開口放出 ……… 51
介在ニューロン ……… 34
外耳 ……… 298
外節［視細胞］ ……… 289
外節［淡蒼球］ ……… 324, 326
外側核［下丘］ ……… 304
外側核［上オリーブ複合体］ ……… 303
外側嗅条 ……… 311
外側口 ……… 80
外側溝 ……… 334
外側膝状体 ……… 293, 344
外側脊髄視床路 ……… 281, 358
外側前庭脊髄路 ……… 308
外側中心核 ……… 345
外側半規管 ……… 305
外側皮質脊髄路 ……… 319, 321, 354, 358
外側腹側核（VL核）
　　　……… 323, 325, 330, 344, 351
外側毛帯 ……… 303, 351
外側網様体 ……… 240, 241
快中枢 ……… 237
外転神経 ……… 268
外転神経核 ……… 352
外套 ……… 334
解糖系 ……… 59
外套層 ……… 361
カイニン酸型受容体 ……… 124, 125
カイニン酸興奮毒性 ……… 126
外脳症 ……… 359
海馬 ……… 140, 212, 225, 242, 339, 343
海馬CA1領域 ……… 142
海馬CA3領域 ……… 142
海馬θ波 ……… 215, 217, 220, 228
海馬θリズム ……… 215, 220, 226
灰白質 ……… 356
灰白隆起 ……… 347
海馬采 ……… 340
海馬体 ……… 339
海馬台 ……… 339, 342
海馬傍回 ……… 339
蓋板 ……… 365
蓋膜 ……… 298
外有毛細胞 ……… 298, 299
外リンパ ……… 298
下オリーブ核 ……… 118, 332, 354

化学シナプス ……… 82
化学受容機構 ……… 312
下丘 ……… 301, 302, 304, 337
蝸牛 ……… 298
蝸牛管 ……… 298
蝸牛神経 ……… 299
蝸牛神経核 ……… 301, 351, 352
蝸牛神経節 ……… 301
下丘腕 ……… 304
核 ……… 26
核孔 ……… 27
拡散型シナプス ……… 113
核質 ……… 26
学習 ……… 138, 212, 220
核周囲部 ……… 26
核小体 ……… 28
覚醒
　　　……… 89, 92, 214, 238, 243, 245, 349
覚醒系 ……… 244
覚醒レベル/水準 ……… 217, 241
カクテルパーティー効果 ……… 300
核膜 ……… 26
角膜 ……… 287
隔離膜 ……… 31
下行性疼痛抑制系 ……… 229
下神経節［舌咽神経/迷走神経］
　　　……… 314
下小脳脚 ……… 358
下垂体後葉 ……… 346
下垂体後葉ホルモン ……… 92, 346, 347
下垂体前葉 ……… 347
下垂体前葉ホルモン ……… 347
下垂体前葉ホルモン放出因子
　　　……… 346, 347
下垂体門脈系 ……… 347
下垂体漏斗 ……… 347
カスパーゼ ……… 156
下側頭回 ……… 297
下唾液核 ……… 354
カチオンチャネル ……… 38, 210
滑車神経 ……… 268
滑車神経核 ……… 349
活性化ゲート ……… 48
活性型ミクログリア ……… 68
活動じかけのCa^{2+}流入装置 ……… 131
活動電位 ……… 29, 31, 37, 38, 44
滑面小胞体 ……… 25, 26, 85

カテコール-O-メチル
　トランスフェラーゼ ……… 110, 234
カテコールアミン ……… 90, 231
カドヘリン ……… 85
カドヘリン関連受容体 ……… 85
カハール・レチウスの水平細胞
　　　……… 336
カプサイシン ……… 285
カプサイシン受容体 ……… 284
過分極 ……… 41
可溶性NSF結合タンパク ……… 53
顆粒細胞 ……… 27, 311, 332, 336
顆粒細胞層 ……… 341
カルシニューリン ……… 135
カレハ島 ……… 233
感覚運動反射 ……… 321
感覚器 ……… 275
感覚系 ……… 274, 275
感覚細胞 ……… 275
感覚神経 ……… 275
感覚性ゲート ……… 165, 220
感覚ニューロン ……… 34
感覚の小人 ……… 148, 283
眼筋 ……… 287
眼瞼 ……… 287
眼瞼縫合実験 ……… 145
間質核脊髄路 ……… 320
杆状体細胞 ……… 289
関節受容器 ……… 279
間接路 ……… 236, 326
貫通線維 ……… 341
カンナビノイド受容体 ……… 162
間脳 ……… 265, 267, 365
顔面神経 ……… 268, 313, 314
顔面神経核 ……… 352
顔面頭蓋 ……… 360
眼優位性可塑性 ……… 153, 166

き

記憶 ……… 138, 140, 212, 228
記憶の消去 ……… 258
機械刺激依存性チャネル ……… 38
機械受容機構 ……… 297, 305
疑核 ……… 354
偽単極性ニューロン ……… 33, 279
基底外側核 ……… 343
基底樹状突起 ……… 22, 339

斜体数字：後編のページ数

起電的	40, 156
キネシンスーパーファミリー	30
基板	365
気分障害	225
記銘	138, 140, 342
脚間核	346
脚橋被蓋核	217, 325
逆説睡眠	217
逆行性軸索輸送	30
逆行性内分泌学	93
逆行性メッセンジャー	87
ギャップ結合	57, 118, 162
嗅覚の弁別能	215
嗅覚野	338
嗅球	90, 311
球形嚢	305
球形嚢斑	305
嗅結節	215, 311
嗅細胞	71, 309, 311
休止ミクログリア	68
弓状核	235, 347
嗅上皮	309
嗅神経	71, 268, 311
嗅神経被覆グリア	55, 71
急性疼痛	283
吸啜反射	148
急速眼球運動	217
休息と休憩	273
嗅板	71
橋	265, 267, 365
境界溝	365
橋脚被蓋核	217
狭心症	260
胸髄核	357
協調運動の障害	258
強直性けいれん	169
橋底部	352
橋被蓋	352
恐怖	92, 227, 247, 258
恐怖条件づけ	343
強膜	287
橋網様体	217
胸腰系	273
局所ニューロン	33
棘突起	25
筋萎縮性側索硬化症	99
筋緊張亢進	320
筋弛緩剤	210
筋紡錘	279

く

グアニル酸シクラーゼ	261, 291
空間知覚情報	248
空間的加重	43
クエン酸回路	59
クモ膜	78
クモ膜下腔	78
クモ膜下出血	78
クモ膜顆粒	78
クラーク氏背核	357, 358
クラウゼ終棍	279
クラスリン	54
グリア	361
グリア境界膜	56, 75
グリア線維性酸性タンパク	57
グリコーゲン顆粒	57
グリシン	44, 88, 89, 116
グリシン受容体	111
グリシントランスポーター2	89
グルコース取り込み量の増加	59
グルタミナーゼ	122, 129
グルタミン合成酵素	122
グルタミン酸	43, 88, 89, 116, 156, 284, 287, 326
グルタミン酸-グルタミンサイクル	64, 129
グルタミン酸興奮毒性	59
グルタミン酸作動性ニューロン	123, 363
グルタミン酸シナプス伝達	230
グルタミン酸受容体	25
グルタミン酸脱水素酵素	122
グルタミン酸脱炭酸酵素	157
クレシル紫	28
グレリン	92, 256

け

係留小胞	53
頸膨大	267
血圧調節	226
血液脳関門	57, 64, 75
血管周囲の細胞	67
血管周囲ミクログリア	68
血管の弛緩（拡張）	261
結合腕傍核	343

楔状束	354, 358
楔状束核	354, 358
楔状束小脳路	329
結節乳頭核	92, 219, 244, 246
血糖上昇作用	240
結膜	287
血流増加	214
ゲフィリン	169
幻覚	258
原形質性アストロサイト	65
言語の情報処理	304
原皮質	335

こ

後外側核（LP核）	344
後外側腹側核（VPL核）	281, 345, 354, 358
効果器	103
後外側裂	328
後核（PL核）	344
後角［脊髄］	281, 356
光学異性化反応	290
交感神経	241, 238, 242, 271
交感神経系	360
後弓反張	169
抗けいれん作用	92, 159
後交通動脈	74
後根	356
後根神経節	279, 356
虹彩	287
後索	281, 356
後索核	281, 354, 357
後索内側毛帯系	281, 358
光子	290
後枝	356
光受容体	289
光順応	291
後神経孔	359
高振幅徐波	217
高親和性コリントランスポーター	208, 214
後脊髄小脳路	329, 358
抗精神病薬	225
後大脳動脈	73
行動学的覚醒	219
後頭葉	334
後内側腹側核（VPM核）	281, 345

後脳胞	365	
後半規管	305	
高頻度刺激	131	
抗不安作用	92, 159, *226, 227*	
後腹側核［蝸牛神経］	301	
後腹側核［視床］	309	
興奮	41, 88, *238*	
興奮性シナプス	43, 111	
興奮性シナプス後電位	42	
興奮性シナプス伝達	125	
興奮性神経毒性	155	
後方循環	73	
硬膜	77	
硬膜静脈洞	77	
後葉［小脳］	328	
抗利尿作用	92	
絞輪部	49	
交連下器官	76	
交連線維	337	
コカイン	225	
小型錐体細胞	336	
小型有芯小胞	82	
五感	275	
黒質	349	
黒質線条体路	*235,* 351	
鼓索神経	314	
孤束	315	
孤束核	*224, 315, 343,* 354	
骨半規管	305	
コネキシン	118	
コネキシン36	118	
コネキソン	118	
古皮質	335	
鼓膜	298	
固有知覚	277	
コラム	144	
コリナージック介在ニューロン	220	
コリンアセチルトランスフェラーゼ	208	
コリン仮説	216	
ゴルジI型ニューロン	33	
ゴルジII型ニューロン	33	
ゴルジ腱器官	*279,* 321	
ゴルジ細胞	332	
ゴルジ装置	28	
ゴルチ器	298	

コルチコトロピン放出因子	242	
コレシストキニン	93, 124, 162	
コレラ毒素	102	
昏睡状態	219	

さ

サイクリックAMP	103	
サイクリックヌクレオチド依存性イオンチャネル	106	
最後野	76, 224	
サイトカインの産生	70	
細胞核	26	
細胞骨格	23	
細胞質	26	
細胞質ダイニン	31	
細胞膜GABAトランスポーター	109, 161	
細胞膜貫通領域	124	
細胞膜グリシントランスポーター	110, 170	
細胞膜グルタミン酸トランスポーター	61, 109, 128, 154	
細胞膜コリントランスポーター	110	
細胞膜セロトニントランスポーター	110, 225	
細胞膜ドーパミントランスポーター	110	
細胞膜トランスポーター	54, 109	
細胞膜ノルアドレナリントランスポーター	110	
サイレントシナプス	133	
刷子縁	69	
サブスタンスP	93, *232*	
三叉神経	268	
三叉神経運動核	352	
三叉神経主知覚核	*281,* 352	
三叉神経脊髄路核	*281,* 354	
三叉神経節	279, 281	
三叉神経中脳路核	*281,* 349	
三叉神経毛体	281	
三量体GTP結合タンパク	101	

し

ジアシルグリセロール	103	
ジアゼパム	159, 166	
視蓋	349	
視蓋脊髄路	*320,* 321	
視蓋前域	297	

視覚情報	248	
視覚野	338	
時間的加重	43	
色感受性円柱	296	
色素上皮層	287	
子宮筋収縮	92	
糸球体	*310,* 311	
糸球体周囲細胞	311	
軸索	29, 70	
軸索–細胞体シナプス	113	
軸索–軸索シナプス	113	
軸索–樹状突起シナプス	113	
軸索小丘	31	
軸索初節	31, 45	
軸索輸送	30	
視交叉上核	297	
自己再帰的の回路	164	
自己再生的の活性化	46	
自己受容体	128, 160, *228, 246*	
視細胞	288	
視索上核	*246,* 346	
視索前野	246	
視床	*236, 276, 281, 326, 327, 333,* 344	
歯状回	339	
視床下核	*324, 326,* 346	
歯状核	330	
視床下部	*227, 237, 246,* 344	
視床下部外側野	*247, 256,* 257	
視床下部下垂体系	346	
視床下部・下垂体・副腎系	242	
視床上部	344	
視床髄条	346	
視床枕	344	
視床皮質投射線維	337	
視床皮質ニューロン	165	
視神経	268	
視神経円板	287	
視神経交叉	292	
視神経細胞	291	
システムASC	129	
システムN	129	
耳石	307	
耳石膜	307	
膝蓋腱反射	279	
室間孔	79	
膝神経節	314	

室頂核	329
室傍核	242, 246, 247, 257, 346
自動症	164
シナプス回路	127, 133
シナプス回路改築	127, 143
シナプス回路刈込み	143
シナプス可塑性	26, 98, 125, 127, 131, 133, 212
シナプス間隙	53, 85
シナプス後電位	22, 37, 42
シナプス後部要素	22
シナプス後膜肥厚部	84
シナプス周囲部	117, 127
シナプス小胞	32, 51, 82
シナプス前部要素	32
シナプスひだ	210
シナプスリファインメント	143
シナプトタグミン	54
シナプトブレビン/VAMP	53
脂肪酸アミド加水分解酵素	252
視放線	293
シャーファー側枝	342
射乳	92
周期間線	67
周期線	67
縦橋線維	352
自由終末	279
重症筋無力症	210
終足	57
終脳	246, 267, 365
周波数局在性	300, 339, 351
周波数同調	300
終板血管器官	76
周皮細胞	75
終末グリア	71, 279
終末部	32
終末ブトン	32
集約型シナプス	114
樹状突起	22
樹状突起-樹状突起シナプス	113
出力核［大脳基底核］	325
受容器	275
シュワン細胞	55, 66, 70, 360
シュワン鞘	70
順行性軸索輸送	30
昇圧作用	92
上位運動ニューロン	316

上衣細胞	361
上オリーブ複合体	299, 301, 302, 351
消化管の神経系	360
松果体	76, 346
上丘	297, 325, 337
上丘腕	297
状況依存的	220
条件づけ恐怖情動反応	342
上行性脳幹網様体賦活系	219, 352
小細胞層	294
上昇層	339
小節［小脳］	328
上唾液核	352
情動	247, 342, 346
情動記憶の促進	214
情動行動	237, 238
衝動性眼球運動	297
小脳	246, 264, 267, 323, 327, 365
小脳LTD（長期抑圧）	127, 135, 332
小脳核	332
小脳核ニューロン	333
小脳奇形マウス	24
小脳赤核路	351
小脳テント	264
小帽	306
小胞体ストレス	29, 100
小胞体貯留シグナル	100
小胞体内貯留	100
小胞膜GABAトランスポーター	158
小胞膜アセチルコリントランスポーター	208
小胞膜グルタミン酸トランスポーター	112
小胞膜トランスポーター	53, 95
小胞膜モノアミントランスポーター	222, 231, 244
小葉［小脳］	328
触圧覚	
識別性のある――	279
粗大な――	279
食欲	92, 226, 244, 256, 258
触覚	277
徐派睡眠	165
自律神経	264, 346
自律神経系	268

自律神経節	211, 271
人格の変化	216
心筋	212
神経外胚葉	359
神経核	26
神経芽細胞	361
神経活動の同期性	119
神経管	359
神経幹細胞	360, 363
神経筋接合部	54, 210
神経原線維変化	216
神経溝	359
神経細胞死	127
神経上皮細胞	360
神経性下垂体	76
神経成長因子の産生	70
神経節	360
神経節細胞	291, 292, 294
神経叢	270
神経損傷実験	68
神経調節	115
神経調節物質	115
神経堤	69, 359
神経伝達物質	32, 51, 212, 252
神経内分泌ホルモン	346
神経板	359
神経ペプチド	87, 92, 161
神経ペプチドY	93
進行波	300
シンタキシン	53
伸展受容器	321
振動・電位変換装置	299
振動発生器	162
新皮質	335
深部知覚	248, 277, 279

す

随意運動	92, 319
髄液脳関門	57
水解小体	28
髄鞘	31, 49
髄鞘形成細胞	66
錐状体細胞	289
錐体	265, 319, 354
錐体オプシン	289
錐体外路	318
錐体外路症状	320

錐体交叉	354
錐体細胞	22
錐体細胞層	339
錐体前索路	358
錐体側索路	358
錐体路	318, 337, 352
膵島活性化タンパク	240
水頭症	79
髄脳胞	365
髄板内核	345
水平細胞間	119
髄膜	77
水迷路	140
睡眠	95, 159
睡眠・覚醒	214, 348
睡眠・覚醒リズム	219
頭蓋	264
スクシニル酸脱水素酵素	148
頭痛	260
ストリキニン	169
ストレス行動/反応	238, 241, 242
スパイン	25, 133
スピルオーバー	86
スプライス変異体	98
刷込み	153

せ

性行動	349
静止膜電位	36
星状細胞	332, 337
生体防御反応	260
正中口	80
正中中心核	325, 345
正中縫線核	226
正中隆起	76
成長ホルモン分泌の抑制	93
青斑核	92, 219, 240, 242, 352
セカンドメッセンジャー	42, 101, 103, 275
赤核	333, 349
赤核・オリーブ核・小脳路	351
赤核オリーブ路	351, 354
赤核小細胞部	330
赤核脊髄路	320, 321, 351, 358
赤核大細胞部	330
脊索	359
脊髄	264, 330, 356

脊髄円錐	267
脊髄オリーブ路	354
脊髄小脳路	329
脊髄神経	264, 268
脊髄神経節	279, 356
脊柱	264
舌咽神経	268, 313, 314
舌下神経	269, 354
舌下神経核	354
節後線維	271
節後ニューロン	211
摂食	224, 247, 256, 349
摂食行動	94, 245
摂食中枢	347
節前線維	271
節前ニューロン	211
セリンヒドロキシメチルトランスフェラーゼ	168
セロトニン	87, 92, 222, 224, 227
セロトニン作動性ニューロン	124, 219
線維性アストロサイト	65
前運動野	323
前角［脊髄］	320, 337, 356
全か無かの法則	42, 46
前嗅核	311
前行性健忘症	140
前交通動脈	74
前根	356
前索	281, 356
前枝	356
線条体	212, 232, 235, 324, 325, 351
線条体黒質ニューロン	213, 232
線条体淡蒼球ニューロン	233
染色体	27
前神経孔	359
前脊髄視床路	281, 358
前脊髄小脳路	329, 356
前側索系	281
前大脳動脈	73
前庭	298, 305
前庭小脳	309
前庭神経	307
前庭神経核	307, 329, 330, 332, 352
前庭脊髄路	320, 321
前庭動眼反射	308
前頭前野	237, 242, 342

前頭葉	325, 334
前頭連合野	338
セントロメア	27
前脳基底部	214
前脳胞	365
前半規管	305
全般発作	164
前皮質脊髄路	319, 321, 358
前腹側核（VA核）	323, 325, 344, 351
前腹側核［蝸牛神経］	301, 303
前部前頭葉切截術	338
前方循環	73
線毛	300
前葉［小脳］	328

そ

想起	138, 140, 258
想起神経回路	164
双極細胞	128, 291
双極性ニューロン	34
臓性機能	342
相反的シナプス	113
僧帽細胞	311
側角	356
側坐核	233, 235, 237, 324
側索	281, 356
側枝	31
即時放出可能プール	53
促通	43
側頭葉	334, 343
側頭葉てんかん	164
側脳室	79
側脳室脈絡叢	79
側副溝	334
束傍核	325, 345
ソマトスタチン	93
粗面小胞体	28

た

第1裂［小脳］	328
第3脳室	79
第3脳室脈絡叢	79
第3の覚醒系	247
第4脳室	80
第4脳室脈絡叢	80
体温調節	349

斜体数字：後編のページ数

大細胞層 ……… 294	単一支配 ……… 143, 150, 152	長期記憶 ……… 225, 242
台形体核［上オリーブ複合体］ 303	単極性ニューロン ……… 33	長期増強 ……… 131, 342
代謝型グルタミン酸受容体 … 292	探索行動 ……… 228, 224	長期抑圧 ……… 131
グループⅠ ……… 127	淡蒼球 ……… 324	鳥距溝 ……… 294
グループⅡ ……… 127	淡蒼縫線核 ……… 226, 230	頂上樹状突起 ……… 22, 339
グループⅢ ……… 128		調節サブユニット ……… 126
代謝型受容体 ……… 95, 101, 116	**ち**	重複支配 ……… 143
帯状回 ……… 343	知覚神経節 ……… 360	跳躍伝導 ……… 50, 66
帯状回運動野 ……… 322, 323	チトクロムオキシダーゼ ……… 148	直接路 ……… 236, 326
帯状溝 ……… 334	緻密部 ……… 90, 235, 324, 326, 351	チロシン水酸化酵素 ……… 231
苔状細胞 ……… 341	注意 ……… 89, 241, 242	陳述記憶 ……… 342
対称性シナプス ……… 112, 124	中位核 ……… 329	鎮静作用 ……… 159
苔状線維 ……… 150, 332, 340, 341	中隔 ……… 342	鎮痛 ……… 92, 93, 226, 258
苔状線維-CA3シナプス ……… 134	中隔/海馬投射系 ……… 228	
体性運動 ……… 316	中型錐体細胞 ……… 336	**つ、て**
体性感覚 ……… 277, 283	中型有棘ニューロン 213, 220, 232	椎骨動脈 ……… 73
体性感覚系バレル形成 ……… 127	中間外側核 ……… 356	通過型終末 ……… 32
体性感覚野 ……… 281, 337	中間径フィラメント ……… 57	痛覚 ……… 277
体性神経系 ……… 268	昼間視 ……… 289	痛覚過敏 ……… 93, 284
タイトジャンクション ……… 75	中間質 ……… 356	定位行動 ……… 235, 236
ダイナミン ……… 54	中間質外側部 ……… 356	低振幅速波 ……… 217
ダイニン ……… 30	中間質中心部 ……… 356	低分子量GTPase ……… 54
大脳 ……… 267	中継核 ……… 165, 337, 344	デオキシリボ核酸 ……… 27
大脳鎌 ……… 264	中耳 ……… 298	テタヌス刺激 ……… 131
大脳基底核 ……… 322, 323, 334	中心窩 ……… 287	テリトリー支配 ……… 153
大脳脚 ……… 349	中心核［下丘］……… 304	テロメア ……… 27
大脳小脳 ……… 330	中心核［扁桃体］……… 343	電位依存性Ca^{2+}チャネル
大脳半球 ……… 264, 334	中心管 ……… 80, 267	……… 53, 85, 133, 150
大脳皮質 ……… 212, 235, 276	中心溝 ……… 334	電位依存性K^+チャネル
大脳皮質・橋核・小脳路 ……… 352	中心枝 ……… 73	……… 48, 162, 213
大脳皮質・赤核・脊髄路 ……… 351	中心前回 ……… 316	電位依存性Mg^{2+}阻害 … 126, 129
大脳皮質・網様体・脊髄路 … 352	中心被蓋路 ……… 315, 354	電位依存性イオンチャネル … 38
大脳辺縁系 ……… 323	中心傍核 ……… 345	電位センサー ……… 40
大脳領域 ……… 212	中枢神経系 ……… 264	てんかん ……… 164
ダイノルフィン ……… 286	中枢性パターン発生機構 ……… 230	てんかん発作 ……… 164
体部位局在性 ……… 281, 339, 356	中側頭回 ……… 297	電気化学勾配 ……… 35, 38
大縫線核 ……… 226, 230	中大脳動脈 ……… 73	電気シナプス ……… 82, 118
多極性ニューロン ……… 34	中脳 ……… 265, 267, 349	電気的勾配 ……… 35, 53, 95, 156
多形細胞層 ……… 341	中脳蓋 ……… 349	伝達物質 ……… 82, 224
多重支配 ……… 143, 151	中脳橋被蓋 166, 217, 218, 219	伝導ブロック ……… 51
脱髄性疾患 ……… 51	中脳水道 ……… 79	
脱増強 ……… 131	中脳中心灰白質 ……… 227	**と**
手綱核 ……… 346	中脳被蓋 ……… 349	島 ……… 334
脱分極 ……… 41, 224, 252	中脳胞 ……… 365	動眼神経 ……… 268
脱抑圧 ……… 131	虫部 ……… 328, 329	動眼神経核 ……… 349
脱抑制 ……… 89, 215	聴覚野 ……… 338	動眼神経副核 ……… 349
脱リン酸化酵素 ……… 131		動機づけ ……… 92

動原体	27	
統合系	274	
統合失調症	225	
瞳孔反射	297	
糖質コルチコイド	242	
投射ニューロン	32	
登上線維	150, 152, 332	
頭仙系	273	
闘争か逃走	230, 239, 240, 241, 273	
頭側神経孔	359	
頭頂後頭溝	334	
頭頂・側頭・後頭連合野	338	
頭頂葉	334	
頭頂葉後部	309	
島皮質	309, 315	
等皮質	334	
同名四分の一盲	294	
透明層	340	
洞毛	146	
動毛	305	
動揺病	248	
ドーパミン	90, 231, 287, 326	
ドーパミン-β-水酸化酵素	231	
ドーパミン投射	327	
ドーパミントランスポーター	234	
特殊核	165, 337, 344	
特殊感覚	275	
トランスデューサー	102	
トランスデューシン	290	
トランスポーター	40, 76, 86	
トリプトファン水酸化酵素	222	
貪食ミクログリア	68	

な

内嗅領皮質	311, 341
内頸動脈	73
内在核［大脳基底核］	325
内在性エンドカンナビノイド	87
内在性オピオイドペプチド	93
内在性カンナビノイド	256
内耳	298
内耳神経	268
内節［淡蒼球］	324, 325
内臓運動	316
内側核［上オリーブ複合体］	303
内側視索前野	349
内側膝状体	301, 304, 344, 351

内側前庭脊髄路	308
内側前脳束	237
内側縦束	308
内側中隔	214
内側中心核	345
内側毛帯	281, 352, 354
内側隆起	242
内分泌	342
内分泌機能	256, 346
内分泌細胞	222
内包	320
内リンパ	298
内有毛細胞	298, 299
ナルコレプシー	93, 348
軟膜	78
軟膜面	339

に, ぬ

ニコチン	210
匂い物質受容体	309
ニコチン性アセチルコリン受容体	208
日内変動	346
日内リズムの光同調	297
ニッスル染色	28
二分脊椎	359
乳頭体	342
入力核［大脳基底核］	325
ニューレキシン	85, 108
ニューロトロフィン	146, 167
ニューロリジン	86, 108
ニューロンの移動	363
認知機能	89, 214, 215, 220
ヌクレオソーム	27

ね, の

熱ショックタンパク	100
脳	264
脳回	264
脳幹	264, 337
脳幹運動神経核	320
脳幹神経核	246
脳幹網様体	218
脳弓	340
脳弓下器官	76
脳溝	264
脳梗塞	73

脳室	78
脳室周囲器官	76
脳室層	360, 361
脳室面	339
脳出血	73
脳神経	264, 268, 360
脳脊髄液	69, 78, 264
脳底動脈	73
脳内モルヒネ	93
脳波	162
脳浮腫	64
脳由来神経栄養因子	167
脳梁	334
ノルアドレナリン	92, 231, 240
ノルアドレナリン作動性ニューロン	219, 242, 243
ノルアドレナリントランスポーター	234
ノンレム睡眠	217

は

パーキンソン病	351
バーグマングリア	86, 333
バースト発火	164
バイアグラの作用機構の発見	261
背外側被蓋核	217
背側外側核（LD核）	344
背側核［蝸牛神経］	301
背側経路	297
背側視床	344
背側線条体	235
背側皮質［下丘］	304
背側縫線核	226
背内側核	325
白質	356
薄束	354, 358
薄束核	354, 358
白板	339
薄片状の細胞突起	86
薄明視	289
バクロフェン	160
バスケット細胞	161, 332
バゾプレッシン	92, 346
パチニ小体	279
パラノード	50
バルビツール酸誘導体	159
パルブアルブミン	162

パルブアルブミン陽性介在ニューロン	118
バレル	146
バレレット	146
バレロイド	146
半規管	*298*, *305*
半球外側部［小脳］	*330*
半球内側部［小脳］	*329*
半球部［小脳］	*328*
半交叉	*293*
反射	*276*, *350*
汎性投射系	*217*, *219*
反応性アストロサイト	69

ひ

被殻	*324*
光の三原色説	*289*
ビククリン	159
ピクロトキシン	160
皮質オリーブ路	*354*
皮質核路	*319*, *337*
皮質球路	*319*
皮質橋核路	*352*
皮質枝	73
皮質視蓋投射系	*351*
皮質視床投射線維	*337*
皮質視床ニューロン	165
皮質赤核路	*351*
皮質脊髄路	*337*, *352*
皮質内側核	*311*, *343*
尾状核	*324*
微小管	23
微小管関連タンパク	24
ヒスタミン	87, 92, 244, *348*
ヒスタミン作動性ニューロン	*219*
ヒスチジン脱炭酸酵素	244
ヒストン	27
皮節	*271*
尾側神経孔	*359*
非対称性シナプス	112, 123
非陳述性記憶	*331*
びっくり病	170
必須サブユニット	126
非特殊核	165, *247*, *344*, *352*
鼻粘膜	*309*
ヒポクレチン	93, *347*
肥満信号	*256*

百日咳毒素	102
百日咳ワクチン	*240*
表皮外胚葉	*359*
敏感期	153
ピンスー	*332*

ふ

不安	92, *227*, *258*
フェニルエタノールアミン N-メチルトランスフェラーゼ	*231*
不応期	48
フォレル野核	*346*
不確帯	*346*
不確縫線核	*226*, *230*
不活性化ゲート	48
副交感神経	*213*, *271*
副神経	*269*
副腎髄質	92, *211*, *242*, *360*
副腎皮質刺激ホルモン	*242*
腹側経路	*297*
腹側視床	*344*
腹側線条体	*235*
腹側淡蒼球	*325*
腹側被蓋野	90, *235*, *237*, *287*, *325*, *326*
腹内側核	*246*, *247*, *257*
不等皮質	*311*, *335*
不動毛	*305*
部分発作	164
プライミング	53
ブラジキニン	87
フリースパイン	151
フリーラジカル	*261*
プリン受容体	87
プルキンエ細胞	22, 127, *332*
プレシナプス	32
プレシナプス抑制型	115
プレプロオレキシン	94
ブローカの対角帯核	*214*
──の垂直部	*214*
──の水平部	*214*
ブロードマンの皮質領野	*338*
プロオピオメラノコルチン	*242*
プログラム細胞死	156
プロスタグランジン	87
ブロップ	*296*
プロトン ATPase	53, 95

プロトン濃度勾配	53, 95
分子シャペロン	100
分子層	*341*
吻側脊髄小脳路	*329*, *356*
分泌腺	*212*
分離支配	143

へ

ヘアピンループ	124
平滑筋	*212*
平衡覚情報	*248*
平行線維	150, *332*
平衡電位	38, 46, 48
平衡斑	*305*
ヘシュル回	*304*
ヘテロクロマチン	27
ヘテロ受容体	128, 160, *246*
ヘテロメリックチャネル	97
ペプチド性ホルモン	87
ヘブの仮説	138
ヘブの法則	138
ヘマトキシリン	27
辺縁層	*361*
辺縁葉	*235*, *334*
辺縁連合野	*338*
弁蓋	*315*
ベンゾジアゼピン	159
扁桃体	*212*, *227*, *237*, *242*, *311*, *342*
ペンフィールドの「感覚の小人」	148
片葉［小脳］	*328*
片葉小節葉［小脳］	*328*, *330*

ほ

方位円柱	*295*
乏棘ニューロン	26, 34
芳香族 L-アミノ酸脱炭酸酵素	*231*
傍糸球体細胞	*235*
放射状グリア	*363*
放射状層	*339*
報酬系	*237*
報酬行動	92
房飾細胞	*311*
縫線核	*219*, *226*
縫線核群	92, *352*
膨大部	*305*

斜体数字：後編のページ数

膨大部稜	305
傍パラノード	50
保持	138
ポジショナルクローニング	93
ポストシナプス	22
ホスホリパーゼC	250
ホスホリパーゼCβ	103
ホスホリパーゼD	251
補足運動野	322, 323
ボツリヌス菌	54
ボツリヌストキシン	54
ホモメリックチャネル	97
ポリゾーム	25, 28
ボリューム伝達	115, 236
本能	342, 346

ま

マイスナー触覚小体	279
マイネルト基底核	214, 247, 343
マイネルトの反屈束	346
マイヤーの係蹄	294
膜電位の上昇度	46
膜融合	53
マクロファージ	259
末梢神経系	264
マリオットの盲点	288
慢性疼痛	284
満腹感	224, 245
満腹中枢	349

み, む

ミエリン形成細胞	66
味覚野	338
ミクログリア	55
味細胞	312
ミスマッチシナプス	151
脈絡叢	69, 79
脈絡叢上皮細胞	69
脈絡膜	287
ムシモール	159
無髄線維	31
ムスカリン	212
ムスカリン受容体	232
ムスカリン性アセチルコリン受容体	166, 208
無脳症	359

め

明小胞	82
迷走神経	269, 313, 314
迷走神経核	240
迷走神経背側運動核	224, 343, 354
メッセンジャーRNA	27
めまい	260
メラトニン	346
メラニン細胞	359
メルケル細胞	279
メルケル触覚盤	279

も

毛細血管内皮細胞	75
網状分子層	339
毛帯交叉	354
網膜	160, 287
網膜視蓋投射	351
網膜中心動静脈	288
網膜部位局在性	339
網様核	165, 344
毛様体	287
網様体	329, 349
網様体小脳路	352
網様体脊髄路	320, 321
網様部	324, 325, 351
モノアシルグリセロールリパーゼ	252
モノアミン	87, 90, 116
モノアミンオキシダーゼ	110, 225, 234
モノアミン作動性ニューロン	222
モノアミンニューロン	218
モルヒネ	286

や行

薬物依存	92
優位眼球柱	145, 295
有機陽イオントランスポーター	246
有棘ニューロン	26, 34
ユークロマチン	27
有髄線維	31
有線野	294
有窓型	69
有窓型毛細血管	76
有毛細胞	298

ユビキチン・プロテアソーム系	100
羊水	359
腰膨大	267
抑圧	43
抑制	41, 88
抑制性介在ニューロン	161
抑制性シナプス	43, 111
抑制性シナプス後電位	42, 159, 160
抑制性ニューロン	254
翼板	365
四量体カチオンチャネル	125, 126

ら行

ラセン器	298
卵形嚢	305
卵形嚢斑	305
ランビエ絞輪	31
リアノジン受容体	85, 133
リークチャネル	36
リガンド依存性イオンチャネル	38, 42
梨状葉皮質	311
リズム性パターン運動の促通	226
リボゾーム	28
菱脳胞	365
臨界期	153
臨界期可塑性	153
リン酸化酵素	25, 131
涙器	287
ルフィーニ小体	279
レキシード	358
レプチン	92, 256
レム睡眠	89, 217, 226, 227, 228
連合核	344
連合線維	317, 336
連合野	322, 338
老人斑	216
漏斗核	347
ロドプシン	289
ロボトミー	338

わ

ワーキングメモリー	242
私を食べてシグナル	156

■ 著者プロフィール

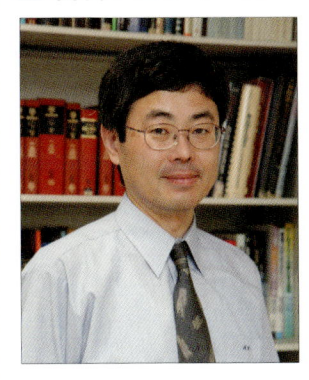

渡辺雅彦（MASAHIKO WATANABE）

北海道大学大学院医学研究科教授．大学の教育では人体解剖学を担当し研究は神経解剖学と，解剖（形態学）にどっぷりと浸っている．東北大学医学部在学中に，解剖学教室で鶏卵や山椒魚の発生過程を肉眼や電子顕微鏡で観察したことが，基礎研究に進むきっかけ．金沢大学で助手になった最初の年に，神経特異エノラーゼの免疫組織化学でラット小脳プルキンエ細胞の樹状突起がダイナミック成長していく姿に感動したことが，現在の研究テーマ「シナプス回路発達の分子機構」の発端．研究のスタイルは「犬も歩けば棒にあたる」で，モットーは「出会った棒とはとことん付き合うこと」．

みる見るわかる脳・神経科学入門講座 改訂版 前編
はじめて学ぶ，脳の構成細胞と情報伝達の基盤

2008年12月 1日　第1刷発行	著　　者	渡辺雅彦
2014年 4月25日　第3刷発行	発 行 人	一戸裕子
	発 行 所	株式会社　羊　土　社
		〒101-0052 東京都千代田区神田小川町2-5-1
	TEL	03（5282）1211
	FAX	03（5282）1212
	E-mail	eigyo@yodosha.co.jp
	URL	http://www.yodosha.co.jp/
	装　　幀	Malpu Design（原田恵都子）
© Masahiko Watanabe, 2008. Printed in Japan ISBN978-4-7581-0729-7	印 刷 所	株式会社　三秀舎

本書の複写にかかる複製，上映，譲渡，公衆送信（送信可能化を含む）の各権利は（株）羊土社が管理の委託を受けています．
本書を無断で複製する行為（コピー，スキャン，デジタルデータ化など）は，著作権法上での限られた例外（「私的使用のための複製」など）を除き禁じられています．研究活動，診療を含み業務上使用する目的で上記の行為を行うことは大学，病院，企業などにおける内部的な利用であっても，私的使用には該当せず，違法です．また私的使用のためであっても，代行業者等の第三者に依頼して上記の行為を行うことは違法となります．

JCOPY ＜（社）出版者著作権管理機構　委託出版物＞
本書の無断複写は著作権法上での例外を除き禁じられています．複写される場合は，そのつど事前に，（社）出版者著作権管理機構（TEL 03-3513-6969，FAX 03-3513-6979，e-mail：info@jcopy.or.jp）の許諾を得てください．

実験医学別冊 もっとよくわかる！シリーズ

もっとよくわかる！脳神経科学
やっぱり脳はスゴイのだ！

工藤佳久／著・画
- 定価（本体4,200円＋税）
- B5判
- 255頁
- ISBN 978-4-7581-2201-6

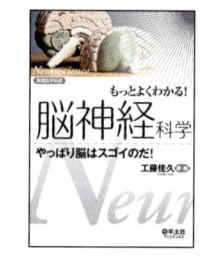

難解？近寄りがたい？そんなイメージを一掃する驚きの入門書！研究の歴史・発見の経緯や身近な例から解説し、複雑な機能もスッキリ理解．ユーモアあふれる著者描きおろしイラストに導かれて、脳研究の魅力を大発見！

もっとよくわかる！幹細胞と再生医療

長船健二／著
- 定価（本体3,800円＋税）
- B5判
- 174頁
- ISBN 978-4-7581-2203-0

もっとよくわかる！感染症 病原因子と発症のメカニズム

阿部章夫／著
- 定価（本体4,500円＋税）
- B5判
- 277頁
- ISBN 978-4-7581-2202-3

もっとよくわかる！免疫学

河本 宏／著
- 定価（本体4,200円＋税）
- B5判
- 222頁
- ISBN 978-4-7581-2200-9

バイオサイエンスと医学の最先端総合誌

実験医学

年間購読は随時受付！
詳しくはコチラ▼

- 月刊のみ　通常号12冊　定価（本体24,000円＋税）
- 月刊＋増刊　通常号12冊＋増刊号8冊　定価（本体67,200円＋税）

www.yodosha.co.jp/jikkenigaku/
国内送料サービス
Web限定記事や動画コンテンツも続々配信！

1983年創刊以来の歴史と実績を誇る
バイオサイエンスと医学の最先端総合誌

実験医学 2014年5月号 Vol.32 No.8

トランスオミクスで生命の地図を描け！
遺伝子・タンパク質・代謝物をつなぐビッグデータ時代のサイエンス

黒田真也，中山敬一／企画

ゲノム、トランスクリプトーム、プロテオーム、メタボローム…各種オミクス解析を結びつける「トランスオミクス」の時代がやってくる！シグナル伝達や代謝、創薬への応用を例に次世代の生命科学を照らし出す！

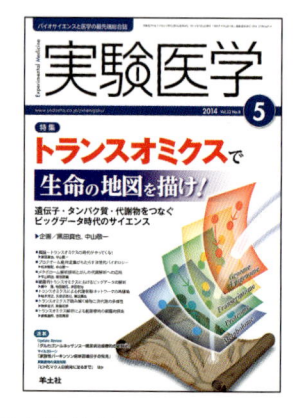

- 定価（本体2,000円＋税）
- B5判
- 133頁
- ISBN 978-4-7581-0127-1

発行　羊土社　〒101-0052 東京都千代田区神田小川町2-5-1　TEL 03(5282)1211　FAX 03(5282)1212
E-mail: eigyo@yodosha.co.jp
URL: http://www.yodosha.co.jp

ご注文は最寄りの書店、または小社営業部まで